LA
TUBERCULOSE DE L'ENFANT

TRAITEMENT
DE SES FORMES MÉDICALES ET CHIRURGICALES

PAR LA

TUBERCULINE

PAR LE

Dr LUCIEN JEANNERET

LAURÉAT DE LA FACULTÉ DE MÉDECINE

ANCIEN ASSISTANT DE L'INSTITUT PATHOLOGIQUE

ET DE LA CLINIQUE INFANTILE DE LAUSANNE

CHEF DE CLINIQUE A L'HÔPITAL DES ENFANTS DE BALE (SUISSE)

PRÉFACE DE M. LE PROFESSEUR HUTINEL

PROFESSEUR DE CLINIQUE DES MALADIES DES ENFANTS

A LA FACULTÉ DE MÉDECINE DE PARIS

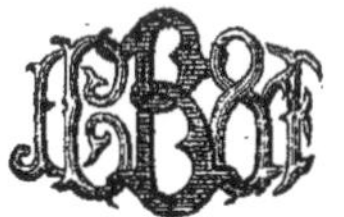

PARIS

LIBRAIRIE J.-B. BAILLIÈRE ET FILS

19, RUE HAUTEFEUILLE, 19

1915

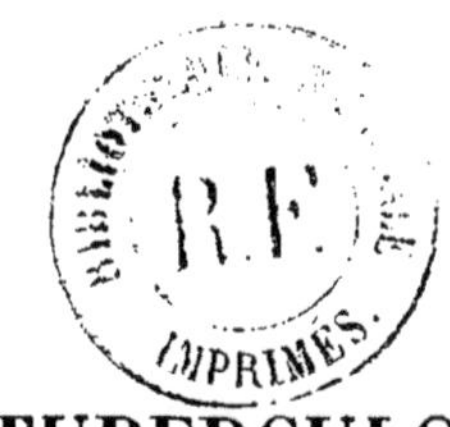

LA
TUBERCULOSE DE L'ENFANT

TRAITEMENT

de ses formes médicales et chirurgicales

PAR LA

TUBERCULINE

LA
TUBERCULOSE DE L'ENFANT

TRAITEMENT

DES FORMES MÉDICALES ET CHIRURGICALES

PAR LA

TUBERCULINE

PAR LE

Dr LUCIEN JEANNERET

LAURÉAT DE LA FACULTÉ DE MÉDECINE

ANCIEN ASSISTANT DE L'INSTITUT PATHOLOGIQUE

ET DE LA CLINIQUE INFANTILE DE LAUSANNE

CHEF DE CLINIQUE A L'HÔPITAL DES ENFANTS DE BALE (SUISSE)

PRÉFACE DE M. LE PROFESSEUR HUTINEL

PROFESSEUR DE CLINIQUE DES MALADIES DES ENFANTS

A LA FACULTÉ DE MÉDECINE DE PARIS

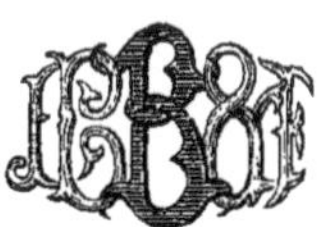

PARIS

LIBRAIRIE J.-B. BAILLIÈRE ET FILS

19, RUE HAUTEFEUILLE, 19

1915

PRÉFACE

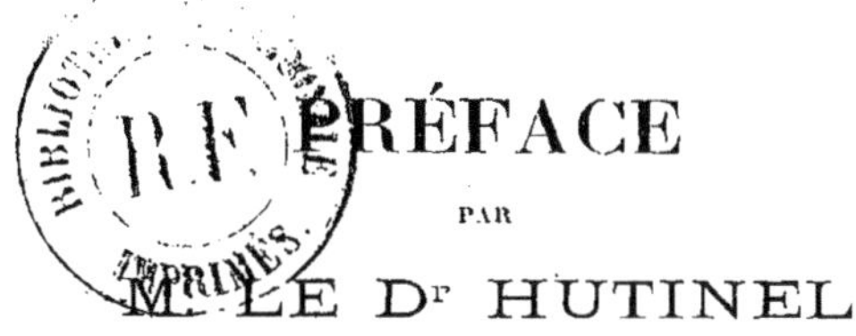

PAR

M. LE Dr HUTINEL

PROFESSEUR DE CLINIQUE DES MALADIES DES ENFANTS
A LA FACULTÉ DE MÉDECINE DE PARIS

Est-il, pour le médecin, une étude plus urgente que celle du traitement de la Tuberculose ?

En présence des formes latentes de l'infection bacillaire, il ne peut vraiment se résigner à confesser l'impuissance qu'il est forcé d'avouer quand il s'agit d'une méningite ou d'une tuberculose miliaire.

Ce ne sont pourtant pas les médications qui lui font défaut, car il n'est pas une maladie contre laquelle on en ait expérimenté davantage ; mais, si ces médications, inspirées par les conceptions pathogéniques du moment, ont souvent été utiles et bienfaisantes, aucune n'a été constamment efficace, aucune n'a été vraiment spécifique.

C'est dans le traitement hygiénique que les plus grands progrès ont été réalisés. Le repos, la vie dans un air pur, l'héliothérapie, une alimentation soigneusement dirigée, ont rendu et rendront toujours des services signalés.

Plusieurs remèdes journellement prescrits aux tuberculeux méritent de n'être pas délaissés, mais leur infidélité fait regretter l'agent spécifique qui serait capable d'enrayer l'infection bacillaire, d'arrêter son évolution, de sécher et de cicatriser les foyers morbides.

La découverte du bacille de la tuberculose ne pouvait manquer de faire espérer son vaccin. Aussi, quelle explosion d'enthousiasme, lorsque Koch, ayant pu extraire la tuberculine, crut être en possession d'un remède spécifique de l'infection bacillaire ! Hélas ! la phtisie n'était pas encore vaincue !

Bientôt le doute et le dénigrement succédèrent aux brillantes promesses du début : la tuberculine ne guérissait plus la tuberculose au contraire, elle l'aggravait.

A la réflexion, cependant, il était difficile de se résigner à la faillite d'un agent de cette importance.

Peu à peu, la question du traitement des lésions tuberculeuses, par la toxine isolée des bacilles, fut donc reprise en tous pays et la tuberculine eut, de nouveau, parmi les médecins, ses partisans et ses détracteurs.

Aujourd'hui encore, la question reste à l'étude et l'accord est loin d'être unanime. Il n'est pas un mode de préparation, pas un mode d'emploi de la tuberculine qui soient adoptés par tout le monde.

Si quelques médecins prescrivent des doses élevées, d'autres n'en conseillent que d'extrêmement faibles. Les uns sont d'avis de les augmenter progressivement, les autres préfèrent les maintenir ou même les diminuer.

Il est curieux de suivre les hésitations et les tâtonnements de la médecine, dans sa lutte contre l'agent spécifique de la tuberculose.

L'étude des réactions cutanées, provoquées chez les sujets tuberculeux, par l'action des tuberculines, particulièrement de l'ancienne tuberculine de Koch, ATK, devait être mise à profit. Von Pirquet a eu le grand mérite d'appeler l'attention sur ces réactions, de les étudier et de les interpréter, dans une série de travaux du plus haut intérêt. Mon ancien élève et ami, le Dr Mantoux, modifiant le procédé initial, a imaginé l'intra-dermo-réaction et indiqué, de la façon la plus précise, que la voie intradermique peut être utilisée pour administrer la tuberculine ; il a montré, notamment, que les injections intradermiques ne provoquent pas seulement des réactions en rapport avec la sensibilité des sujets, mais qu'elles ont une réelle activité thérapeutique. Pour lui, les réactions cutanées permettent de doser et de contrôler le traitement, tout en mettant à l'abri des réactions générales et des réactions de foyers.

C'est en partant de cette conception que M. le Dr Jeanneret a pu d'abord contrôler, grâce à l'intradermoréaction pratiquée méthodiquement, les effets des injections sous-cutanées de tuberculine, puis traiter par les injections intra-dermiques les diverses manifestations de l'infection tuberculeuse.

Sans doute, il n'a pas toujours enregistré des succès, mais il a pu voir quels sont les cas dans lesquels on peut réussir et ceux où l'on doit échouer.

Les résultats obtenus soit à Lausanne, soit à Bâle, sont extrêmement intéressants, ils méritent d'être connus et contrôlés.

L'étude qu'il a faite ouvre aux médecins une voie dans laquelle ils peuvent s'engager sans appréhension, car la méthode n'est nullement nocive.

Les injections intra-dermiques de petites doses de tuberculine, le fait est connu, ne provoquent ni réactions locales, ni réactions générales redoutables.

Pour apprécier les résultats de cette méthode, il faudra, comme le fait remarquer l'auteur, suivre les malades pendant des années et grouper de nombreuses observations. Il n'est donc pas permis de la vanter dès aujourd'hui, mais on doit en proposer l'essai parce que son emploi ne comporte pas de dangers.

L'avantage inappréciable que lui attribue son auteur et qui ne nous laisse pas indifférents, c'est qu'elle permet de traiter les enfants tuberculeux, même les petits, surtout dans les formes d'infection bacillaire à lente évolution, comme les tuberculoses ganglionnaires et osseuses.

Vouée à un échec certain dès qu'elle s'attaque à une méningite ou à une granulie, elle n'en reste pas moins intéressante. Quels services n'a-t-on pas le droit d'en espérer, si elle a une efficacité réelle dans le traitement des foyers osseux ou ganglionnaires, qui constituent dans l'organisme des réserves de bacilles toujours prêtes à se mobiliser et à devenir infectantes, lorsqu'elles subissent des influences nocives, locales ou générales !

La phtisie de l'adulte nous apparaît le plus souvent comme le résultat lointain de la tuberculisation de l'enfant ; elle n'est d'ordinaire que la seconde étape d'une infection restée latente pendant un temps plus ou moins long.

Celui-là sera un bienfaiteur de l'humanité qui nous apprendra à enrayer le mal dans sa période initiale et à rendre définitives les guérisons précaires que nous observons si fréquemment.

Il ressort donc du travail de M. le Dr Jeanneret une idée qui peut devenir féconde et qui, en tout cas, mérite d'être connué et appliquée.

Je la présente d'autant plus volontiers aux médecins français, que la méthode de Mantoux est née dans mon service de clinique, et que, l'ayant vu naître, je ne puis manquer de faire des vœux pour son succès.

Paris, décembre 1914.

LA

TUBERCULOSE DE L'ENFANT

TRAITEMENT

DE SES FORMES MÉDICALES ET CHIRURGICALES

PAR LA TUBERCULINE

PREMIÈRE PARTIE. — GÉNÉRALITÉS

I. — INTRODUCTION

La Tuberculine, chez les Adultes, a conquis ces dernières années une place en vue dans la thérapeutique.

L'accord, sans doute, est loin d'être parfait sur sa valeur curative ; quelques auteurs la considèrent encore comme un « médicament dangereux et incertain » (Bernard, Halbron, Jousset (1001) mais, d'une façon générale, l'opinion médicale actuelle lui est favorable.

L'immense majorité des cliniciens en ont obtenu des résultats encourageants et en préconisent l'emploi.

Le Professeur Sahli (S 813), dont l'autorité est incontestée en ce domaine, s'exprime à son sujet de la façon suivante : « Je suis arrivé à la conviction qu'un traitement tuberculinique prudent, par la propriété qu'il a d'être plus ou moins prophylactique dans les cas de début, a devant lui un grand avenir et qu'il est appelé à jouer un rôle aussi bienfaisant que celui de la vaccination dans la lutte contre la variole. »

La Tuberculose débutant le plus souvent *dans l'enfance*, nous nous rendons compte quelle importance pourrait y avoir la tuberculinothérapie, puisque nous nous trouvons ordinairement chez l'enfant en présence de cas de début, dont la répercussion se fera sentir dans toute l'existence de l'individu.

Les expériences faites sur une très large échelle en Allemagne confirment l'opinion optimiste de Sahli.

Pouvons-nous et pourrons-nous tirer des conclusions valables pour la *Médecine infantile* des résultats obtenus chez les adultes.

Pouvons-nous accepter sans discussion l'opinion de Bandelier et de Rœpke (B 63) : « Tout ce que nous avons dit de la tuberculine chez l'adulte s'applique aussi à l'enfant. Il faut seulement conduire le traitement avec plus de prudence et commencer par des doses plus faibles. »

Non. — La Tuberculine doit être étudiée et être appliquée d'une façon spéciale chez l'enfant. Ce n'est pas un « médicament » dont on puisse réduire le dosage proportionnellement à l'âge du malade, c'est une « substance toxique spécifique » dont l'effet dépend de la réaction antitoxique du patient.

Cette *réaction* n'est pas « a priori » la même chez l'Enfant que chez l'Adulte. La Tuberculose de l'Enfant, sans être une entité clinique, est un *Stade différent*, primaire, d'une maladie dont les manifestations chez l'adulte semblent, d'après nos conceptions modernes, n'être que des stades secondaires ou tertiaires.

L'action de la tuberculine doit être étudiée chez l'enfant, en tenant compte aussi bien des modalités cliniques de la tuberculose infantile, que des moyens de défense de l'enfant contre cette maladie et de sa sensibilité particulière vis-à-vis de la tuberculine.

Cette étude n'a été entreprise que depuis quelques années, la tuberculinothérapie en médecine infantile est encore en pleine période d'expérimentation clinique.

Presque tous les pédiâtres d'Allemagne, d'Autriche et de Suisse la pratiquent actuellement. Elle n'a donné lieu en France et en Angleterre qu'à des essais isolés.

Nulle part elle n'est entrée encore dans la pratique courante du médecin praticien.

Malgré des résultats très encourageants, elle n'a pas conquis une place précise en thérapeutique infantile.

Cela tient surtout aux difficultés techniques de son application, à la diversité des tuberculines, des méthodes, des dosages variant suivant les auteurs de doses homéopathiques à des doses massives; cela tient beaucoup aussi aux *dangers réels* que ce traitement peut faire courir au patient.

Hamburger (H 384) estime, que dans les circonstances actuelles, cela serait un non-sens de conseiller la tuberculine aux praticiens jusqu'à ce que, dans les hôpitaux d'Enfants, on soit sorti de la phase de tâtonnements et d'expérimentation ; d'autant plus que cette substance imprudemment maniée peut être un médicament directement dangereux.

Il existe, dit cet auteur, dans l'organisme de l'enfant un équilibre naturel entre le poison tuberculeux et les moyens de défense du patient ; nos injections viennent rompre cet équilibre sans que nous puissions nous rendre compte de suite si notre intervention est favorable ou nuisible ; ce n'est que plus tard, souvent trop tard, que nous le constatons.

La Tuberculine ne peut être qu'une arme à deux tranchants, tant que nous ne disposerons pas d'un moyen pratique d'en contrôler l'application.

Ce moyen jusqu'à maintenant n'existait pas ; il n'existait aucune règle précise pour déterminer les quantités, extrêmement variables selon la sensibilité du malade, en sorte que l'on se trouvait entre les deux alternatives : ou pousser les doses jusqu'à l'apparition de réactions manifestes (réactions d'alarme : fièvre, accélération du pouls, perte de poids, congestion de foyer, etc...) que tous les cliniciens s'accordent à considérer comme dangereuses, ou rester en dessous, peut-être très en dessous des doses utiles que le patient serait capable de supporter.

Cette dernière alternative a été choisie par la majorité des pédiâtres qui craignent, avec juste raison, par des doses un peu élevées, de provoquer des aggravations, des généralisations de la tuberculose, dont la tendance existe déjà si grande chez l'enfant. Cependant, même les méthodes les plus prudentes n'ont pas mis à l'abri d'accidents imputables au traitement.

Aussi a-t-on recherché des moyens de contrôle. De nombreux ont été successivement proposés : rapports leucocytaires, index opsonique de Wright, numération des neutrophiles d'Arneth, réactions d'agglutination, de déviation du complément, numération des éosinophiles...etc...

Tous se sont révélés *pratiquement sans valeur*. Un traitement, dont chaque injection nécessiterait un contrôle par une minutieuse manipulation de laboratoire, n'a guère de chances de dépasser les portes de l'hôpital.

Telle était la situation jusqu'au moment où le médecin français *Mantoux* (M 584) a signalé *le premier* l'application que l'on pouvait faire de l'intradermoréaction à la tuberculine pour le contrôle du traitement.

Très rapidement cette réaction s'est révélée comme un guide pratique et sûr (Combe (C 214), Hamburger (H 384), Klotz (K 486), Wolff-Eisner (W 937)...). Elle a fait faire un immense pas à la tuberculinothérapie en médecine infantile.

Enfin, tout récemment, l'utilisation de l'intradermoréaction comme moyen même de traitement, signalée par Mantoux, chaudement recommandée par Wolff-Eisner, semble enfin mettre la tuberculine à la portée de chaque praticien, en lui permettant de conduire le traitement d'une façon précise et contrôlée, avec la *certitude*, sinon de guérir, au moins de ne pas nuire.

« Primum non nocere... »

II. — LA TUBERCULOSE
DANS L'ENFANCE

Nos connaissances sur la tuberculose de l'Enfant se sont très rapidement modifiées ces dernières années. La doctrine classique s'est entièrement transformée sous l'influence des observations cliniques aussi bien que des recherches expérimentales.

Nous nous proposons d'en résumer l'aspect actuel, en nous plaçant surtout au point de vue qui nous intéresse spécialement : les indications à en tirer pour le traitement spécifique.

La conception actuelle de la tuberculose peut se condenser dans les propositions suivantes :

1) L'infection tuberculeuse se produit dans l'enfance chez tous (76–95 0/0) les humains.

2) Cette infection primaire confère une *immunité relative* qui modifie les réactions de l'organisme vis à vis d'une réinfection (endo ou exogène). *L'allergie tuberculeuse résultant de l'infection primaire dirige l'évolution tardive de la maladie.*

3) La Tuberculose de l'adulte présente la différence capitale vis à vis de celle de l'Enfant, *d'évoluer sur un terrain humoral différent, déjà sensibilisé et en état d'allergie plus ou moins forte.*

Le traitement spécifique doit donc être étudié à part chez l'enfant dont les conditions de réaction vis à vis de la Tuberculose sont différentes de celles de l'adulte.

L'Enfance est la période par excellence de la Contamination tuberculeuse. En atteignant la puberté, l'immense majorité des enfants lui ont payé leur tribut (75-95 0/0).

Suivant le moment de l'infection (âge), suivant leurs conditions individuelles (hérédité, logement, nourriture, etc...), ils ont réagi diversement à l'invasion bacillaire, mais tous, que l'infection soit définitivement vaincue, latente, ou évolutive, présentent une modification particulière, leur *sensibilisation* à la tuberculine, que l'on peut mettre en évidence par les réactions cutanées spécifiques (de Pirquet, de Mantoux, etc...).

Ces réactions sont de peu d'importance chez l'adulte, à cause de leur grande fréquence (90-95 0/0) ; il n'en est pas de même pour l'enfance où elles ont pris une valeur très grande, où elles révèlent le moment même de l'infection. Elles ont permis en bien des points de vérifier, de confirmer ou d'infirmer nos connaissances antérieures.

TUBERCULOSE DE LA PREMIÈRE ANNÉE

« On ne naît pas tuberculeux. » Les quelques rares cas connus de tuberculose congénitale n'enlèvent rien de sa valeur à cet adage moderne (A^1 A^{34} B 53 etc.).

Indemne à sa naissance, l'enfant rencontre le moins d'occasions de s'infecter dans sa première année :

La contamination se fait essentiellement par la voie respiratoire, nous le savons aujourd'hui avec certitude (Bielefeld (B 132), Beitzke (B 93), etc...).

La contamination par voie gastro-intestinale (lait) est exceptionnelle.

Si l'enfant, dans sa première année, n'est pas en contact avec des parents tuberculeux (mère surtout) il a peu d'occasions de s'infecter dans le monde restreint qui l'entoure.

La Tuberculose du Nourrisson est rare.

L'étude des réactions cutanées spécifiques n'a fait que confirmer cette constatation de la Clinique et de l'Anatomie pathologique.

Les chiffres donnés pour la fréquence de la tuberculose du *Nourrisson* par les ouvrages modernes oscillent autour de 1 0/0 pour la population campagnarde et les enfants des classes aisées, autour de 2 à 50/0 pour la population ouvrière des villes.

Les statistiques, faites soit d'après les autopsies, soit par l'examen clinique d'enfants hospitalisés, ne donnent pas une idée exacte de la fréquence de la tuberculose dans la première année. Elles indiquent un 0/0 beaucoup trop élevé par le fait même que :

1) Ce 0/0 est établi sur des enfants malades et hospitalisés.

2) Ces enfants sont pris dans les milieux les plus antihygiéniques de grandes villes.

Lorsque Landouzy, en 1886, a démontré à l'Hôpital Tenon qu'environ 1 décès sur 4 dans les deux premières années de la vie est dû à la tuberculose, il n'en a point conclu, comme certains auteurs ont voulu le lui faire dire, que ce chiffre correspondît à la fréquence de la Tuberculose chez le nourrisson.

Les statistiques d'hôpitaux sont intéressantes par les indications générales qu'elles nous donnent ; leurs 0/0 n'ont par contre aucune valeur absolue. Les chiffres donnés par Hutinel (3,5 0/0) et par von Pirquet (3 0/0) semblent se rapprocher le plus de la réalité et correspondre le mieux aux statistiques faites dans des crèches urbaines ou rurales.

Voici les chiffres de quelques auteurs :

A) *Mortalité par tuberculose :*

```
Hutinel     :  1 à 12 mois =  3,5  0/0.
Küss        :  0 —  3 mois =  1,16 0/0 )
            :  3 — 12 mois = 13    0/0 )  7,8 0/0.
Comby       :  0 —  3 mois =  2    0/0 )
            :  3 —  6 mois = 18    0/0 ) 15,7 0/0.
            :  6 — 12 mois = 27    0/0 )
Kossel      :  0 —  3 mois =  1,6  0/0 )
            :  3 — 12 mois = 11    0/0 )  6,3 0/0.
Hamburger   :  1 —  3 mois =  6    0/0 )
            :  3 —  6 mois = 17    0/0 ) 15   0/0.
            :  6 — 12 mois = 22    0/0 )
Binswanger  :  1 —  3 mois =  2,2  0/0 )
            :  3 —  6 mois =  8,4  0/0 )  9,1 0/0.
            :  6 -- 12 mois = 16,8 0/0 )
```
Moyenne de ces auteurs, de 1 à 12 mois = 9,5 0/0.

Les statistiques faites à l'aide des réactions cutanées donnent des chiffres parfaitement concordants, variant un peu suivant les hôpitaux et les auteurs.

V. Pirquet trouve 3 0/0 de nourrissons présentant une réaction tuberculinique positive. *Mantoux* et *Lemaire :* 2,4 0/0 ; *Hamburger :* 4,5 0/0 ; *Vaisseau et Tixier :* 14,35 0/0.

La moyenne de ces différents auteurs nous donnent un chiffre de 6,63 0/0, légèrement inférieur au chiffre de 9,5 0/0 donné par les statistiques d'autopsie.

Cela se comprend aisément étant donné les conditions différentes du pourcentage sur des enfants morts ou sur des nourrissons en traitement pour des affections diverses, de gravité variable.

Si nous prenons la moyenne de ces deux chiffres, nous obtenons *8,6 0/0 de nourrissons* tuberculeux parmi des enfants malades, hospitalisés, provenant des classes pauvres de grandes villes.

Ce chiffre, on le voit, ne pourrait être admis comme représentant de la fréquence de la tuberculose dans la première année ; il est certainement trop élevé.

Il en est de même des chiffres donnés récemment par Comby (1914). Il a examiné les enfants des hôpitaux de Paris aux rayons X et a trouvé les chiffres suivants :

> 3 premiers mois : 1, 8 0/0.
> 4ᵉ au 6ᵉ mois : 18 0/0.
> 6ᵉ au 12ᵉ mois : 38 0/0.

Ces chiffres intéressants n'infirment en rien notre conclusion « que la Tuberculose du Nourrisson est rare ».

Quelques cliniciens (von Pirquet (P 726), Combe, par exemple) ont supposé que la rareté des tuberculino-réactions dans la première année pourrait s'expliquer : en admettant une période relativement longue (3 mois) entre le moment de l'infection et celui de l'apparition des réactions cutanées.

Il n'en est rien :

1) On observe assez souvent des réactions positives dans le premier mois. Nous en avons vu chez un enfant de 15 jours nourri au sein par une mère tuberculeuse pulmonaire III ;

2) Les études expérimentales démontrent que les réactions cutanées deviennent positives très peu après l'infection. Schürmann (S 825) (Berne, 1913) prouve que le cobaye, au plus tard *dix jours* après l'injection d'un liquide contenant des bacilles de Koch, présente une réaction intradermique positive à la tuberculine, à un moment où nos méthodes d'investigation bactériologique ne permettent pas encore de constater l'existence de bacilles ou de lésions dans les ganglions lymphatiques de l'animal.

La rareté des réactions cutanées tuberculiniques dans la première année est donc bien en rapport direct avec la rareté de l'infection tuberculeuse.

La tuberculose de la première année se *caractérise* surtout par sa *gravité excessive ;* elle évolue ordinairement vers la généralisation (miliaire) ; son issue est le plus souvent fatale.

« Le nourrisson, dit Hutinel, n'a pas de défense contre la tuberculose. » Hamburger évalue la mortalité dans la première année au 80 0/0 des cas. Naegelé admet que la tuberculose du nourrisson est mortelle dans le 100 pour 100 des cas.

Hutinel admet une mortalité de 80 0/0.

Madame Mantoux distingue deux périodes :

De 0-6 mois : 75 0/0 de mortalité ;

De 6-12 mois : 54 0/0.

Ce sont les nourrissons ayant dépassé les 6 premiers mois qui échappent parfois à la généralisation.

Czerny a attiré tout spécialement l'attention sur ce fait : « *que ce sont les nourrissons atteints de tuberculose de la peau et des ganglions lymphatiques externes que l'on peut en général conserver à la vie, alors que ceux atteints de tuberculose interne, succombent presque tous.* Il est frappant de voir que ces nourrissons porteurs de tuberculoses externes, même restant en contact avec des parents tuberculeux, échappent à une nouvelle infection et se développent normalement.

Nous avons observé dernièrement le cas suivant à lʼhôpital des Enfants de Bâle.

S. H. 11 mois. Mère atteinte de lésion pulmonaire III. Lʼenfant présente depuis son 9ᵉ mois un *ulcère tuberculeux* de la joue gauche. Réactions de Pirquet et de Mantoux (25 mm.) fortement positive. Guérison en 3 mois par le traitement local. Lʼenfant sʼest porté normalement dans la suite, quoique en contact permanent avec sa mère. La lésion cutanée était primitive et résultait des baisers maternels.

Philipp S. Chancelor (P 706) publie en 1914 deux cas dʼulcères tuberculeux de la joue chez des nourrissons qui se sont parfaitement guéris.

Frœlhich, en 1914 dans un très beau travail dʼensemble sur la Tuberculose chirurgicale du nourrisson, montre quʼelle peut débuter déjà le 15ᵉ jour après la naissance et *quʼelle se guérit facilement.* Il en estime la mortalité à 10 pour 100. Si nous en retranchons les tuberculoses péritonéales quʼil y fait rentrer, nous nʼatteignons guère quʼun taux létal de 5 à 6 0/0.

Comparée à *lʼexcessive malignité* des tuberculoses médicales (mortalité de 80 à 100 0/0), cette constatation *démontre que si, chez le nourrisson, le bacille arrive à se fixer sur un organe indifférent quoad vitam et à exciter la sensibilité spécifique de lʼorganisme presque nulle encore, lʼenfant semble protégé contre la générali-sation.*

Réserve faite des cas de tuberculoses chirurgicales à pronostic favorable, on peut affirmer *lʼexcessive gravité de la tuberculose de la première année.*

Une réaction cutanée tuberculinique positive dans cette période de la vie implique un pronostic presque absolument fatal.

Il est donc dʼune importance capitale de soustraire le nour-risson à tout contage tuberculeux, parce que dans ses 12 premiers mois, il nʼest pas encore capable de se défendre contre cette maladie. Sʼil est une règle prophylactique absolue, cʼest dʼéloigner impi-toyablement tout nourrisson de parents tuberculeux à expectoration bacillifère, lorsque les conditions dʼune protection rationnelle ne sont pas réalisables. Cʼest le cas dans les milieux populaires. Par contre nous avons vu de nombreux nourrissons, enfants de méde-cins, élevés sans dommage, dans des sanatoria pour tuber-culeux parce que les précautions prophylactiques étaient bien prises.

En raison de lʼexcessive gravité de la tuberculose du nourrisson, nous sommes en droit d'attribuer une valeur très grande aux résultats thérapeutiques obtenus chez lui.

Les premiers succès publiés sont ceux de Schlossman et de ses élèves, par la tuberculinothérapie intensive.

Schlossman prétend même, depuis qu'il emploie la tuberculine, n'avoir presque plus de morts par tuberculose parmi ses nourrissons, alors qu'auparavant ils y succombaient tous.

Bien que nous donnions une grande importance aux résultats de Schlossman, l'impartialité nous commande de signaler qu'Escherisch par la même méthode obtient une mortalité de 100 pour 100 (11 nourrissons traités par la méthode de Schlossman).

Il ne peut être question chez le nourrisson de tuberculinisation lente et progressive, la maladie évolue trop vite vers la généralisation, le temps manque pour le traitement.

Nous avons eu l'impression que les essais les plus prudents par les méthodes ordinaires (celle de Sahli par exemple) avaient souvent pour effet de « déclancher » la généralisation. En raison du pronostic absolument mauvais, on peut se croire autorisé, comme Schlossman, à risquer le tout pour le tout, à pratiquer une tuberculinisation intense.

Ce sont là presque les seuls cas où nous ne combattions pas cette méthode, parce que l'on ne risque pas de faire plus de mal que celui qui est à prévoir et que l'on peut espérer, en excitant brusquement la sensibilité de l'enfant à la tuberculine, développer précocement ses facteurs de défense.

Nous disposons cependant dans l'*intradermotuberculinisation* d'un moyen beaucoup meilleur et sans dangers d'éveiller les défenses spécifiques du nourrisson malade en créant dans son derme un foyer artificiel de réaction spécifique analogue aux foyers externes cutanés ou osseux et semblant souvent posséder le même pouvoir de protection contre la généralisation miliaire.

DEUXIÈME ANNÉE

L'enfant est déjà beaucoup plus exposé à la contamination. A la campagne environ 3 à 4 0/0, dans les villes industrielles 8 à 10 0/0 des enfants lui paient leur tribut.

Mais dans sa seconde année, l'enfant possède déjà des *moyens de défense bien meilleurs*.

Ses ganglions lymphatiques deviennent capables d'arrêter le bacille de Koch, de localiser l'infection.

La généralisation et la méningite tuberculeuse y sont une issue

relativement fréquente encore et la mortalité moyenne oscille
autour de 10 0/0 (Hamburger, Daniel).

L'adénopathie trachéobronchique y est la forme ordinaire, de
bon pronostic : La tuberculose pulmonaire, en général, revêt une
forme hilaire progressive et s'y termine par la mort. La tuberculose dite chirurgicale y est déjà fréquente et se guérit avec une
grande facilité.

LA TUBERCULOSE A PARTIR DE LA DEUXIÈME ANNÉE

La fréquence de la tuberculose augmente très rapidement à
mesure que l'enfant grandit.

Les statistiques des anatomistes nous donnent des chiffres de
plus en plus élevés. Ceux-ci n'ont pas de valeur générale parce
qu'ils sont basés sur un matériel composé du « déchet des Hôpitaux ». Elles ne sont pas l'image de la fréquence de la tuberculose
chez l'enfant en général.

Les statistiques des hôpitaux (celles faites par exemple à l'aide
des réactions cutanées) comportent un facteur semblable d'erreur,
car elles portent sur des enfants sortant des milieux pauvres, les
moins hygiéniques et sur des enfants malades, faiblards, en majorité déjà tuberculisés.

Les chiffres qu'indiquent la plupart des auteurs sont exacts sans
doute, mais trop élevés, ils ne donnent pas l'image de la fréquence
de la tuberculose infantile.

Il est intéressant de noter que ces chiffres, qui concordent avec
ceux que nous donnent les anatomo-pathologistes, sont les mêmes
que l'investigation ait été pratiquée au moyen des rayons Röntgen
ou des réactions cutanées spécifiques. *Comby* (C 212) en 1914 trouve
chez les enfants parisiens examinés aux rayons X, à partir de 10 ans,
70 0/0 d'entre eux porteurs de *lésions* décelables photographi-
quement.

Par contre, plusieurs médecins qui ont pratiqué les réactions
tuberculiniques à la *campagne,* ont signalé leur fréquence beaucoup moindre. Nous avons été frappé nous-même, dans nos mon-
tagnes suisses, combien elles sont peu fréquentes (relativement aux
chiffres des villes) chez les enfants indigènes. *Hamburger* (H 384)
s'élève aussi avec raison contre les idées fausses que nous donnent
les statistiques des hôpitaux. Il n'a obtenu chez un grand nombre
d'enfants de la bonne société que 5 0/0 de tuberculinoréactions
positives.

Les statistiques des écoles nous donnent des chiffres différents de
celles des hôpitaux. La grande statistique des écoles de Londres

(*The Lancet*, 1.700 enfants examinés) n'en révèle que 20 0/0 en puissance d'infection tuberculeuse.

Pour la clinique infantile de Lausanne, nous avions établi dans un travail antérieur (I 465) que 12 à 14 0/0 des enfants étaient tuberculisés. En le comparant aux statistiques d'autres hôpitaux, nous pensions ce chiffre au-dessous de la réalité. La connaissance des travaux modernes nous conduit à penser que ce chiffre est trop fort et n'indique pas la fréquence de la tuberculose dans l'enfance lausannoise.

Sans vouloir donner aux chiffres une valeur absolue, nous avons cru intéressant, des statistiques publiées, de tirer une moyenne que nous résumons dans le tableau suivant (statistiques de *The Lancet*, Calmette, Grisez, Letulle, Kaspar, Morgenroth, Aptekmann, Mantoux, Lemaire, Meroz et Khalaloff, Medovikow, Pollak, von Pirquet, Schlossmann, Ghon, Albrecht, Hamburger, Schellmann, Hutinel, Küss, M. Mantoux. Kossel, Binswanger, Naegelé, Comby, les nôtres... etc...).

FRÉQUENCE RELATIVE DE L'INFECTION TUBERCULEUSE

AUX DIFFÉRENTS AGES CHEZ L'ENFANT

De — à	Campagne et milieux aisés	Milieux ouvriers urbains
2 — 3	3 — 6 0/0	8 — 15 0/0
3 — 4	6 — 12 —	15 — 20 —
4 — 5	12 — 15 —	20 — 35 —
5 — 6	15 — 20 —	35 — 50 —
6 — 7	20 — 30 —	50 — 60 —
7 — 8	30 — 35 —	60 — 65 —
8 — 9	35 — 40 —	65 — 70 —
9 — 10	40 — 45 —	70 — 75 —
10 — 11	45 — 50 —	75 — 80 —
11 — 12	50 — 55 —	75 — 80 —
12 — 13	55 — 65 —	75 — 80 —
13 — 14	65 — 70 —	80 — 85 —
14 — 15	70 — 75 —	85 —

Nous voyons comment l'enfant subit de plus en plus au cours des années l'infection tuberculeuse. L'enfant des classes pauvres est contaminé plus tôt, prenant plus vite contact avec la rue ou étant en voisinage plus immédiat avec une personne tuberculeuse dans des logements insuffisants. L'enfant des classes aisées se contamine plus tardivement, surtout dans les années scolaires. A 15 ans, la balance s'établit déjà entre ces deux catégories d'enfants.

Cette *contamination plus tardive* de l'enfant de la campagne et des classes aisées a une influence très grande sur la morbidité réelle et la mortalité de ces enfants vis à vis de ceux des classes pauvres.

En effet, l'enfant, au cours des années, oppose à l'infection tuberculeuse une défense de *plus en plus efficace;* il la localise dans son système ganglionnaire et l'y encapsule. *Beitzke* (B 93) dans un résumé complet des travaux parus sur ce sujet démontre magistralement que les *ganglions sont bien le point de localisation de la tuberculose initiale.*

L'enfant s'infectant en général par la *voie aérienne* (chancre primaire dans l'arbre respiratoire ?) les ganglions trachéobronchiques représentent la première ligne de défense et sont atteints les premiers.

La question n'est pas entièrement élucidée si les bacilles traversent la muqueuse respiratoire sans la léser ou si nous avons une lésion primaire ; vraisemblablement les deux modes entrent en jeu.

Quoiqu'il en soit, la *tuberculose ganglionnaire trachéobronchique est la forme caractéristique de l'enfance.* Elle représente 80 à 85 pour 100 de tous les cas de tuberculose. Elle passe sans doute au second plan lorsque le processus s'est propagé à d'autres organes, elle n'en est pas moins la lésion constante.

Très souvent, cette localisation ganglionnaire n'est accompagnée d'aucun symptôme morbide. Nous ne pouvons pas la considérer en elle-même comme une *maladie,* mais comme un *état* très fréquent chez l'enfant, dont la conséquence ordinaire est soit la guérison spontanée, soit la persistance de ce foyer à l'état latent et inactif.

Nous devons donc établir une distinction et réserver le terme d'*adénopathie trachéobronchique tuberculeuse* aux cas où la tuberculose évolue dans les ganglions en déterminant des perturbations pathologiques (fièvre, anémie, anorexie, compressions...). Cette distinction d'ailleurs ne saurait être absolue, les manifestations morbides pouvant être transitoires et bien souvent passer inaperçues.

Ce qui caractérise toutes ces formes de tuberculoses ganglionnaires, c'est leur *tendance à rester cantonnées dans les ganglions,* à y évoluer *spontanément* vers la guérison, ou tout au moins vers l'inactivité.

A partir de la 3e année, leur pronostic est très bon « quoad vitam » ; leur mortalité est infime.

Leur bénignité doit donc nous rendre très circonspects dans l'appréciation de nos tentatives thérapeutiques.

La littérature est encombrée de cas de tuberculoses ganglionnaires guéries par la tuberculinothérapie.

Nous ne devons pas perdre de vue que la guérison spontanée est la règle, surtout lorsque l'on sort un enfant de milieux antihygiéniques pour le traiter dans les bonnes conditions matérielles de l'hôpital. Il ne faut pas trop vite croire au « post hoc, propter hoc ».

Passons maintenant à toute une série de formes de tuberculose infantile correspondant à l'irruption du bacille de Koch des ganglions dans la circulation, produisant chez l'enfant *très* jeune, de préférence, des formes méningées et miliaires, mais ayant tendance, plus l'enfant est âgé, à se fixer *sur les séreuses* et dans le *système osseux*. On sait que, pour le système osseux, le maximum de fréquence de la tuberculose est représenté par les 3e et 4e années, puis par la période de la puberté.

La *pleurésie* tuberculeuse est relativement rare chez le jeune enfant. On l'observe plus souvent à partir de la 6e année. Elle résulte d'une infection par voie sanguine (avec départ ganglionnaire) plutôt que, comme c'est le cas fréquent chez l'adulte, d'une propagation de la maladie du poumon à la plèvre.

Son pronostic est réservé.

La *péritonite tuberculeuse* est une affection beaucoup plus fréquente. On la rencontre déjà à partir de la 2e année. C'est une *localisation particulièrement bénigne* qui se guérit très bien spontanément. Aussi tous les modes thérapeutiques enregistrent-ils les succès les plus brillants. Elle guérit tout aussi rapidement sous l'influence de l'héliothérapie, de la laparotomie simple, d'injections intrapéritonéales d'oxygène (Schmidt), de la radiothérapie, de la tuberculinothérapie... etc. Nous en avons vu des formes graves guérir en un temps relativement court, sous l'influence du repos pur et simple.

Il faut donc se garder de l'envisager comme le critérium de la valeur d'un traitement.

La *polysérosité tuberculeuse* correspond à une invasion bacillaire intense à laquelle l'organisme répond par des réactions de fixation et de localisation. Son pronostic réservé n'est pas absolument mauvais.

L'issue à craindre est la *fixation bacillaire méningée* contre laquelle toute thérapeutique est impuissante.

La *tuberculose osseuse,* avons-nous dit, est une des localisations ordinaires de l'enfance. Elle est d'un pronostic excellent, tant qu'elle reste une tuberculose fermée. Mise au repos, elle a une tendance spontanée à guérir.

La *tuberculose intestinale* semble aussi souvent être une localisation par voie sanguine qu'une infection primaire [Schmidt], Elle n'est pas très fréquente, son diagnostic est très délicat chez le nourrisson où ses symptômes se différencient peu d'une entérite ou d'une dyspepsie banale ; grâce aux réactions cutanées spécifiques, on la décèle plus souvent. Son pronostic est mauvais chez l'enfant.

Nous arrivons enfin à une forme également importante, d'un pronostic très sérieux, c'est la *tuberculose pulmonaire*.

Ce n'est guère qu'à partir de la 10ᵉ année [Hamburger (H 384)], qu'on commence à la trouver à l'autopsie comme cause de mort, mais elle se rencontre cliniquement beaucoup plus tôt. Elle résulte en général de l'irruption du bacille des ganglions trachéobronchiques dans les bronches. Elle a la tendance, plus l'enfant est jeune, à donner des pneumonies et des bronchopneumonies caséeuses, puis des formes hilaires. Plus l'enfant est âgé, plus elle évolue vers les formes de l'adulte avec localisation élective aux sommets.

Son pronostic est d'autant plus grave que l'enfant est plus jeune, mais son évolution lente dépasse souvent les limites de l'enfance.

Mieux que les formes ganglionnaires, elle pourra être la « pierre de touche » du traitement, parce qu'elle est ordinairement progressive et qu'elle a peu de tendance à la guérison spontanée.

En résumé, les formes importantes de la tuberculose infantile à partir de la 2ᵉ année sont :

1° Les formes ganglionnaires ;

2° Les formes osseuses ;

3° Les formes pulmonaires ;

4° Les formes séreuses ;

5° Les formes méningées et généralisées.

Dans toutes ces formes, la difficulté de porter un jugement sur la valeur d'un traitement est réellement très grande.

Le *commentaire minutieux de l'histoire du malade n'a qu'une valeur très relative :* les chutes de température, augmentation du poids, du taux de l'hémoglobine, régression des lésions..... sont des phénomènes que l'on observe très ordinairement en dehors de tout traitement spécifique. *La tuberculose de l'enfant est essentiellement capricieuse.* Il faut en tenir compte et ne pas trop vite attribuer les améliorations... ou aggravations au traitement du moment.

Des statistiques, portant sur un très grand nombre de cas, suivis pendant des années jusqu'à l'âge adulte même, permettront seules de poser des conclusions fermes. Le contrôle éloigné est d'autant plus important que l'un des caractères de la tuberculose infantile est sa *tendance à récidiver,* ou plus exactement, après s'être transformée en un état torpide (indifférent) que nous qualifions improprement du terme de guérison, à redevenir active sous une des influences occasionnelles si fréquentes dans l'enfance (rougeole, coqueluche, scarlatine... grippe..... troubles de la puberté, etc.).

Dans aucune des formes de tuberculose, nous ne disposons d'un *critérium absolu* permettant d'affirmer la guérison. Même dans les tuberculoses osseuses, accessibles par la palpation, contrôlables par le Röntgen, nous ne pouvons pas diagnostiquer l'extinction certaine du processus, nous ne pouvons que le présumer. L'épreuve seule du temps renseigne sur la solidité de ces soi-disantes guérisons.

Aucun des modes de traitement actuels ne semble capable de préserver contre ces récidives ; l'héliothérapie, malgré une grande valeur, ne semble pas plus posséder cet avantage que les autres modes de traitement.

Nous avons connaissance d'un cas de spondylite lombaire, guérie par le soleil, où, sous le soleil continué prophylactiquement, s'est produite une nouvelle localisation dans la colonne cervicale.

Voici également un exemple bien caractéristique (K G Ks B 1913).

FR. 14 ans. Spondylite dorsale traitée 2 ans par l'héliothérapie intensive à Leysin, renvoyée « guérie » sans trace de gibbosité, dans un état général florissant avec pigmentation intense de tout le corps. Quelques mois après, malgré la guérison en apparence très solide, se produit dans le corset orthopédique une reviviscence du processus tuberculeux avec production d'une gibbosité, fièvre, etc.....

Donc un cas favorable où le traitement prolongé et sérieux par une de nos meilleures méthodes modernes n'a pas pu procurer une guérison stable.

Ces soi-disantes récidives, plus ou moins tardives, sont si ordinaires en médecine infantile qu'elles doivent mettre en garde contre un jugement prématuré.

Il ne suffit pas de traiter quelques mois un enfant dans un hôpital, de le renvoyer avec l'étiquette « guéri » pour établir des statistiques en faveur de tel ou tel traitement. Il faudrait voir dans la suite ce que devient cet enfant.

L'étude de la Tuberculinothérapie dans l'enfance n'est certainement pas encore assez avancée pour que nous puissions nous rendre compte si elle est capable de donner une guérison effective protégeant contre les reviviscences, récidives ou réinfections. Les considérations théoriques, aussi bien que les expériences déjà faites en médecine des adultes, permettent de nourrir cet espoir.

Si *Sahli* (S 813), pour l'adulte, croit au rôle prophylactique de la tuberculine dans les cas de début, nous pouvons fonder grand espoir pour la médecine infantile où nous nous trouvons ordinairement en présence de cas réels de début.

Le Professeur de chirurgie Wilms de Heidelberg (W 329) est un partisan convaincu de la tuberculinothérapie prophylactique. Il déclare « que le chirurgien a le devoir, même après l'extirpation radicale d'un foyer tuberculeux, de conseiller une cure à la tuberculine comme moyen préventif contre une récidive éventuelle ou contre une réinfection. »

Il vaut donc bien la peine d'essayer la tuberculine, malgré toutes les difficultés d'appréciation de sa valeur. Il faut l'employer sur une large échelle, il faut accumuler les observations qui permettront avec le temps de porter un jugement définitif... mais *il faut l'utiliser en s'entourant de toutes les garanties* pour ne pas nuire à son patient. Il faut pour cela disposer d'une méthode pratique, donnant les garanties de l'activité du traitement en même temps que de son innocuité. Cette méthode, nous l'exposons dans la 2ᵉ partie de ce livre avec suffisamment de détails pour que chaque médecin puisse la pratiquer sans peine.

Il ne faudra pas perdre de vue les caractères de la tuberculose infantile, ne pas donner une signification trop grande aux observations immédiates, ne pas attribuer a priori au traitement les moindres améliorations ou aggravations, il faut se souvenir que la tuberculose infantile est essentiellement capricieuse.

Il faut utiliser la tuberculine, non pas pour conclure dans quelques semaines, mais peut-être dans 2, 3, 5, ou 10 ans.

Pour cela, il importe que ce traitement soit appliqué par le médecin praticien, qui garde un contact plus prolongé avec sa clientèle. L'expérimentation d'hôpital, qui permet un contrôle minutieux et précis, a surtout de la valeur pour l'établissement des méthodes.

C'est au praticien surtout à appliquer celles-là, à condition qu'elles lui soient présentées pratiques et sans dangers. Il ne faut pas renoncer à employer la tuberculine « parce qu'on ne sait pas ce qu'elle vaut »; il faut l'utiliser pour « qu'on sache ce qu'elle vaut ».

Il faut pour cela savoir critiquer avec impartialité ses résultats. Cette critique doit avoir comme base la connaissance de la tuberculose de l'enfant, c'est pour ce motif que nous avons cru devoir en résumer les points principaux dans ce chapitre.

Voyons maintenant quelles sont les relations entre la tuberculose de l'enfant et celle de l'adulte.

Le premier fait certain est que l'espèce humaine subit avec l'âge une imprégnation bacillaire tuberculeuse progressive ; cette imprégnation se produit essentiellement dans l'enfance ; elle présente d'autant moins de dangers qu'elle est plus tardive.

L'enfant y est le plus exposé au « sortir du berceau » (infection du touche-à-tout, infection des baisers, etc...), à un moment où ses défenses spécifiques se sont déjà développées. Au sortir de l'enfance, tous les hommes sont des tuberculisés.

Cette conception nouvelle, avancée d'abord par Behring, démontrée magistralement par les auteurs modernes, établit donc que *la tuberculose est avant tout une maladie de l'enfance.*

Nous nous faisons un devoir de rappeler ici que feu le professeur Bourget professait depuis une quinzaine d'années que la tuberculose était une affection cyclique de l'enfance, conférant une immunité relative. Il la comparaît à la scarlatine et à la rougeole.

Cette conception, qui était plus chez lui un pressentiment qu'une affirmation basée sur des faits, lui valait bien souvent des sourires sceptiques. Les études modernes en apportent l'éclatante confirmation.

Sans doute, l'idée de la tuberculose, affection immunisante, n'est pas entièrement nouvelle. Depuis fort longtemps les médecins avaient signalé que les malades ayant été atteints d'écrouelles, de lupus, de tuberculoses osseuses, semblaient très souvent dans la suite être devenus réfractaires à cette affection.

(Marfan 1886, Czerny... etc...).

Les études expérimentales modernes sont venues démontrer que l'on peut conférer une immunité plus ou moins prononcée aux animaux, en les inoculant à l'aide de bacilles de Koch *vivants.* L'immunité complète n'a jamais pu être obtenue chez l'animal qu'à l'aide de bacilles vivants ; aucune tuberculine n'a permis jusqu'à présent de la provoquer.

(Koch, Bonel, Römer, Kraus, Webb).

L'infection bacillaire engendre donc une véritable auto-vaccination.

L'étude du « phénomène de Koch » est venue enfin démontrer que la tuberculose évolue en deux étapes principales :

1° Lorsqu'on infecte un cobaye sain par le bacille de Koch, on observe une adénopathie intense, suivie d'une généralisation mortelle.

2° Lorsqu'on réinfecte un cobaye précédemment tuberculisé, il se produit une ulcération nécrotique au niveau de la réinoculation, avec élimination des parties nécrosées et tendance à la cicatrisation, sans réaction ganglionnaire.

Donc l'*animal réagit différemment à la réinfection qu'à l'infection primaire.*

La première infection a laissé une modification organique changeant les conditions de résistance de l'organisme vis à vis d'une nouvelle atteinte de tuberculose. L'organisme réagira à l'avenir par une autre réaction (ἄλλος ἔργον) il a acquis un état d'*allergie* (von Pirquet), une immunité relative. La sensibilité spécifique que l'organisme a acquis désormais vis à vis de la tuberculine, est fonction de son état d'allergie.

Cet état d'allergie, d'après les travaux les plus modernes, ne se maintiendrait que pour autant que l'organisme recèlerait encore des bacilles vivants, plus ou moins atténués.

En ce qui concerne la tuberculose humaine, nous trouvons les mêmes étapes :

1° *Infection primaire de l'enfance,* avec tendances à la généralisation, ou à la localisation ganglionnaire, conférant une immunité relative.

2° *Réinfection de l'adulte,* évoluant sur un organisme en état d'allergie, avec lésions localisées à évolution ulcéreuse (surtout pulmonaire), sans retentissement ganglionnaire.

Nous savons combien les ganglions trachéobronchiques chez l'adulte sont peu influencés, même dans les destructions pulmonaires les plus massives ; combien il est exceptionnel de constater chez lui l'adénopathie trachéobronchique caséeuse, massive, si fréquente chez l'enfant.

Römer, en parvenant à produire chez l'animal réinfecté des lésions pulmonaires cavitaires, a apporté à nos conceptions modernes l'appui de preuves expérimentales.

Si nous avons qualifié la tuberculose de l'adulte du terme de *tuberculose par réinfection,* par analogie à la réinfection que nous provoquons expérimentalement chez l'animal, il convient de donner une signification très étendue à ce mot de réinfection.

Cette réinfection, d'ordinaire *endogène,* est souvent représentée par un réveil, une réacerbation de la lésion primitive, aussi bien que par une nouvelle fixation (pulmonaire le plus souvent) de bacilles provenant du foyer primaire.

Une tuberculose lentement évolutive peut se continuer de l'enfance à l'âge adulte, modifiant sa marche selon l'état d'allergie qu'elle confère elle-même à l'organisme du patient.

La possibilité d'une réinfection *exogène* a été également démontrée.

L'évolution tardive de la maladie dépend donc :

1° De l'état d'allergie de cet organisme.

2° De la virulence des bacilles auteurs de la réinfection.

Les bacilles persistants dans l'organisme et maintenant celui-ci en état d'immunité relative semblent s'atténuer d'autant plus que l'on s'éloigne du moment de l'infection. De là la fréquence de la tuberculose évolutive chez les sujets jeunes, sa rareté dans la vieillesse.

Ce résumé succinct de nos acquisitions nouvelles dans le domaine de la tuberculose suffit à démontrer pourquoi, au point de vue traitement, il est indispensable d'envisager la tuberculose de l'enfant comme une entité clinique, bien qu'elle soit sous la dépendance du même agent bacillaire que celle de l'adulte.

Il permet de se rendre compte pourquoi les méthodes de traitement spécifique appliquées avec succès chez l'adulte ne sont pas transposables directement en médecine infantile.

« Si la graine est la même, le terrain est différent. »

III. — LA SENSIBILITÉ SPÉCIFIQUE DE L'ENFANT, A LA TUBERCULINE

Jusqu'en 1910, environ, l'hypersensibilité de l'enfant à la tuberculine était admise comme un axiome ; c'était même là un des principaux arguments des pédiâtres contre la tuberculinothérapie.

Les expériences cliniques plus récentes sont venues modifier cette conception (Schlossmann, von Pirquet, Hamburger, Gouraud, Engel et Bauer, Röhmer, etc.) et démontrer que cette sensibilité spécifique était des plus variable, selon les cas.

Il nous a paru indispensable de l'étudier d'une façon un peu précise, car c'est d'elle que dépendra en premier lieu la conduite du traitement tuberculinique.

La Tuberculine n'est pas une substance chimiquement définie, c'est une concentration arbitraire d'un poison inconnu. *Ni sa concentration, ni sa composition ne donnent d'indications absolues pour son emploi. Les réactions du patient sont notre seul critérium.* Il importe donc de les bien connaître et de donner une importance capitale à tous les moyens qui peuvent servir à les apprécier.

Ce sont elles qui sont la base même de la tuberculinothérapie.

Les conclusions que nous portons dans ce chapitre résultent aussi bien de l'étude des observations de malades publiées par un grand nombre d'auteurs que de nos recherches expérimentales poursuivies pendant cinq ans dans les hôpitaux d'enfants (Lausanne, Leysin, Bâle).

Nous avons étudié tout spécialement la sensibilité spécifique de l'enfant *mise en évidence par les réactions cutanées à la tuberculine.*

La spécificité de celles-ci est aujourd'hui indiscutable et indiscutée, elles sont entrées en Allemagne, en Autriche et en Suisse dans la pratique ordinaire de tous les hôpitaux d'enfants.

Nous ne voulons pas reprendre la discussion à leur sujet (voir notre trav. (I 465), mais nous tenons à signaler qu'aux preuves de la

Clinique et de l'Anatomie pathologique, vient récemment s'ajouter la démonstration de leur spécificité histologique. Michio Kasahara (M 623), dans une étude accompagnée de microphotographies démonstratives, vient de prouver que la réaction cutanée à la tuberculine est histologiquement spécifique, qu'elle présente un tableau que l'on n'obtient ni dans les réactions cutanées produites par des

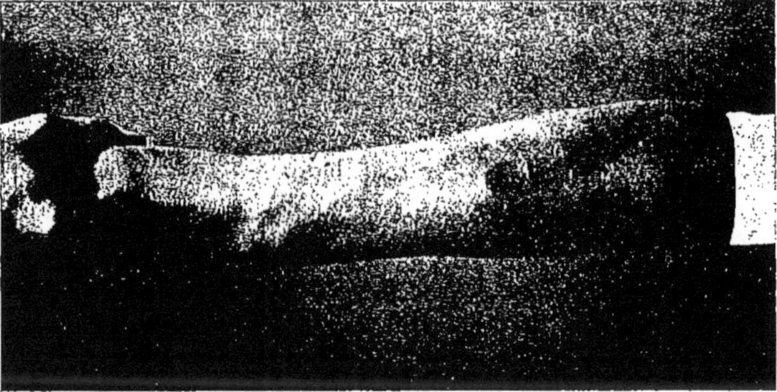

Fig. 1. — Réaction de Mantoux positive (6 mm.).

substances chimiques irritantes, ni dans celles produites dans d'autres affections, par exemple avec la toxine diphtéritique dans la diphtérie.

La réaction cutanée à la tuberculine se caractérise surtout par la constance de cellules géantes de Langhans, puis par l'infiltration lymphocytaire intense des tissus et des vaisseaux.

La réaction cutanée dans la diphtérie est absolument différente, spécifique également. Elle se reconnaît par des changements importants des vaisseaux (épaississement de l'intima, etc.) et infiltration fibrineuse du corium.

La réaction cutanée produite par l'atoxyl ressemble un peu à celle de la diphtérie, quoique nettement différenciable, elle n'offre aucun point commun avec la réaction tuberculinique.

Sans doute dans quelques inflammations chroniques (autour d'un fil de soie laissé dans les tissus, par exemple) on a trouvé parfois des cellules géantes ; le tableau histologique dans ces cas est entièrement différent de celui d'une réaction tuberculinique spécifique.

Les deux réactions classiques aujourd'hui sont, 1º *celle de von Pirquet ou cutiréation* ; 2º *celle de Mantoux (ou intradermoréaction).* Les autres ont présenté des inconvénients qui les ont fait à juste titre tomber dans l'oubli (oculoréaction, rhinoréaction, réaction de Moro, etc.).

La réaction de von Pirquet consiste à déposer de la tuberculine pure ATK (ou diluée dans certains cas) sur une ou plusieurs scarifications cutanées, analogues à celles que l'on pratique pour la vaccination.

Elle est parfaite pour le diagnostic, suffisamment sensible, rapide, indolore.

La *réaction de Mantoux*, préconisée en 1908 par le docteur Man-

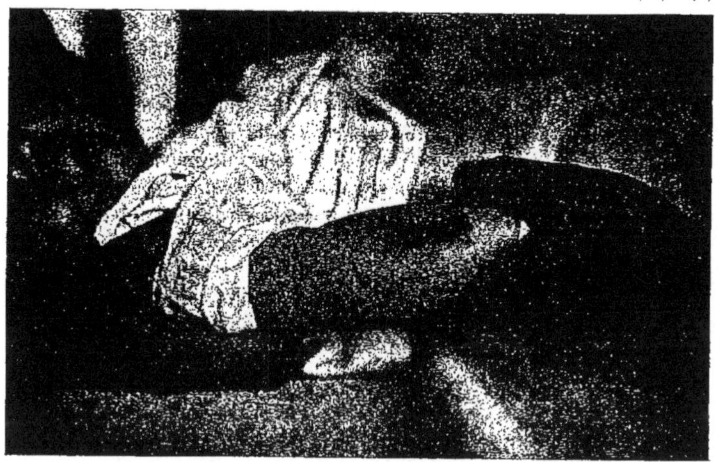

Fig. 2. — Réaction de Pirquet positive de chez un nourrisson.

toux, a été adoptée en Allemagne par de nombreux auteurs (Wolff-Eisner, Epstein, Hamburger, Roemer...).

Elle consiste en l'*injection intra-dermique* d'une dose minime de tuberculine (0,0001 A T K). Elle s'est révélée d'une grande valeur par sa précision, par le dosage toujours exact de la tuberculine injectée, permettant d'apprécier ces moindres variations de la réaction faite en série. Correctement faite, elle se présente toujours, après 48 heures, sous la forme d'une maculo-papule de forme circulaire, dont on peut mesurer le diamètre. Dans notre étude, nous indiquons toujours la réaction de Mantoux par son diamètre.

Nous ne nous attachons cependant pas aux moindres variations de millimètres, mais nous avons trouvé pratique cette notation qui permet d'établir *une courbe* donnant la tendance générale de la réaction faite en série, à augmenter ou à diminuer d'intensité.

A part la question de dimension, il existe toute une série de petits phénomènes secondaires, variations de la coloration, de l'infiltration, de la rapidité d'apparition de la réaction, etc... nous leur consacrerons une étude spéciale. Ce qui importe, c'est que pratiquement la dimension de la réaction indique bien son intensité.

Combe (C 214) est, je le crois, le premier qui ait utilisé systématiquement cette réaction en médecine infantile. *Hamburger* (H 384) la recommande comme la plus précise et la plus sensible.

La pratique de ces réactions a mis en évidence un fait de grande valeur :

Leur intensité est proportionnelle à la sensibilité générale du malade à la tuberculine ; la sensibilité locale spécifique est fonction de la sensibilité générale.

Les sujets qui réagissent aux injections sous-cutanées par des réactions générales fortes (fièvre, réactions de foyer, etc...) sont précisément ceux chez lesquels les réactions cutanées sont les plus intenses. J'insiste par contre sur cette *distinction* que l'intensité des réactions cutanées n'est pas en relation directe avec un état fébrile ou afébrile, elle est simplement en relation avec la sensibilité du malade à la tuberculine.

Un cas fébrile, avec sensibilité faible à la tuberculine (en mauvais état général, par exemple) réagira, bien que fébrile, par une réaction cutanée faible et vice versa.

Une confusion à ce sujet a conduit plusieurs auteurs à des conclusions erronées.

Ces dernières années, presque simultanément, la plupart des pédiâtres ont reconnu cette particularité des réactions locales d'être indicatrices de la sensibilité générale spécifique. Soathoff le démontre clairement. Combe, des milliers d'intradermo-réactions et cutiréactions faites dans son Service clinique, conclut également aux rapports étroits entre la sensibilité locale et la sensibilité générale.

Brauer cite *deux* cas « dissidents ». Il se base sur la « stich-réaction » (réaction locale au niveau de l'orifice d'entrée d'injection sous-cutanée) dont l'inconstance est bien connue. Sa remarque n'infirme pas notre conclusion générale.

La sensibilité locale du malade, de même que sa sensibilité générale peut être, bien entendu, *sous la dépendance de nombreux facteurs individuels ; elle ne permet en rien de préjuger de l'importance de la lésion.*

Elle peut être aussi bien sous la dépendance des conditions physiologiques du patient (résistance, diathèse, nutrition...) que de la grandeur ou de l'activité de la lésion.

La seule conclusion que nous puissions poser est la suivante :

L'intensité des tuberculino-réactions cutanées mesure la sensibilité générale du malade à la tuberculine.

SENSIBILITÉ A LA TUBERCULINE DE L'ENFANT SAIN

L'enfant non tuberculeux ou tuberculisé est insensible à la tuberculine.

Celle-ci peut lui être injectée en doses massives sans qu'il présente de réaction ; c'est pour lui, une substance parfaitement indifférente.

Les *réactions cutanées sont chez lui toujours négatives* (ce qui n'implique pas qu'une réaction négative exclue la tuberculose) ; *Hamburger* (H 384), dans son grand ouvrage sur la Tuberculose de l'Enfant, pose les conclusions suivantes :

1° La tuberculine est inoffensive pour le sujet non tuberculeux.

2° Les non tuberculeux ne présentent jamais de fièvre après l'injection de doses massives de tuberculine (1 gramme et plus).

3° Les non tuberculeux ne réagissent jamais à l'intradermo-injection de 0,000001 à 0,001 ATK. Des doses plus élevées donnent parfois une légère réaction locale, non spécifique, due à l'action de la glycérine et autres substances non spécifiques contenues dans la tuberculine.

4° *L'injection répétée de tuberculine à un sujet sain ne détermine jamais l'apparition d'une sensibilité à cette substance.*

Nous avons pratiqué l'intradermoréaction chez des enfants sains (de 1 à 3 ans), sans jamais obtenir une réaction positive, même avec une dose de 0,1 ATK.

Dans un travail précédent, nous avons démontré 733 cas où l'intradermoréaction négative a été confirmée par l'examen clinique, et dans 135 cas par l'autopsie.

SENSIBILITÉ DE L'ENFANT TUBERCULISÉ SANS MANIFESTATIONS MORBIDES

J'entends ces enfants dont le seul symptôme pathologique (?) est une réaction cutanée positive à la tuberculine et peut-être quelques ombres ganglionnaires au Röntgen (!).

Le nourrisson doit être considéré dans ces cas comme un véritable tuberculeux (nous avons *toujours* vu la tuberculose évoluer cliniquement chez les nourrissons à Pirquet ou Mantoux positif).

Ce n'est qu'à partir du 11° - 12° mois que l'on commence à trouver de ces « tuberculisés » et que l'on est en droit de les considérer comme tels, tant que des manifestations morbides posté-

rieures ne nous permettront pas de les envisager comme tuberculeux.

Ces enfants ne sont pas des malades ; on en découvre beaucoup
dans les hôpitaux où les réactions tuberculiniques sont faites chez
tous les patients.

*A partir de deux ans, une réaction cutanée positive, à elle seule,
ne donne absolument pas le droit de considérer un enfant comme
tuberculeux, encore moins de le traiter comme tel.* L'enfant est
simplement un « tuberculisé » comme le sont la majorité des
adultes.

Ces enfants en général sont peu sensibles à la tuberculine (1).
On peut leur injecter des doses relativement fortes sans produire
d'élévation de température. Ce n'est guère qu'à partir d'une injection sous-cutanée de 0,001 ATK que nous trouvons (dans les
cas de Schlossmann, Bauer, Römer par exemple, les nôtres) des
élévations de température, en général minimes (37,5 — 38,1 axill).

Ce sont ces enfants qui (par réaction contre le dogme de l'hypersensibilité) ont risqué de faire naître la légende de l'insensibilité de l'enfant à la tuberculine.

Les réactions cutanées chez ces enfants sont *positives faibles*.
Parfois la réaction de Pirquet, moins sensible, est négative, alors
que l'intradermoréaction est faiblement positive.

Une réaction intense doit faire penser : ou bien que nous sommes
dans la période même de l'infection, ou bien si cette réaction se
maintient dans la suite aussi forte, qu'une lésion évolutive doit déjà
exister quelque part ; l'examen minutieux permet presque toujours
de la déceler.

Nous ne connaissons qu'une seule exception : les quelques rares
cas où des enfants, sans lésion décevable, nous ont donné des
réactions cutanées intenses, étaient des diathèses exsudatives (avec
éosinophilie...) ; mais dans aucun de ces cas l'erreur n'était
possible, l'intradermoréaction, comme le Pirquet, ayant une apparence toute spéciale, se présentant sous forme d'une vaste tache
érythémateuse diffuse.

La *dimension moyenne* de nos intradermoréactions chez les
enfants tuberculisés (800 cas) oscille autour de 6 millimètres.

L'enfant tuberculisé s'immunise rapidement et facilement contre
la tuberculine. Par des injections répétées, sa sensibilité disparaît,
ses réactions cutanées peuvent devenir momentanément négatives.

---

(1) D'après quelques observations malheureusement trop peu nombreuses pour
conclure, nous croyons avoir trouvé qu'au moment où l'enfant s'infecte, il apparaît une sensibilité de défense à la tuberculine forte, qui diminue ensuite, pour
se maintenir constante faible.

Dans tous nos cas où les réactions cutanées sont devenues négatives sous l'influence de la mithridatisation tuberculinique, nous les avons toujours vues redevenir positives peu de temps après l'interruption du traitement. Nous ne connaissons pas un seul cas où les réactions soient restées définitivement négatives.

Les enfants de cette catégorie « des tuberculisés » sont très nombreux, surtout dans les villes. Ils ont donné lieu dans la littérature aux relations de succès tuberculinothérapiques faciles !

Nous considérons que *tant que la valeur prophylactique de la tuberculine ne sera pas démontrée* avec certitude, *nous n'avons pas le droit de considérer ces enfants comme malades* et de les *traiter comme tels.*

Une réaction cutanée positive, en dehors d'autres reperta cliniques, peut être POUR LE MÉDECIN une indication utile à retenir; *elle ne l'autorise pas sur cette seule donnée d'inquiéter les parents et de parler de tuberculose.*

SENSIBILITÉ DE L'ENFANT GUÉRI
(OU PORTEUR D'UN FOYER DEVENU INACTIF)
NON TRAITÉ SPÉCIFIQUEMENT

L'enfant cliniquement guéri, même depuis de longues années, reste toujours sensible à la tuberculine.

Cette sensibilité l'accompagnera pendant toute son existence. En général cette sensibilité persistante est faible, reste stationnaire ou a tendance à s'atténuer un peu, sans jamais devenir négative.

Les réactions cutanées restent toujours positives. (La moyenne de nos intradermoréactions dans ces cas oscille autour de 10 mm.); nous les avons séparés des « tuberculisés » par le renseignement anamnétique d'une période de « maladie tuberculeuse »).

D'après les travaux modernes, cette sensibilisation organique persistante serait un facteur favorable de protection contre les reviviscences et les réinfections tuberculeuses.

J'ai examiné à ce sujet un très grand nombre de malades guéris de tuberculose osseuse, souvent depuis 5, 10, 15 ans, je *n'ai jamais observé aucune réaction cutanée négative.*

Nos malades ont présenté une réaction très intense au moment de l'activité de leur lésion, cette intensité s'est très lentement et très progressivement atténuée (diminution du Mantoux) au cours de la guérison, mais *toujours* elle est restée positive.

Donc : *l'enfant tuberculeux en se guérissant ne perd pas entièrement sa sensibilité à la tuberculine.*

Dans la guérison spontanée, cette sensibilité ne diminue jamais brusquement, tout au plus s'atténue-t-elle progressivement.

Il importe d'insister sur ces constatations. Nous ne devons pas dans nos tentatives thérapeutiques perdre de vue ce qui se passe dans la guérison spontanée ; notre idée dirigeante doit être en quelque mesure d'imiter la nature, de renforcer les défenses spontanées de l'organisme, sans provoquer de perturbations, des modifications de la sensibilité spécifique, dont nous ne pouvons pas prévoir le résultat, mais que *nous savons ne pas se produire dans la guérison normale.*

C'est entre autres, pour cette raison que les méthodes de tuberculinothérapie qui visent à obtenir, par l'injection de doses fortes rapidement progressives, une disparition de la sensibilité spécifique, une extinction des réactions cutanées, nous semblent irrationnelles.

L'immunité obtenue vis-à-vis de la tuberculine n'est pas une immunité vis-à-vis de la tuberculose. Elle est facile à produire, elle n'est pas une preuve de guérison, elle coïncide parfois même avec une progression des lésions.

Il faut bien retenir que la sensibilisation tuberculeuse, une fois acquise, est définitive et persiste même dans les cas de guérisons les plus solides.

Cela nous explique bien pourquoi presque tous les adultes réagissent positivement Il n'est pas juste de dire comme l'idée s'en répand dans le public de plus en plus... « que tous les adultes sont des tuberculeux », il importe de préciser cette distinction qu'en réalité « presque tous les adultes sont des tuberculisés ». La confusion entre ces deux états : tuberculeux et tuberculisé, risque de conduire à une conception dangereuse pour la prophylaxie antituberculeuse.

Ajoutons encore qu'aux approches de la vieillesse la sensibilité spécifique s'émousse, et disparaît parfois. Les intradermoréactions entre 60 et 70 ans ne sont plus positives que chez 55 à 60 0/0 des sujets.

SENSIBILITÉ DE L'ENFANT ATTEINT D'ADÉNOPATHIE TRACHÉOBRONCHIQUE

L'adénopathie confère à l'enfant une sensibilité moyenne ou minime. Un état fébrile ou non n'est pas en relation avec cette sensibilité.

Les enfants de cette catégorie supportent sans réaction des doses faibles de tuberculine (0,000.0001-0,00001 ATK). Le plus souvent à partir de 0,0002 ATK, nous observons déjà des élévations de température de 1 degré et plus.

Le chiffre moyen de nos intradermoréactions oscille autour de 14 mm.

Ces enfants supportent bien une tuberculinisation progressive et leur sensibilité, sous son influence, s'atténue très vite ; même sous l'effet de doses fortes et très rapidement progressives (Schlossmann par exemple) il n'apparaît pas d'anaphylaxie.

Nous ne connaissons que deux cas où, au cours du traitement tuberculinique, la sensibilité du patient se soit exagérée (anaphylaxie), les réactions cutanées aient augmenté d'intensité, et où, après un certain temps, nous avons assisté au développement d'une tuberculose pulmonaire du hile (l'augmentation de l'intradermoréaction a été un signe précurseur de l'aggravation).

Une adénopathie trachéobronchique présentant une réaction cutanée intense, et surtout croissante en intensité, doit toujours faire soupçonner une participation du poumon au processus morbide.

En résumé, l'adénopathie confère une sensibilité moyenne ou minime à la tuberculine ; cette sensibilité s'atténue facilement sous l'influence du traitement spécifique et à moins de complications secondaires, ne s'exacerbe pas.

SENSIBILITÉ DE L'ENFANT
ATTEINT DE TUBERCULOSE PULMONAIRE

L'enfant porteur d'un foyer de tuberculose pulmonaire est « eo ipso » un grand hypersensible à la tuberculine, un candidat à l'anaphylaxie.

Tous les auteurs s'accordent à le reconnaître. *Combe* l'a observé dans tous les cas et a renoncé totalement au traitement spécifique dans les cas pulmonaires.

Gouraud déclare que la tuberculine doit être rejetée presque absolument dès qu'il y a localisation pulmonaire. *Schlossmann*, le plus hardi tuberculinothérapeute, déclare pourtant « que la tuberculine est formellement contre-indiquée dans les cas de tuberculose pulmonaire progressive.

Cette hypersensibilité est nettement mise en évidence par l'intensité des réactions cutanées. L'intradermoréaction nous donne des chiffres oscillant autour de 30 mm. Dans les cas de foyers pulmonaires peu actifs, fermés, spécialement chez des enfants ayant dépassé 6 ans, nous avons obtenu en général des réactions moyennes (12 à 15 mm.) se rapprochant de celles des tuberculoses ganglionnaires (1).

Dans les formes pulmonaires des enfants très jeunes, 2 à 5 ans, les réactions sont en général intenses (jusqu'à 50 mm.).

Les tuberculoses ouvertes donnent aussi des réactions cutanées très fortes.

Au cours de l'évolution spontanée de la maladie nous n'avons pas constaté une diminution lentement progressive de l'intensité de ces réactions.

Nous avons observé une grande irrégularité de celles-ci, les exacerbations de la maladie correspondant à une augmentation des dimensions de l'intradermoréaction, les améliorations passagères, à une diminution.

Ces modifications ont le caractère d'être souvent brusques, ainsi 15 jours après une intradermoréaction de 35 mm., nous en obtenons une de 50, puis une de 30, puis de nouveau 50, etc.

Une tuberculose pulmonaire évoluant vers la guérison spontanée (peu fréquent) se caractérise par une courbe irrégulière du diamètre des intradermoréactions, ayant la tendance générale à la diminution. (On ne peut en juger qu'après plusieurs mois, au moins 6 mois d'observation). La sensibilité s'exagère progressivement, quoique irrégulièrement, avec la marche défavorable de l'affection ; les réactions augmentent de plus en plus, pour brusquement disparaître, souvent d'un jour à l'autre, quelques jours avant la mort.

Nos observations ne nous permettent pas de confirmer l'opinion d'Hamburger qui estime que l'augmentation de l'intensité des réactions cutanées est un signe favorable.

Théoriquement sans doute, cette intensité des réactions spécifiques est un signe que l'organisme donne son maximum de défenses spécifiques, mais *pratiquement,* nous constatons que lorsque l'organisme est contraint de donner ce maximum, c'est en général qu'il est débordé par l'envahissement bacillaire ; le plus souvent il y succombe.

Une grande irrégularité de la sensibilité à la tuberculine est toujours un signe défavorable.

La tuberculose pulmonaire de l'enfant est donc hypersensible à la tuberculine.

Les injections *sous-cutanées* de cette substance, même très prudentes, ont le plus souvent pour résultat d'exagérer encore cette hypersensibilité, de produire de l'anaphylaxie.

Au cours des essais les plus prudents, Combe a toujours vu l'in-

(1) Tous les chiffres d'intradermoréaction donnés dans cette partie générale sont ceux d'injection intradermique de 0,0001 ATK.

tradermoréaction augmenter de dimensions parallèlement à une aggravation souvent rapide des lésions. Dans quelques cas, cette hypersensibilité a atteint une telle intensité qu'une intradermo-réaction provoque une papule de 60 mm. accompagnée d'œdème du bras (cas 135). Combe a créé pour ces cas le terme de « Mantoux-anaphylaxie ». Celle-là est *toujours* un signe défavorable.

En résumé, la tuberculose pulmonaire crée chez l'enfant une hypersensibilité et une tendance à l'anaphylaxie qui doit nous engager à une prudence excessive dans nos essais de tuberculino-thérapie.

SENSIBILITÉ DE L'ENFANT PORTEUR D'UNE TUBERCULOSE OSSEUSE

Les tuberculoses osseuses confèrent une sensibilité à la tuberculine relativement intense, qui les rapprocherait des formes pulmonaires.

Elles réagissent fréquemment à des doses infimes de tuberculine par des élévations de température. Nous trouvons, pour citer un exemple, dans le travail d'Attenhofer, la relation d'un cas ayant réagi par des phénomènes locaux et généraux intenses (température dépassant parfois 40°) à des doses minimes de tuberculine Béraneck.

Nous avons dans nos observations des cas nombreux de spondylites, de coxites, de gonites, ayant réagi par de la fièvre à une injection de 0,00001 ATK.

Le chiffre moyen de nos intradermoréactions dans les tuberculoses chirurgicales est de 20-25 mm. (calculé sur 120 cas, service chirurgie Lausanne; Rose des Alpes, Leysin; hôpital des enfants, Bâle).

Les tuberculoses ouvertes, fistulées nous ont donné les plus fortes réactions, puis viennent les spondylites, les coxites et les gonites, les spina ventosa...

Si la tuberculose osseuse se rapproche de la tuberculose pulmonaire par la sensibilité spécifique forte qu'elle confère au malade, elle se rapproche beaucoup plus de la tuberculose ganglionnaire par l'évolution de cette sensibilité.

Cette sensibilité, dans les cas favorables (ils le sont presque tous quand ils échappent à une intervention intempestive) reste très régulièrement la même, ou diminue progressivement au cours de la guérison. Elle ne devient jamais négative.

Dans les mauvais cas, elle augmente jusqu'à la période préagonale où elle disparaît.

Un point qui rapproche encore les tuberculoses osseuses des formes ganglionnaires, c'est *qu'elles supportent très bien la tuberculine*. Sous son influence, la sensibilité spécifique cède très rapidement ; l'accoutumance à de hautes doses de tuberculine s'obtient sans peine par une tuberculinisation méthodique (voir par exemple les cas de Bauer, Attenhofer, etc...).

Nous n'avons personnellement jamais observé de généralisations ou de formations de nouveaux foyers pendant le traitement. Attenhofer (du service clinique de Roux) dans quelques cas (p. 82 n° 3) se demande si ce n'est pas sous l'influence des injections que se sont développés de nouveaux foyers. Nous n'avons pas trouvé d'auteurs relatant des cas semblables.

Il convient donc de considérer le tuberculeux osseux comme très sensible à la tuberculine, en faisant la réserve que cette sensibilité, qui s'atténue lentement dans l'évolution vers la guérison, diminue très vite et très facilement (pour devenir même parfois négative) sous l'influence d'injections répétées de tuberculine.

SENSIBILITÉ DE L'ENFANT ATTEINT DE TUBERCULOSE DES SÉREUSES

Nous devons distinguer deux classes qui réagissent différemment à la tuberculine.

1° *La tuberculose de la plèvre*. — Elle confère à l'enfant une très forte sensibilité spécifique. L'intradermoréaction est généralement forte (35-40 mm.).

Cette sensibilité se maintient très longtemps et ne diminue que très lentement au cours de la guérison.

Elle s'exacerbe avec la plus grande facilité au cours du traitement tuberculinique.

Elle ne présente pas la grande irrégularité de celle des formes pulmonaires.

Par un traitement prudent, on la voit s'atténuer, mais beaucoup plus lentement que dans les formes ganglionnaires et osseuses.

Nous avons vu quelques cas de pleurésies tuberculeuses sèches réagir à une injection de tuberculine par de la fièvre et l'apparition d'un exsudat ; ces cas ont d'ailleurs évolué ensuite très favorablement.

Dans les cas de pleurésies d'enfants âgés (12-14 ans), nous avons constaté une sensibilité en général moins forte, sans que nous puissions en donner d'explication.

2° *La tuberculose du péritoine*. — Elle confère une sensibilité tout à fait différente, très faible (8-15 mm., intradermoréaction). Elle se rapproche beaucoup des tuberculoses ganglionnaires. Il est bien rare que nous ayons observé des réactions fébriles, même après l'injection de doses fortes de tuberculine.

Cette sensibilité minime s'atténue rapidement au cours de l'évolution vers la guérison spontanée. Elle s'atténue plus vite encore au cours du traitement spécifique et souvent devient négative (momentanément).

Ce sont certainement les cas où la tuberculinothérapie est la plus simple à conduire, comporte le moins de risques et donne le plus de succès immédiats.

3° *La Polysérosite tuberculeuse*. — Elle comporte une sensibilité intense à la tuberculine. C'est chez elle que nous avons observé nos plus fortes intradermoréactions (50 à 60 mm.).

Dans certains cas, les essais les plus prudents de traitement, avec des doses homéopathiques de tuberculine, n'ont réussi qu'à exacerber cette hypersensibilité (obs. 135, par exemple, mort).

Dans d'autres, avec beaucoup de patience, on arrive à voir diminuer cette hypersensibilité (cas 145), guéri).

La plus grande prudence est indiquée.

4° *Tuberculose du péricarde et tuberculose intestinale*. — 1° Nous n'avons pas eu un matériel suffisant pour poser des conclusions. Nous n'avons rien trouvé dans la littérature à leur sujet, concernant la sensibilité spécifique à la tuberculine.

SENSIBILITÉ DE L'ENFANT ATTEINT DE TUBERCULOSE RÉNALE

Nous avons toujours constaté, au cours de l'évolution spontanée de l'affection, une sensibilité forte, lentement et régulièrement augmentante, se transformant, dans les cas avancés, en une hypersensibilité intense.

Nous n'avons jamais vu cette sensibilité s'atténuer sous l'influence des traitements ordinaires (héliothérapie, etc...).

Elle diminue par contre lentement après l'extirpation chirurgicale du rein malade, très lentement, sans jamais devenir négative.

Une sensibilité restant très intense ou augmentant quelques mois après la néphrectomie doit faire songer à la possibilité que l'autre rein soit atteint, ou à l'existence d'une autre lésion concomitante (poumons).

Les malades à lésion avancée supportent mal la tuberculine, réagissent par des intradermoréactions intenses et irrégulières, font facilement de la fièvre.

Les malades avec lésions peu avancées supportent par contre bien la tuberculine ; nous estimons cependant que toutes les fois qu'il sera possible de les confier au chirurgien (lésion unilatérale) il n'est pas admissible de perdre du temps avec la tuberculinothérapie *qui n'a pas encore fait ses preuves*.

Nous avons eu un succès inespéré dans un cas grave, inopérable, à lésions bilatérales, par l'intradermotuberculinisation (obs. 142).

SENSIBILITE DE L'ENFANT ATTEINT DE MÉNINGITE ET DE MILIAIRE GÉNÉRALISÉE

La méningite confère une sensibilité moyenne ou forte dans la période prodromique (elle dépend de la lésion de départ, ganglionnaire, pulmonaire...). Cette sensibilité disparaît rapidement. Elle est généralement nulle dans la période d'état ; les réactions cutanées sont alors négatives.

Les 5 derniers cas que nous avons eus à l'Hôpital de Bâle (confirmation du diagnostic par l'autopsie) ont tous présenté une intradermoréaction (15-35 mm.) positive les premiers jours, celle-ci est devenue négative de 12 à 5 jours avant la mort.

Voici, à titre d'exemple, un cas :

F. M. 7 mois (K. G K. B. 1913). Mère tuberculeuse pulmonaire III. Entrée à l'hôpital le 2 décembre 1913. *Multiples spinæ ventosæ* de la main droite. Aucun signe de méningite. Pirquet +. *Mantoux de 12 mm.* Le 6 décembre, vomissements. *Mantoux de 25 mm. Le 12 décembre,* l'enfant continue à vomir, légère raideur de la nuque. *Mantoux négatif.*

Ponction lombaire 3 0/00 d'albumine dans le liquide céphalorachidien, pas de bacilles de Koch décelables.

13 décembre. Tous les signes classiques de la méningite.

14 décembre. Mort.

15 décembre. Autopsie (Professeur Hedinger). Méningite tuberculeuse Miliaire.

Cette disparition brusque de la sensibilité générale et locale à la tuberculine, avant même que les symptômes méningés soient évidents, nous fait comprendre pourquoi tant d'auteurs parlent de l'absence des réactions cutanées dans la méningite.

N'ayant jamais observé de guérison, nous ne pouvons parler de ces cas. Nous n'avons trouvé dans la littérature la relation que d'un seul cas traité et guéri par la tuberculine (??). C'est celui publié par Vernet (V 970). L'exactitude du diagnostic, en l'absence même d'une ponction lombaire, y est des plus sujet à caution.

A la période d'état, on peut injecter des doses quelconques de tuberculine sans que l'enfant y réagisse... et sans que le cours de la maladie en soit nullement influencé.

La tuberculose miliaire généralisée se comporte comme la méningite.

<h2 style="text-align:center">VARIATIONS DE LA SENSIBILITÉ
DE L'ENFANT TRAITÉ A LA TUBERCULINE</h2>

Nous avons montré comment, dans de nombreux cas, sous l'influence de la tuberculine, la sensibilité spécifique peut s'atténuer et parfois devenir nulle.

Il *s'agit, dans ces cas, d'une accoutumance à la tuberculine (Hamburger), d'une mithridatisation, d'une immunisation de l'organisme non contre la tuberculose ou le bacille tuberculeux, mais contre la tuberculine.*

Si l'on interrompt le traitement, au bout de peu de temps la sensibilité réapparaît, les réactions cutanées redeviennent positives.

La disparition des réactions cutanées ne peut pas être considérée comme un signe d'immunisation contre la tuberculose.

Sahli (p. 19) exprime à ce propos les opinions suivantes :

« C'est l'organisme lui-même, dans la tuberculinothérapie, qui doit faire les frais des facteurs locaux de la guérison ; *s'il n'en est pas capable, le traitement par la tuberculine sera inactif, même si la toxi-immunité est réalisée, tout aussi bien que dans les cas où la toxi-immunité elle-même ne peut pas être obtenue.*

Il ne faut pas oublier que nous devons considérer l'effet de la tuberculinothérapie comme une action curative immunisatrice qui se produit selon les principes généraux de l'immunisation ; il y a lieu cependant de la distinguer d'une immunisation complète au sens propre du mot. *Cette dernière n'a jamais été obtenue, ni chez l'homme, ni chez l'animal,* au moyen de toxines tuberculeuses non vivantes, employées contre des bacilles tuberculeux vivants ; c'est pour cette raison que la tuberculinothérapie confère seulement une immunité relative, qui consiste dans une augmentation du pouvoir de résistance à la tuberculose par stimulation des processus physiologiques et anatomiques. Avec la distinction que je fais entre la notion d'action curative immunisatrice et celle d'immunisation véritable, et avec le fait qu'on n'est pas arrivé à immuniser un animal au moyen du poison chimique tuberculeux, concorde un autre fait souvent constaté chez l'homme au cours du traitement tuberculinique, c'est que si l'on arrive à rendre l'individu insensible aux plus hautes dose de tuberculine, la tuberculose est bien généralement enrayée dans sa marche, mais *elle n'est pas pour cela guérie.* Ce fait ne concorde pas avec les idées qui ont cours pour expliquer la guérison de la diphtérie, et d'après lesquelles une maladie infectieuse guérit sans autre quand l'organisme possède un haut degré de toxi-immunité, c'est-à-dire une grande quantité d'anti-corps. Les conditions à réaliser pour la guérison de la tuberculose par l'action curatrice immunisatrice de la tuberculine sont beaucoup plus difficiles que la toxi-immunisation générale à l'égard de cette dernière substance ; d'abord les anti-corps élaborés dans l'organisme sous l'influence de la tuberculine n'ont pas nécessairement besoin d'arriver sous une forme suffisamment concentrée au sein du tissu tuberculeux (en l'absence de vaisseaux dans le tubercule) bien qu'ils proviennent au voisinage des foyers malades pour y développer leur action de défense. Le problème est en outre d'autant plus difficile que la toxine accumulée dans les foyers tuberculeux s'y trouve sous une forme très concentrée. A ces difficultés provenant de la forte concentration de la toxine dans les foyers tuberculeux vient encore s'en ajouter une autre bien connue dans toutes les maladies infectieuses, c'est que les microbes qui pullulent dans l'organisme du malade peuvent s'adapter de plus en plus à ce dernier et s'opposer à ses réactions de défense. On ne saurait mieux illustrer ce fait qu'en le comparant à un phénomène bien connu dans le traitement des animaux atteints de trypanosomiase, à savoir qu'on peut influencer favorablement la maladie et même la guérir par l'atoxyl, qui agit directement sur le trypanosome, mais que les parasites qui restent dans l'organisme malgré l'amélioration de la maladie présentent une immunité, même héréditaire, à l'atoxyl et ne peuvent être influencés par ce dernier remède.

Toutes ces considérations expliquent suffisamment pourquoi un haut degré de toxi-immunité à la tuberculine ne signifie pas que le malade soit guéri.

Le fait inverse, à savoir que *la tuberculose humaine peut guérir sans qu'aucune toxi-immunité générale existe,* c'est-à-dire *à un moment où la réactivité à des doses minimes de tuberculine montre* qu'il existe un haut degré de sensibilité à la toxine, prouve que, tout spécialement en matière de tuberculose, d'autres facteurs que celui de l'immunité générale, sont indispensables pour la guérison.

De ce que nous venons de dire, il ressort que l'on ne peut pas du tout distinguer les modalités cliniques de la tuberculose guérie ou non guérie au moyen des injections diagnostiques de tuberculine. »

Nos observations chez l'enfant confirment les idées de Sahli. Les injections de tuberculine, comme nous l'avons déjà dit, permettent simplement de diagnostiquer la sensibilité spécifique du malade, sans préjuger de l'état des lésions.

Un autre argument en faveur de cette affirmation que la disparition au cours du traitement de la sensibilité spécifique n'est pas en elle-même un indice certain de guérison, c'est qu'au cours de nombreuses maladies intercurrentes, l'organisme perd momentanément sa sensibilité à la tuberculine, de même que dans la période agonale et préagonale de toutes les tuberculoses.

La rougeole et la fièvre typhoïde [(Hamburger (H 381-387), Combe (C 214)] privent régulièrement l'organisme de sa sensibilité spécifique pour un temps variable. Nous avons vu plusieurs cas où, au cours du traitement tuberculinique, s'est produite une extinction de réactions cutanées, alors que le processus tuberculeux conservait son activité. *En général,* cependant, *l'extinction des réactions cutanées* coïncide avec un arrêt dans la marche de la maladie, bien que, dans d'innombrables cas, la guérison stable soit obtenue sans aucune diminution de la sensibilité spécifique.

En fait, l'extinction de la sensibilité spécifique est un phénomène secondaire artificiel (bon signe pronostic), qui n'est pas le but de notre traitement. Nos injections thérapeutiques doivent être de petites secousses stimulant les défenses organiques générales et spécifiques. Lorsque l'organisme s'est accoutumé à une dose donnée, nous sommes en droit de passer à une dose plus élevée pour obtenir le même effet stimulant; si maintenant nous arrivons à ce que l'organisme soit habitué aux doses les plus élevées, c'est un signe favorable, ce n'est cependant qu'un épiphénomène. Cela n'a pas été notre but principal.

Conclusion : La sensibilité spécifique de l'enfant varie dans de si grandes limites selon de nombreux facteurs, qu'il est nécessaire de la bien connaître avant d'entreprendre un traitement tuberculinique, ou du moins d'en posséder les idées générales.

Les expériences défavorables, les accidents relatés dans la littérature, sont assez nombreux pour que chaque médecin ne les répète pas, en déterminant par tâtonnement la sensibilité de ses malades.

Sans méconnaître encore les *variations individuelles* que l'on peut d'ailleurs déterminer aussi, nous croyons que les points généraux que nous avons exposés, pourront rendre service au praticien. Une fois son diagnostic posé, il pourra prévoir la sensibilité à attendre chez tel ou tel malade, il pourra ainsi préparer son plan de bataille, décider de la méthode, des doses initiales, puis conduire le traitement avec le minimum de risques.

IV. — Casuistique et Discussion

Sans vouloir surcharger cette introduction à notre travail proprement dit par une casuistique étendue, nous devons cependant citer quelques-uns des cas qui nous ont amené à nos conclusions générales.

Il s'agit d'enfants étudiés au point de vue de leur sensibilité spécifique par les réactions cutanées pratiquées en séries.

ENFANTS NON TRAITÉS PAR LA TUBERCULINE

Notre idée dirigeante a été de déterminer comment se comporte la sensibilité de l'enfant, non traité spécifiquement, au cours de la maladie, afin de pouvoir établir un critérium.

Nous avons de préférence étudié à ce sujet des malades du docteur Rollier (Leysin) auquel nous sommes reconnaissant d'un accueil bienveillant dans ses cliniques. Ces cas étaient spécialement favorables pour notre étude, parce que, sous l'influence de l'héliothérapie intensive en haute montagne, la guérison clinique se produit rapide et nous pouvons en un temps limité observer la tuberculose en voie de guérison.

L'intradermoréaction a toujours été pratiquée par 0,0001 ATK = 0,1 d'une solution à 1 pour 1000. Nous indiquons son diamètre en millimètres.

Nous avons injecté tous les deux mois seulement, afin de n'introduire qu'une quantité minime de tuberculine dans l'organisme des enfants, de ne pas faire un traitement proprement dit.

Le docteur Reymond, assistant, nous a communiqué obligeamment les histoires des malades et les Röntgen. Vu le peu de place dont nous disposons, nous n'en extrayons que quelques indications sommaires.

Obs. 1. — U. B..., 6 ans. Coxalgie guérie cliniquement déjà lors de notre première réaction.

$$M = 5 - 5 - 5 - 5 - 5 - 5 \text{ mm.}$$

Guérison stable. Afébrile.

Obs. 2. — A. L..., 8 ans. Tuberculose osseuse multiple guérie. Afébrile.

$$M = 2 - 2 - 2 - 2 - 2 - 2 \text{ mm.}$$

Obs. 3. — E. D..., 7 ans. Coxalgie en voie de guérison.

$$M = 7 — 5 — 6 — 5 — 5 — 5\ mm.$$

Guérie, afébrile.

Obs. 4. — N. G..., 3 ans. Spondylite en voie de guérison, présentait une fistule rapidement tarie sous l'effet de l'insolation.

$$M = 12 — 12 — 12 — 12 — 11 — 11\ mm.$$

Guérison stable. Afébrile.

Obs. 5. — K. B..., 7 ans. Spondylite en voie de guérison. Température fébrile. Lésion pulmonaire I.

$$M = 48 — 47 — 49 — 51 — 47 — 40\ mm.$$

Obs. 6. — I. S..., 6 ans. Tuberculose osseuse multiple en voie de guérison.

$$M = 4 — 4 — 5 — 4 — 4 — 4\ mm.$$

Guérison. Afébrile.

Obs. 7. — E. P..., 14 ans. Tuberculose osseuse multiple avec fistules.

$$M = 25 — 25 — 20 — 20 — 15 — 15\ mm.$$

Très amélioré.

Obs. 8. — N. K..., 3 ans. Tuberculose osseuse multiple (7 fistules) en pleine activité.

$$M = 60 — 55 — 60 — 57 — 55 — 57\ mm.$$

Légère amélioration. Deux fistules cicatrisées.

Obs. 9. — E. B..., 4 ans. Tuberculose osseuse multiple (2 fistules) en activité.

$$M. = 40 — 40 — 40 — 37 — 35 — 35\ mm.$$

Très amélioré.

Obs. 10. — P. F..., 7 ans. Spondylite en voie de guérison.

$$M = 40 — 30 — 25 — 20 — 20 — 20\ mm.$$

Guérie.

Obs. 11. — T. V..., 11 ans. Coxalgie grave, fistulée.

$$M = 30 — 30 — 20 — 15 — 15\ mm.$$

Amélioration.

Obs. 12. — E. V..., 9 ans. Spondylite en voie de guérison.

$$M = 45 — 40 — 30 — 30 — 20 — 20$$

Très amélioré.

Obs. 13. — E. A..., 11 ans. Arthrite tuberculeuse sacro-iliaque en voie de guérison.

$$M = 50 — 42 — 37 — 40 — 30 — 20\ mm.$$

Très amélioré.

Obs. 14. — I. W..., 14 ans. Tuberculose osseuse multiple avec fistules.

$$M = 32 — 32 — 25 — 28 — 25 — 25\ mm.$$

Très amélioré.

Obs. 15. — K. v. R..., 12 ans. Spondylite en voie de guérison.

$$M = 40 — 37 — 30 — 27 — 27 — 25\ mm.$$

Amélioration.

Obs. 16. — E. I..., 4 ans. Tuberculose osseuse multiple, sans fistules.

$$M = 20 — 20 — 18 — 18 — 15 — 15\ mm.$$

Très amélioré.

M = réaction de Mantoux.

Obs. 17. — B. T..., 5 ans. Tuberculose du pied en voie de guérison.

$$M = 20 - 20 - 18 - 20 - 20 - 20 \text{ mm.}$$

Guérison clinique.

Obs. 18. — A. K..., 3 ans. Adénopathie trachéobronchique.

$$M = 7 - 6 - 6 - 6 - 6 - 6 \text{ mm.}$$

Guérison clinique.

Obs. 19 (B). — P. R..., 15 ans. Tuberculose du genou ; guérison stable depuis 6 ans après résection. Sujet en santé parfaite.

$$M = 8 \text{ mm.}$$

Obs. 20 (B). — M. P..., 12 ans. Spondylite, guérison stable depuis 5 ans. Parfait état général.

$$M = 12 \text{ mm.}$$

Obs. 21 (P). — I. R..., 20 ans. Tuberculose pulmonaire sommet gauche, datant de l'âge de 4 ans, guérison stable depuis 10 ans.

$$M = 20 \text{ mm.}$$

Obs. 22 (P). — O. L..., 49 ans. Coxalgie tuberculeuse guérie à l'âge de 7 ans. Depuis 38 ans en parfaite santé, jamais aucune manifestation tuberculeuse.

$$M = 12 \text{ mm.}$$

Obs. 24 (P). — S. A..., 37 ans. Tuberculose du genou à 15 ans. Guérie depuis 17 ans.

$$M = 6 \text{ mm.}$$

Obs. 25 (P). — R. B..., 32 ans. Tuberculose du testicule (épididyme), extirpé à l'âge de 14 ans. En parfaite santé depuis.

$$M = 5 \text{ mm.}$$

Obs. 27 (P). — A. R..., 33 ans. Tuberculose du rein droit, extirpé à 21 ans. Guérison stable.

$$M = 18 \text{ mm.}$$

Obs. 28 (P). — P. G..., 26 ans. Tuberculose du rein droit extirpé à 18 ans. Guérison stable.

$$M = 7 \text{ mm.}$$

Obs. 29 (P). — K. E..., 27 ans. Pleurésie tuberculeuse à 13 ans. Guérison solide.

$$M = 11 \text{ mm.}$$

Obs. 30 (P). — E. C..., 26 ans. Tuberculose pulmonaire à 12 ans. Guérison solide depuis 14 ans.

$$M = 18 \text{ mm.}$$

Obs. 31 (P). — I. L..., 27 ans. Pleurésie tuberculeuse à 9 ans. Guérison stable.

$$M = 11 \text{ mm.}$$

Obs. 32 (P). — G. R..., 5 ans. Adénopathie trachéo-bronchique, fébrile.

$$M = 5 - 6 - 5 - 5 - 5 \text{ mm.}$$

Guérison clinique.

Obs. 33 (P). — E. S..., 6 ans. Adénopathie trachéo-bronchique, fébrile.

$$M = 12 - 12 - 12 - 8 - 10 \text{ mm.}$$

Guérison clinique.

Obs. 34 (P). — E. R..., 7 ans. à Leysin. Tuberculose pulmonaire, sommet droit II, en voie de guérison.

$$M = 30 - 35 - 25 - 45 - 30 - 30 \text{ mm.}$$

B = Hôpital de Bâle.
L = Hôpital de Lausanne.
P = Cas privés.

Obs. 35 (P). — R. B..., 8 ans. Tuberculose pulmonaire, sommet droit, lésion stationnaire, fébrile.

M = 60 — 60 — 55 — 60 — 60 — 60 mm.

Obs. 36 (P). — S. E..., 7 ans. Tuberculose pulmonaire, région du hile gauche, en voie d'amélioration.

M = 50 — 55 — 75 — 40 — 60 mm.

Obs. 37 (P). — R. L..., 11 ans. Tuberculose pulmonaire progressive du sommet gauche (fièvre 38-39°).

M = 40 — 30 — 60 — 60 — 65 — 60 mm.

Obs. 38 (P). — M. B..., 5 ans. Tuberculose pulmonaire incipiens, sommet droit.

M = 32 — 35 — 35 — 30 — 32 — 25 mm.

Cliniquement guérie.

Obs. 39 (P). — C. C..., 4 ans. Spondylite en voie de guérison.

M = 35 — 30 — 25 — 15 — 15 mm.

Obs. 40 (P). — E. D..., 60 ans. Coxalgie à l'âge de 17 ans, guérie avec ankylose depuis 39 ans.

M = 9 mm.

Nous pourrions allonger beaucoup cette liste, ayant pratiqué depuis 5 ans l'intradermoréaction chez plusieurs milliers de malades ; toutes nos observations nous ont donné des résultats concordants. La sensibilité à la tuberculine relativement plus ou moins forte au moment où le processus est en pleine activité (ce qui indique simplement une réaction de défense) ne s'atténue que très lentement au cours de la guérison et ne devient jamais négative.

Sahli (S 813) nous l'avons déjà signalé, démontre que la tuberculose peut théoriquement se guérir sans qu'aucune toxi-immunité générale n'existe. Nous croyons être à même d'affirmer que la *tuberculose qui guérit* spontanément *ne présente jamais,* à aucun moment, *une toxi-immunité complète vis à vis de la tuberculine.*

Cette toxi-immunité est toujours relative, elle ne se produit que très lentement et progressivement, elle ne devient jamais complète.

Preuve en est que la majorité des adultes qui sont théoriquement des « guéris » réagissent positivement à la tuberculose.

Les travaux modernes viennent de jeter une lumière toute nouvelle sur cette question de la sensibilité spécifique.

Ce serait elle, qui, en persistant pendant presque toute l'existence de l'individu, le protègerait contre les réinfections, ou les réacerbations de lésions torpides. On a supposé tout d'abord que cette sensibilisation spécifique était un phénomène de modification humorale (ou tissulaire), persistant même après la disparition complète des bacilles de l'organisme (guérison théorique). Les observations plus modernes conduisent de plus en plus à admettre que *cette sensibilisation est entretenue par la persistance de bacilles atténués* (symbiose protectrice) demeurés dans quelque lésion ancienne cicatrisée. Les anatomo-pathologistes avaient les premiers attiré l'attention sur le fait que, dans des lésions tuberculeuses très anciennes cicatrisées, crétifiées, remontant parfois à l'enfance, ils pouvaient démontrer encore, par l'injection au cobaye, des bacilles tuberculeux vivants.

Rüppel (Hœchst) prouve expérimentalement que les animaux vaccinés ne sont immunisés que pour autant que leurs ganglions lymphatiques contiennent encore des *germes vivants*.

L'observation des anciens auteurs que les tuberculoses osseuses et cutanées semblent protéger leurs porteurs contre d'autres localisations, que ce sont les nourrissons porteurs de tuberculoses externes qui échappent le plus souvent à la généralisation, est intéressante à rapprocher de cette hypothèse moderne.

Le réveil de foyers osseux, parfois après de longues années de guérison apparente, parle aussi pour la persistance de bacilles vivants dans les lésions cliniquement guéries.

Nous avons observé chez une femme de 56 ans le réveil d'un foyer de spondylite guérie depuis 40 ans.

Cette sensibilisation protectrice semble demander un certain temps pour s'établir, après que l'organisme a subi la première infection par le bacille tuberculeux ; pendant cette période, le patient semble en état de moindre résistance vis à vis d'une nouvelle infection.

Delay (D 237) relève ce point intéressant, que mettent en lumière les expériences de Massol .que, la *réinfection* semble d'une gravité extrême chez un enfant lorsqu'elle se produit avant que, par les processus de guérison de sa première infection, il n'ait acquis une résistance spécifique suffisante.

Une fois cette période de moindre résistance dépassée, l'organisme sensibilisé acquiert une protection (relative) contre une réinfection, à laquelle l'homme est exposé partout au cours de son existence.

La persistance d'une sensibilité à la tuberculine n'est donc pas un signe défavorable ; elle n'infirme en rien la guérison clinique.

La guérison théorique, sterilisatio magna de l'organisme, du bacille de Koch, n'existe probablement pas.

Tant que l'organisme possède une bonne résistance, les bacilles persistants ne sont pas pour lui un danger ; ils le deviennent en cas d'affaiblissement de la résistance organique (maladies intercurrentes, fatigues, surmenage, etc...) et le réveil est d'autant plus à craindre que l'on est plus proche de la période initiale d'infection ; le bacille semble s'atténuer de plus en plus avec le temps. Cela explique pourquoi la mortalité par tuberculose intéresse le plus fortement les 30 premières années de l'existence, pourquoi même dans la déchéance organique de la vieillesse, la tuberculose ne reprend en général plus son activité.

L'observation des races chez lesquelles la tuberculose inconnue (autochtones australiens, etc.) cause une morbidité et une mortalité intense dès qu'elle leur est apportée, vient à l'appui de ces conceptions nouvelles.

Nous croyons donc qu'il n'est pas rationnel de chercher à maintenir un état d'insensibilité acquis artificiellement par un traitement tuberculinique, car une sensibilité spécifique, persistant après la guérison clinique, est un agent protecteur contre une réinfection.

Hamburger est un des premiers qui aient signalé que, chez l'enfant : « Il ne se produit jamais une insensibilité dans la guérison spontanée, tout au plus une fois la guérison produite observe-t-on une diminution de la sensibilité, lorsque aucune réinfection, réacerbation ou tuberculinisation n'est entrée en jeu entre temps. »

Lors de nos premières recherches expérimentales à Leysin, nous pensions démontrer que, comme dans nos cas traités, la guérison spontanée s'accompagnait d'une insensibilité ; les *faits* nous ont prouvé le contraire.

L'enfant tuberculeux présente toujours pendant une période plus ou moins prolongée une sensibilité forte à la tuberculine (variant suivant divers facteurs) qui correspond à la « bataille spécifique » de son organisme contre la tuberculose.

Si dans cette lutte, l'organisme a la supériorité, il ne « désarme » pas. Il reste pour toujours « sur la défensive » contre un ennemi qu'il a appris à connaître. Ce n'est qu'au cours du temps qu'il « réduit ses armements » proportionnellement à « l'affaiblissement de l'ennemi ».

La sensibilité spécifique s'atténue lorsqu'elle n'est plus stimulée par l'activité du foyer tuberculeux.

Par contre, au cours de la guérison, *elle n'augmente plus.* Son augmentation continue et progressive correspond dans la règle à une activité du processus tuberculeux.

Elle est un *signe défavorable ;* elle est l'indice d'une défense spécifique sans doute de plus en plus intense, mais le foyer tuberculeux qui force l'organisme à donner son maximum de défense, et à le donner pendant longtemps, arrive le plus souvent à l'épuiser et à remporter la victoire.

L'augmentation continue des réactions cutanées faites en série est un signe que la maladie conserve son activité ou gagne du terrain.

Je ne possède qu'une observation concernant la tuberculose osseuse évoluant défavorablement (celle-ci tend spontanément à la guérison mise au repos et au soleil, à Leysin comme à Berck).

Obs. 41. — P. B..., 14 ans. Tuberculose fistulisée et infectée du genou, infiltration fongueuse des muscles du mollet. Température 39-40°. Refus des parents de toute intervention.

M = Juin 45 mm. Juillet 58 mm. Août 65 mm. Septembre 70 mm.

Aggravation.

Obs. 42. — Tuberculose rénale double s'aggravant.

I. K. (L)..., 11 ans. Septembre M = 25 mm. Octobre M = 30 mm. Novembre M = 35 mm. Décembre M = 50 mm. Rentre en Russie pour y succomber peu après.

Les observations de cas pulmonaires évolutifs ne nous manquent pas. En voici quelques-unes de l'Hôpital des Enfants de Lausanne.

Obs. 43. — L. M..., 3 1/2. Pneumonie caséeuse.
M = 12 — 11 — 10 — 16 — 25 — 25 — 25 — 25 — 25 mm.

Obs. 44. — A. I..., 4 ans. Tub. pulmonaire I.
M = 14 — 12 — 22 — 24 — 22 mm.

Obs. 45. — C. P..., 2 ans. Tub. pulm. I.
M = 14 — 12 — 22 — 23 — 22 mm.

Obs. 46. — I. C..., 5 ans. Tub. pulm. II.
M = 15 — 16 — 15 — 20 — 25 — 30 — 29 — 32 mm.

Obs. 47. — V. G..., 7 ans. Tub. pulm. II.
M = 10 — 3 — 17 — 20 — 20 — 20 — 15 — 30 — 30 mm.

Obs. 48. — G. C..., 7 ans. Pneumonie caséeuse.
M = 10 — 10 — 15 — 25 — 25 mm.

Obs. 49. — B. B..., 9 ans. Tub. pulm. I.
M = 7 — 27 — 26 — 24 — 32 — 29 — 35 mm.

Obs. 50. — P. A..., 12 ans. Tub. pulm.
M = 10 — 10 — 10 — 15 — 15 — 16 — 16 mm. I.

Obs. 51. M. I .., 8 ans. Polysérosité tub.
M = 12 — 20 — 25 — 35 — 45 — 20 — 17 — 0 — 0 (deux jours avant la mort).

Voici encore quelques cas de tuberculoses pulmonaires ouvertes :

Obs. 52 (P). — H. I..., 7 ans.
M = 30 — 15 — 45 — 20 — 50 — 45 — 50 mm.

Obs. 53 (P). — R. L..., 9 ans.
M = 22 — 25 — 20 — 35 — 20 — 30 — 40 mm.

Obs. 54 (P). — L. F..., 11 ans.
M = 20 — 20 — 30 — 50 — 20 — 40 — 20 mm.

Obs. 55 (P). — S. W..., 12 ans.
M = 25 — 30 — 25 — 32 — 40 — 35 — 40 mm.

Obs. 56 (P). — I. M..., 14 ans.
M = 35 — 10 — 40 — 20 — 10 — 30 — 40 — 55 mm.

Nous voyons donc nettement que la marche progressive de la

tuberculose se traduit par une sensibilité progressive, souvent irrégulière, tendant à augmenter jusqu'au moment où dans les cas mortels, cette sensibilité disparaît brusquement, dans la période préagonale.

Cependant nous connaissons quelques *très rares* cas où la tuberculose a évolué vers la mort avec une sensibilité spécifique extrêmement faible. Ce sont des enfants n'ayant aucune résistance contre la maladie, dans un état général déplorable, chez lesquels la marche envahissante de la lésion pulmonaire a été foudroyante.

D'une façon générale, nous pouvons affirmer que pour la tuberculose non traitée spécifiquement les variations brusques, l'augmentation progressive de la sensibilité spécifique est un signe défavorable ; que l'état stationnaire, la diminution lente de cette sensibilité est le plus souvent un signe de guérison.

ENFANTS TRAITÉS A LA TUBERCULINE
(CLINIQUE INFANTILE DE LAUSANNE)
Cas à évolution favorable

Obs. 57. — M. G..., 10 mois. Adénopathie trachéobronchique tub.
$$M = 3 - 3 - 3 - 3 \text{ mm.}$$

Obs. 58. — F. M..., 15 mois. Adénopathie trachéobronchique tub.
$$M = 10 - 4 - 4 - 4 - 3 - 3 - 3 - 3 - 3 - 3 - 2 \text{ mm.}$$

Obs. 59. — G. O..., 2 ans. Adénopath. tub.
$$M = 15 - 14 - 13 - 5 \text{ mm.}$$

Obs. 60. — G. G..., 2 ans. Adénopath. trachéob. tub.
$$M = 5 - 4 - 3 - 2 - 1 - 3 - 1 - 5 - 3 - 3 - 3 - 2 - 2 \text{ mm.}$$

Obs. 61. — G. A..., 2 ans. Ad. trachéob. tub.
$$M = 3 - 2 - 1 - 1 - 2 \text{ mm.}$$

Obs. 62. — G. G..., 2 ans 1/2. Ad. trachéob. tub.
$$M = 2 - 2 - 1 - 2 - 2 \text{ mm.}$$

Obs. 63. — R. P..., 3 ans. Ad. trachéob. tub.
$$M = 4 - 3 - 1 \text{ mm.}$$

Obs. 64. — C. L..., 3 ans 1/2. Ad. trachéob. tub.
$$M = 4 - 4 - 2 - 1. \text{ Passage de TBK à ATK } 5 - 2 - 2 - 1 - 1 - 0 \text{ mm.}$$

Obs. 65. — B. I. 4 ans. Adénopath. trachéob. tub.
$$M = 1 - 1 - 0 \text{ mm.}$$

Obs. 66. — L. M..., 4 ans. Adénopath. trachéob. tub.
$$M = 5 - 4 - 3 - 2 - 1 - 1 - 1 - 1 - 1 - 1 - 1 - 1 - 1 - 1 - 0$$

Obs. 67. — B. A..., 4 ans. Adénopathie trachéob. tub.
$$M = 12 - 8 - 6 - 8 - 5 - 3 - 2 - 2 - 3 - 2 - 2 - 2 - 2 - 1 - 1 - 1 - 0,5 - 0,5 - 0,5 - 0 - 0 - 0 \text{ mm.}$$

Obs. 68. — K. L..., 4 ans. Adénopath. trachéob. tub.
$$M = 10 - 15 - 10 - 8 - 7 \text{ mm.}$$

Obs. 69. — C. L..., 4 ans. Adénopath. trachéob. tub.

M = 17 — 5 — 12 — 3 — 6 — 3 — 7 — 8 — 10 — 3 — 6 — 9 — 12 — 14 —
12 — 13 — 10 — 6 mm.

Obs. 70. — G. A..., 7 ans. Adénopath. trachéob. tub.

M = 14 — 13 — 12 — 10 mm.

Obs. 71. — B. M..., 6 ans. Adénopath. trachéob. tub.

M = 5 — 4 — 3 — 2 — 1 — 2 — 2 — 2 — 2 — 1 — 1 — 1 — 1 mm.

Obs. 72. — D. E..., 6 ans. Adénopath. trachéob. tub.

M = 5 — 3 — 2 — 4 — 3 — 2 mm.

Obs. 73. — G. C..., 6 ans. Adénopath. trachéob. tub.

M = 12 — 12 — 12 — 12 — 12 — 12 — 6 — 6 — 6 — 6 — 6 — 5 —
6 — 5 — 4 — 4 — 4 mm.

Obs. 74. — M. I..., 10 ans. Adénopath. trachéob. tub.

M = 10 — 4 — 10 — 4 — 4 mm.

Obs. 75. — F. A...,10 mois.Tub. pulm. hilaire I.

M = 15 — 5 — 11 — 7 — 3 — 3 — 14 — 5 mm.

Obs. 76. — I. R..., 12 ans. Tub. pulm. sommet I.

M = 10 — 12 — 14 — 16 — 14 — 15 — 7 — 9 — 15 — 20 — 17 — 8 — 15
— 10 — 10 — 10 — 10 — 10 mm.

Obs. 77 (B). — F. R..., 11 ans. Spondylite dorsale.

M = 25 — 21 — 23 — 20 — 20 — 19 — 15 — 10 — 15 — 10 — 10 — 7 —
7 — 7 — 6 — 5 — 5 — 5 — 5 — 4 — 3 — 2 — 2 — 1 — 1 — 0 — 0

Obs. 78 (B). — B. A..., 2 ans. Adénopath. t.

M = 7 — 7 — 7 — 7 — 7 — 5 — 4 — 3 — 2 — 2 — 2 — 2 — 2 — 2 —
2 — 2 — 1 — 0 — 0

Obs. 79 (B). — S. I..., 11 ans. Tuberculose rénale bilatérale très améliorée.

M = 19 — 18 — 19 — 15 — 15 — 14 — 13 — 12 — 10 — 10 — 7 — 7 —
10 — 6 — 5 — 5 — 5 — 5   5 — 5 — 5 — 5 — 5 — 4 — 4 mm.

Obs. 80 (B). — G. A..., 3 ans. Spondylite floride.

M = 30 — 30 — 25 — 25 — 10 — 10 — 10 — 15 — 15 — 10 — 10 — 10 —
10 — 10 — 10 — 15 — 10 — 10 — 7 mm.

Obs. 81 (B). — S. A..., 3 ans 1/2. Péritonite tuberculeuse floride.

M = 7 — 7 — 7 — 5 — 5 — 5 — 5 — 10 — 15 — 17 — 15 — 10 — 7
— 5 — 3 — 2 — 2 — 1 — 1 — 1 — 0

Guérison clinique en 4 mois.

Obs. 82 (B). — A. E..., Coxalgie floride.

M = 8 — 10 — 10 — 15 — 10 — 10 — 10 — 10 — 10 — 10 — 10 — 7 —
7 — 7 — 5

Obs. 83. — F. R..., Adénopathie trachéob. tub.

M = 10 — 10 — 7 — 6 — 5 — 3 — 1 — 1 — 1 — 0

Obs. 84 (B). — S. F..., 2 ans. Tubercule solitaire du cerveau.

M = 5 — 5 — 5 — 5 — 5 — 4 — 3 — 2 — 1 — 0

Interruption du traitement. L'intradermoréaction redevient positive. Reprise
du traitement 5 — 5 — 3 — 3 — 5 — 5 — 5 — 3 — 2 — 2 — 1 — 1 — 0 —
0 — 0

Obs. 85 (B). — B. L...,12 ans. Spondylite floride.

M = 20 — 23 — 25 — 25 — 25 — 25 — 25 — 20 — 15 — 15 — 15 — 13 —
14 — 10 — 25 — 25 — 20 — 15 — 10 — 5 — 5 — 5 — 4 — 4 — 3 — 2 —
1 — 1 — 1 — 1 — 0

Guérie.

Obs. 86 (B). — Coxalgie en voie de guérison, puis guérie.
M = 23 — 20 — 15 — 15 — 15 — 10 — 10 — 10 — 10 — 10 — 10 — 10 — 5

Obs. 87 (B). — K. I..., 9 ans. Polysérosité tuberculeuse.
M = 30 — 25 — 20 — 18 — 15 — 15 — 13 — 35 — 25 — 25 — 20 — 25 —
20 — 15 — 23 — 16 — 15 — 13 — 10 — 10 — 20 — 15 — 10 — 10 — 10 —
5 — 5 — 5

Guéri.

Obs. 88 (B). — A. L..., Spondylite en voie de guérison, puis guérie.
M = 22 — 20 — 20 — 10 — 8 — 5 — 5 — 5 — 5 — 4 — 3 — 3 — 3 — 1 —
1 — 1 — 0

Cas aggravés au cours du traitement tuberculinique

Obs. 89. — C. P..., 2 ans. Pneumonie caséeuse.
M = 14 — 12 — 22 — 23 — 22 mm.

Obs. 90. — L. M..., 3 ans 1/2. Tub. pulm.
M = 3 — 6 — 12 — 5 — 6 — 7 — 10 — 5 — 12 — 12 — 12 — 11 — 10 —
10 — 16 — 25 — 25 — 25 — 25 — 25 — 25 mm.

Obs. 91. — A. I..., 4 ans. Tub. pulm.
M = 19 — 18 — 18 — 19 — 18 — 19 — 17 — 19 — 18 — 17 — 30 mm.

Obs. 92. — D. L..., 4 ans. Tub. pulm.
M = 8 — 8 — 8 — 10 — 28 — 19 — 10 — 20 mm.

Obs. 93. — C. J..., 5 ans. Tub. pulm.
M = 15 — 16 — 16 — 15 — 10 — 25 — 20 — 15 — 20 — 25 — 30 — 29 —
10 — 10 — 32 — 25 mm.

Obs. 94. — V. G..., 7 ans. Tub. pulm.
M = 10 — 3 — 17 — 20 — 20 — 20 — 20 — 15 — 20 — 12 — 20 mm.

Obs. 95. — G. C..., 6 ans. Pneumonie caséeuse.
M = 10 — 10 — 15 — 20 — 25 mm.

Obs. 96. — M. L..., 8 ans 1/2. Tuberculose pulm.
M = 15 — 25 — 25 mm.

Obs. 97. — B. G..., 9 ans. Tub. pulm.
M = 3 — 2 — 2 — 2 — 2 — 2 — 2 — 2 — 1 — 1 — 1 on passe de la
TB^k à l'ATK 7 — 27 — 26 — 24 — 24 — 32 — 26 — 29. Apparition d'une
pneumonie caséeuse.

Obs. 98. — B. I..., 10 ans. Tub. pulm.
M = 12 — 13 — 15 — 15 — 10 — 10 — 8 — 9 — 18 mm.

Obs. 99. — F. A..., 10 ans. Tub. pulm.
M = 6 — 15 — 16 mm.

Obs. 100. — D. A. ., 12 ans. Tub. pulm.
M = 10 — 10 — 10 — 10 — 12 — 15 — 15 — 16 — 16 mm.

Obs. 101. — M. I..., 8 ans. Polysérosite tub.
M = 12 — 20 — 16 — 11 — 12 — 20 — 25 — 30 — 35 — 45 mm.

Nous voyons donc que dans les cas traités à la tuberculine l'amé-lioration et la guérison coïncident soit avec un état stationnaire, soit avec une diminution de la sensibilité spécifique.

L'aggravation coïncide avec une augmentation plus ou moins irrégulière de la sensibilité spécifique, avec l'apparition d'un état d'anaphylaxie.

Nous pouvons donc interpréter une diminution lente de la sensi-bité à la tuberculine comme un indice secondaire, favorable, qui nous démontre que notre patient supporte bien le traitement. Nous ne la provoquons pas intentionnellement, elle apparaît au cours du traitement, par l'accoutumance de l'organisme à une dose donnée ; pour obtenir la même stimulation, nous devons passer à une dose supérieure.

Nous n'avons aucune raison pour chercher à obtenir l'extinction de la sensibilité spécifique, car c'est un phénomène artificiel, n'impliquant pas la guérison, qui n'est pas conforme à l'évolution naturelle de la maladie, qui modifie peut-être l'équilibre des défenses, spécifiques contre une réinfection.

L'extinction des réactions cutanées au cours d'un traitement, nous le verrons plus loin, est une indication à interrompre celui-ci jusqu'à ce que ces réactions soient redevenues positives, ce qui se produit *toujours* après un temps variable.

Cette courte casuistique démontre aussi *l'immense valeur de l'Intradermoréaction pratiquée en série* d'après la méthode de Combe. Elle permet à chaque moment de mesurer la sensibilité spécifique du patient et de contrôler le traitement, de juger s'il est utile ou nuisible.

V. — Les opinions des Pédiâtres sur la Tuberculinothérapie

Leurs méthodes, leurs résultats

Il ne suffit pas, dit Sahli (S 813), pour juger de la tuberculine, de consulter des statistiques, que l'on peut interpréter de diverses façons. Il faut donner le plus d'importance à l'opinion que s'est formée le médecin après avoir expérimenté sans parti pris cette substance.

L'étude des expériences, faites dans des pays différents, avec des tuberculines, des méthodes diverses, présente le plus grand intérêt pour arriver à juger de la valeur de la Tuberculine en médecine infantile.

Le premier qui l'ait expérimenté systématiquement chez l'Enfant est *Petruschky* (P 699, 700) qui résume en 1897 ses résultats et s'exprime de là façon suivante : « Chez les enfants débiles, scrofuleux, nous avons obtenu après le traitement à la tuberculine un développement corporel tel que nous ne l'aurions jamais cru possible auparavant. » Il emploie l'ATK, conduisant le traitement en progressant extrêmement lentement, à partir de doses initiales très minimes.

Ganghofner (G 344, 345) signale également à la même époque l'influence très favorable de la tuberculine sur les scrofuloses infantiles.

Von Pirquet (P 719 à 726), qui étudie depuis longtemps déjà la tuberculine chez l'enfant, pose les conclusions suivantes : La tuberculinothérapie est particulièrement indiquée dans les processus chroniques. Elle est contre-indiquée dans les affections pulmonaires et dans les cas qui s'accompagnent de manifestations générales intenses. Il recommande de commencer par une injection sous-cutanée de 0,000001 ATK ; quand aucune réaction générale ou fébrile ne s'est produite, il injecte tous les trois jours en augmentant chaque fois de la moitié de la dose précédente, de façon à arriver lentement à 0,001. Si la fièvre dépasse 38°, il reste à la même dose ; si la fièvre se répète à l'injection suivante, il redescend de la moitié de la dose injectée... et ainsi de suite. Il renonce complètement au traitement chez les enfants dont la sensibilité à la tuberculine s'exagère ; chez les autres, il atteint la dose de 0,001 qu'il ne dépasse pas, mais qu'il répète pendant un à deux mois. Les résultats sont favorables dans les cas qui supportent le traitement.

Heubner (H 428, 429, 430, 431) a obtenu d'excellents résultats dans les tuberculoses trachéobronchiques et ganglionnaires. ATK, à doses extrêmement minimes. Progression lente.

Gouraud (G 371) estime que la Tuberculine chez l'enfant peut rendre de grands services, mais les indications de ce traitement y sont sensiblement moins étendues que chez l'adulte. Elle s'adresse surtout aux scrofuleux ganglionnaires, mais aussi aux malades atteints de tuberculose osseuse.

Elle doit être rejetée presque absolument dès qu'il y a localisation pulmonaire. Il n'y a pas de contre-indications d'âge ; on a pu traiter avec succès toute une série de nourrissons. Il estime que la préférence doit être donnée à l'ancienne tuberculine de Koch, suffisamment active. Il ne craint pas d'arriver lentement jusqu'à un centimètre cube de solution pure. Il recommande la cure par étapes, de deux ans, avec séries alternantes de deux à trois mois de traitement et de repos. Résultats bons.

Miller (M 620) ne traite que les sujets apyrétiques. Il fait précéder la cure d'une période de repos absolu avec suraération. Injections sous-cutanées bihebdomadaires (ATK). La méthode lente avec doses minimes (0,0000001-0,000001) lui a donné les meilleurs résultats. Il contrôle le traitement par la température et le pouls inscrits toutes les trois heures. Il déplore qu'il n'existe pas de moyens de contrôle plus sûrs. La détermination de l'index opsonique, l'agglutination, la numération des globules d'Arneth ne lui ont pas donné satisfaction.

Soathoff (S 817) est partisan de la tuberculinisation très prudente.

Schlossmann (S 831) est, en Allemagne, l'apôtre de la méthode de tuberculinisation rapide et intensive qui porte son nom. Il arrive très vite aux doses massives d'ATK, jusqu'à 8 grammes de tuberculine pure, et même dans quelques cas en 30 injections, à 20 grammes. Voici un exemple de sa progression ordinaire : Injections sous-cutanées tous les 3 jours 0,0005 — 0,001 — 0,005 — 0,01 — 0,02 — 0,04 — 0,1 — 0,2 — 0,5 — 1,0 — 2,0 — 4,0 — 8,0.

Il arrive aux conclusions suivantes : 1º La tuberculose de l'enfant est peu sensible vis-à-vis de la Tuberculine ; 2º Les cas particulièrement favorables sont ceux qui n'ont pas de foyer pulmonaire ; 3º Les cas pulmonaires présentent aussi des chances favorables quand le processus est peu étendu et sans tendance à progresser ; 4º La tuberculose pulmonaire progressive est une contre-indication absolue.

Depuis qu'il applique cette méthode, il déclare avoir obtenu des succès brillants dans la tuberculose de la première année, alors qu'auparavant presque sans exception, ses nourrissons tuberculeux succombaient.

Engel et Bauer (E 284, 285) préconisent très vivement la méthode de leur maître Schlossmann. Ils contrôlent le traitement par la détermination dans le sang d'anticorps contre la tuberculine. Leur but est d'atteindre la plus grande production possible de ces anticorps. Ceux-ci n'apparaissent dans le sang qu'à partir du moment où l'on arrive à injecter 0,1 de tuberculine ; ils atteignent leur maximum avec l'injection de deux grammes, dose qu'ils considèrent comme optima à atteindre. Comme la réaction fébrile, d'après eux, joue un rôle important dans la formation des anticorps, ils n'essaient pas de l'éviter. Les résultats qu'ils publient sont excellents.

Cependant les auteurs qui ont expérimenté après eux la méthode de Schlossmann n'ont pas en général enregistré des succès.

O. Aronade (A 34) déclare en avoir obtenu des résultats franchement mauvais. Il attribue à cette tuberculinisation rapide deux cas de morts.

Adolf Fuchs (F 341) n'a traité, d'après Schlossmann, que des cas apyrétiques. Les injections provoquaient en général des élévations de température de 38 à 39° axillaire. Il n'a pas obtenu de résultats favorables, au contraire dans plusieurs cas une aggravation des lésions et parfois une apparition de nouveaux foyers pendant le traitement.

Il préfère de beaucoup la méthode prudente de Sahli qui lui donne des résultats encourageants et le met à l'abri d'accidents imputables au traitement.

Neumann (N 649 à 651) attribue à la méthode de Schlossmann quelques succès chez des enfants porteurs de tuberculoses ganglionnaires trachéobronchiques.

Wolf-Eisner (W 927, 937, 960) démontre théoriquement les dangers de la méthode de Schlossmann et la combat.

Röhmer (R 791, 792) a traité un grand nombre d'enfants par une méthode se rapprochant de celle de Schlossmann, quoique plus prudente. Injections tous les trois jours (ATK). Voici un exemple de sa progression : 0,0002 — 0,0002 — 0,0005 — 0,0005 — 0,001 — 0,0015 — 0,005 — 0,01 et ainsi de suite jusqu'à 1 gr. Il observe souvent des élévations de température de 1 degré et plus. Son travail se termine par cette conclusion bien caractéristique : « Il semble, qu'en opposition aux doses moyennes, les grandes doses de tuberculine ont une *influence défavorable* sur l'état général, *si bien que pour des tentatives ultérieures, je recommanderai l'emploi de doses moyennes ne dépassant pas un maximum de 0,1 ATK.* »

Il a également eu l'occasion d'étudier anatomo-pathologiquement quelques cas de tuberculose de la première année traités par la tuberculine, il y a constaté une tendance à la réparation conjonctive qui n'est pas la règle à cet âge.

Escherich (E 292 à 296) a renoncé entièrement à la tuberculinisation intense. La méthode de Schlossmann lui a donné chez le nourrisson 100 pour 100 de décès.

Par contre, il a obtenu des résultats nettement favorables par la méthode dite « homéopathique ». Injection de doses infimes de NTK, 0,0000005, progressives lentes jusqu'à 0,000002, en évitant toutes réactions manifestes.

Pour lui, l'injection de doses élevées et rapidement progressives est tout spécialement dangereuse chez l'enfant où la tuberculose a la tendance spontanée à la généralisation. Il pose la conclusion suivante : « Si jamais la tuberculine doit prendre une place durable dans le traitement de la tuberculose infantile, ce ne sera que lorsqu'on ne la considérera plus, comme c'est en général le cas, comme un ultimum refugium dans les cas avancés, mais lorsqu'on l'utilisera à des doses *très minimes, très prudentes*, dans des cas latents ou de début, au moment où l'organisme possède encore une réaction suffisante de défense.

Grosz (G 376 *bis*) traite les enfants du Brody Kinderhospital de Budapest depuis 1906 par l'ATK. Il a suivi ses cas pendant plusieurs années, il conclut :

1° L'usage thérapeutique de l'ATK dans les cas appropriés *procure des guérisons durables, se maintenant pendant des années sans récidives.*

2° La tuberculine ne doit être utilisée qu'à des doses tout à fait minimes, commençant par 0,000001 et progressant lentement pour atteindre en 6 à 10 mois 0,5 à 1 gr.

3° Seuls, les cas afébriles avec bon état général sont justiciables du traitement.

4° Les cas pulmonaires sont contre-indiqués lorsqu'il y a de la fièvre ou de la tendance aux hémoptysies.

5° Les résultats sont excellents dans les formes ganglionnaires, pulmonaires des premiers degrés, péritonites tuberculeuses et tuberculoses de la peau.

6° La tuberculine est en médecine infantile un agent thérapeutique d'une immense valeur à condition qu'on l'emploie avec la plus extrême prudence.

F. Torday (T 911 *bis*) a observé d'aussi bons résultats avec l'ATK qu'avec la NTK. Il recommande aussi la tuberculine Béraneck dont le dosage lui semble bien compris. C'est au cours des trai-

téments avec cette dernière tuberculine qu'il a observé la production
la plus intensive d'anticorps dans le sang.

Fuchs et *Neubauer* (F 341) ont obtenu de mauvais résultats par
la méthode de Schlossmann. La méthode prudente d'après les
principes de Sahli leur a procuré souvent des améliorations inespérées.

Rolly (812 *bis*) est un partisan convaincu de l'ATK à doses très
minimes 0,000001 à 0,02. Injections deux fois par semaine avec contrôle par la courbe de température et du poids. Il propose un
dosage, un peu trop schématique à mon avis, et peu pratique, en
4 séries d'ampoules :

```
    I-0,000001  —  0,00001
   II-0,00001   —  0,0001
  III-0,0003    —  0,003
   IV-0,005     —  0,02
```

Il conclut que dans les tuberculoses des ganglions trachéobronchiques et dans les formes pulmonaires débutantes : 1° les lésions
rétrocèdent ; 2° l'appétit s'améliore ; 3° le poids augmente ; 4° la
toux cesse ; 5° les sueurs disparaissent ; 6° l'état général s'améliore.

Hochsinger (H 438) recommande une tuberculinisation très prudente (0,0000001.....) chez des enfants présentant une réaction
cutanée positive sans lésion décelable cliniquement.

Karl John a noté sous l'influence du traitement spécifique des
résultats surprenants dans les cas ganglionnaires et osseux. Il le
croit prophylactique contre une infection pulmonaire ultérieure.
Il donne la préférence aux tuberculines du type bovin (PTO et
ATO).

Rosenbach (R 793, 797) a publié toute une série de tuberculoses
chirurgicales d'enfants guéries par des injections de sa tuberculine
(TR). Lorsque cela est possible, il fait les injections directement dans
le foyer tuberculeux ; en cas contraire dans l'hypoderme.

Il règle son dosage selon la sensibilité du malade, commençant
le plus souvent par 0,2, répétant ses injections de tous les deux
jours à tous les 10 jours, selon les réactions du patient, augmentant
le plus souvent de 0,05 à 0,1 par injection. Quelques-uns de ses
cas sont réellement très probants, ainsi celui (n° 3) d'une fillette de
21 mois, guérie d'une façon en 1 année et demie d'une tuberculose grave du genou.

Il convient cependant de rappeler que Czerny a fait remarquer, il
y a bien longtemps déjà, que les enfants, même très jeunes, atteints
de foyers osseux, se guérissent ordinairement (sans traitement
spécifique).

Bauer (B 90) a vu de bons effets de la tuberculine Rosenbach, à condition qu'on l'utilise à doses très minimes et très prudemment progressives.

Lichtenstein (L 555) confirme, par les cas qu'il présente de tuberculoses chirurgicales d'enfants, les opinions de Rosenbach.

Cuno (C 232) considère la TR dans les formes osseuses comme un facteur très puissant de stimulation des processus naturels de guérison.

Klemperer (K 488) publie quelques observations favorables dans des cas pulmonaires de jeunes gens (TR).

Mais, malgré la plus grande prudence, il n'a pu éviter des réactions fébriles souvent intenses.

Schäfer (S 832) a traité par contre 34 cas de tuberculoses ouvertes avec la TR sans aucun résultat.

Wieland (W 930 *bis*) par le traitement au moyen d'injections sous-cutanées de tuberculine Béraneck et Deny, selon la méthode prudente de Sahli, n'a jamais pu observer d'effets thérapeutiques concluants (alors qu'il a constaté d'une façon certaine l'effet curatif de la tuberculinisation intradermique).

Combe (C 213 et 214), depuis 1906, a utilisé systématiquement la tuberculine chez l'enfant (Béraneck et ATK) amassant un matériel d'étude très riche, dans lequel nous avons abondamment puisé. Il contrôle le traitement par l'intradermoréaction répétée chaque mois. Il est arrivé à la conclusion suivante (1914). « Depuis deux ans, je diminue encore le nombre des cas traités à la tuberculine en limitant son emploi exclusivement à ceux qui nous démontrent par la « Mantoux-immunité » (diminution de l'intensité de l'intradermoréaction) que l'indication était bien posée, et cessant de suite pour ceux qui ont de la « Mantoux-anaphylaxie. » La première catégorie se limite, je crois, exclusivement aux ganglionnaires. Les pulmonaires ne paraissent pas bénéficier du traitement ». Dans les cas favorables, il conduit le traitement de la façon suivante : 1er *mois* : injections tous les trois jours en doublant chaque fois la dose, pour passer dans le mois de 0,1cm³ de solution la plus faible Béraneck, à 1 cm³ de solution H. 2e *mois* : 0,0001 — 0,0002... etc. ATK en continuant ainsi jusqu'à disparition de l'intradermoréaction.

Les résultats, bons dans les formes ganglionnaires, sont franchement mauvais dans les formes pulmonaires.

Delay (D 237), après avoir recherché en 1913 ce que sont devenus les enfants traités par Combe, surtout de 1906 à 1909, pose des conclusions encourageantes pour la tuberculinothérapie.

Fehr (F 308) a expérimenté les tuberculines ATK, NTK, Béraneck, Rosenbach. Il s'exprime de la façon suivante : « J'avoue cependant ne pas pouvoir me prononcer. Il est certain que des cas bénins, sous l'influence de doses très minimes se sont améliorés et ont guéri, mais il est difficile de déterminer ce qui revient à la tuberculine ou aux autres facteurs (nourriture, aération, héliothérapie, etc.), d'autant plus que dans ces cas, nous observons ordinairement ces mêmes bons résultats sans tuberculinothérapie.

Par contre, ce qui est beaucoup plus évident que l'influence des doses minimes, c'est l'effet tout à fait nuisible des hautes doses. A mon avis, ce qui rend difficile de porter un jugement sur la tuberculine, c'est que les cas de tuberculose infantile, sous l'influence d'un traitement indifférent, évoluent de façons très irrégulières, les uns présentent de fortes tendances à la guérison, d'autres sont progressifs, sans qu'on puisse le prévoir à coup sûr.

Bandelier et Rœpke (B 63 et 64) par une tuberculinisation très prudente (ATK) ont obtenu chez les enfants ganglionnaires des résultats d'autant meilleurs que leurs patients étaient plus âgés.

Janowsky (I 458) publie ses bons résultats (ATK) dans la spondylite tuberculeuse de l'enfant.

Wilms (W 929), professeur de chirurgie à Heidelberg, est, ainsi que nous l'avons déjà mentionné, un chaud partisan de la tuberculinothérapie. Il recommande ce traitement qui « permet souvent d'éviter l'intervention du chirurgien dans les tuberculoses dites chirurgicales ».

Bauer (B 81) émet les opinions suivantes : 1° la tuberculose chirurgicale de l'enfant semble un terrain favorable pour la tuberculinothérapie. On ne doit pas négliger cependant le traitement hygiénique, climatique, médicamenteux et général.

2° Considérant que, dans ces cas, on constate presque toujours une hypersensibilité à la tuberculine, il ne peut être question que d'utiliser des doses extrêmement minimes.

Attenhofer (A 42) a étudié de nombreux cas traités par la tuberculine Béraneck (osseux), à laquelle il reconnaît les propriétés suivantes : « Elle est active, inconstante, déconcertante. »

Hamburger (H 384), dans son dernier ouvrage, s'élève vivement contre les méthodes de tuberculinothérapie qui exagèrent la sensibilité à la tuberculine. Pour lui, les cas où cette sensibilité est très intense ou s'exacerbe ne sont pas indiqués pour un traitement spécifique. Il recommande d'éviter absolument de conduire le traitement schématiquement, mais au contraire de se guider d'après les indications fournies par l'intensité des réactions cutanées, qui nous renseignent à chaque instant sur la sensibilité générale du patient. Il emploie l'ATK à des doses variant de 0,000001 à 0,001, cherchant la dose la plus minime avec laquelle on obtient encore une réaction locale. Il répète ses injections tous les 8 ou 14 jours, en s'efforçant de rester dans la limite des doses qui donnent une réaction locale tout juste appréciable. Il n'est pas partisan du traitement chez des enfants chez lesquels, en dehors de réactions cutanées positives, on ne peut poser un diagnostic précis. Le médecin, dans ces cas, ne peut traiter que si on l'exige de lui, il ne doit en aucun cas en faire le premier la proposition.

Brauer (1914, B 90) publie de nouveau toute une série de cas influencés favorablement par la TR.

Klotz (K 486) et tout récemment *Ponndorf* (P 719) publient des succès brillants obtenus dans toutes les formes de la tuberculose par la « vaccination tuberculinique ». Nous reviendrons plus loin sur leurs travaux.

Cette statistique, que nous avons essayé de faire aussi complète que possible, ne contient pas les noms des pédiâtres français les plus connus. La plupart d'entre eux partagent vis à vis de la tuberculine la méfiance du professeur d'Espine (Genève) (D 218 *bis*). « Je n'ai jamais employé de tuberculinothérapie et je me borne à enregistrer les opinions contradictoires qui paraissent sur ce sujet. »

Sans doute, nous trouvons chez les auteurs cités des résultats souvent contradictoires surtout en ce qui concerne les méthodes, mais *nous croyons pouvoir affirmer que les expériences de la majorité des pédiâtres sont favorables et unanimes en ce qui concerne la valeur de la tuberculine, et démontrent qu'en médecine infantile cette substance est un agent thérapeutique de valeur.*

Cependant nous sommes en droit de relever le fait que les résultats favorables publiés concernent les formes de tuberculose infantile les plus bénignes, ces formes qui guérissent spontanément sous l'influence des traitements les plus indifférents (formes ganglionnaires surtout) ; mais quand nous entendons tant de pédiâtres exprimer l'opinion que sous l'influence de la tuberculine la guérison semble être plus rapide et plus solide, que l'effet immédiat de la tuberculine semble influencer favorablement la température, l'appétit, le poids, en un mot l'état général de l'enfant, nous pouvons appuyer sur leurs expériences la conclusion que la tuberculine a une action réellement utile dans les cas de tuberculoses ganglionnaires, osseuses, cutanées et péritonéales, car bien que la tuberculose infantile soit essentiellement capricieuse, ces divers auteurs jugent de la tuberculine d'après leur expérience antérieure de cette maladie.

La tuberculine est utile, mais son emploi est dangereux. Les méthodes de tuberculinisation intensive et rapide doivent, en raison des nombreux accidents qu'elles ont déterminés, être proscrites chez l'enfant. A ce propos presque tous les pédiâtres sont d'accord et nous ne trouvons plus guère que Schlossmann et ses élèves pour défendre encore leur méthode. Les mauvais résultats publiés sont aujourd'hui assez nombreux pour que le médecin renonce à en faire courir le risque à ses patients, en vertu du vieil adage « primum non nocere »... Ce n'est pas que nous nions que Schlossmann n'ait obtenu de beaux succès, mais nous croyons que ceux-ci ne sont pas proportionnels aux risques à courir... Ce n'est que chez le nourrisson que l'on peut, à la rigueur, essayer cette méthode, parce qu'en face d'un pronostic absolument mauvais, il est admissible de risquer le tout pour le tout.

Nous avons, pour le même motif, essayé cette méthode de tuberculinisation intensive dans les cas de méningites tuberculeuses. Nous n'avons jamais observé que la marche de la maladie en ait été aucunement influencée, nous avons au contraire l'impression que dans quelques cas l'exitus en a été accéléré.

Dans la règle, d'après l'opinion de la majorité des auteurs, la *seule méthode de tuberculinothérapie à employer chez l'enfant est la méthode de tuberculinisation prudente et lente,* en débutant avec des doses minimes. Dans la *catégorie des tuberculoses conférant une sensibilité générale minime ou moyenne* à la tuberculine, cette *méthode donne de bons résultats,* à condition qu'on ne *schématise jamais* le traitement, qu'on le conduise chez chaque malade d'une façon strictement individualisée.

Par contre, dans les tuberculoses conférant une sensibilité très forte (surtout formes pulmonaires) tous les auteurs ont obtenu de mauvais résultats ; nous estimons que la *cause en est que presque tous ont méconnu les différences essentielles de la sensibilité spécifique dans les diverses formes de la tuberculose infantile, et ont conduit le traitement chez les pulmonaires comme chez les ganglionnaires ; leurs doses injectées, comparativement à la sensibilité du patient, sont infiniment trop élevées et n'arrivent qu'à produire de l'anaphylaxie.*

Nous avons d'ailleurs constaté que dans les cas à sensibilité très forte, aucune des méthodes prudentes d'injection sous-cutanée ne met à l'abri des accidents. La méthode de Sahli, qui s'applique parfaitement aux ganglionnaires et aux osseux, *ne donne pas de bons résultats chez les enfants très sensibles* (pulmonaires). La tuberculine injectée dans l'hypoderme est résorbée trop rapidement et semble déterminer trop brusquement des phénomènes de foyers défavorables (même en l'absence de réaction fébrile !).

Une autre faute trop souvent commise est celle de vouloir nécessairement progresser, et cela aussi régulièrement que possible. Cette idée est fausse et méconnaît les principes mêmes de la tuberculinothérapie. Celle-ci a pour but principal, par les injections répétées, de déterminer un certain nombre de petites secousses stimulant les facteurs de défense de l'organisme d'une façon un peu différente que celle de la tuberculine produite naturellement au niveau du foyer malade, parce que celle-ci y est produite d'une façon relativement continue à laquelle s'accoutume l'organisme, parce qu'elle reste surtout localisée au niveau de la lésion.

L'injection de tuberculine a pour but de déterminer une réaction de défense suffisamment minime pour ne pas être dangereuse. L'expérience a prouvé que, aussitôt que cette réaction se manifestait par des phénomènes de température, d'inflammation au niveau du foyer malade, etc... en un mot sitôt que l'on obtenait une « réaction manifeste », l'injection comportait du danger pour le malade et déterminait souvent des accidents graves. Sans doute les sujets capables de surmonter une réaction intense en ont parfois été d'autant plus heureusement influencés, mais le *danger que l'on ne peut éviter à coup sûr, condamne, en médecine infantile du moins, une méthode de tuberculinisation avec réactions manifestes.*

Si donc nous avons, pour un sujet donné, déterminé la dose minimale qui provoque encore une réaction de défense de l'organisme (ce qu'on peut vérifier par la réaction cutanée à cette dose) *sans provoquer les réactions manifestes dangereuses, nous avons intérêt à répéter cette même dose aussi longtemps que l'organisme y répond par une réaction spécifique restant de même intensité, aussi longtemps que l'organisme ne s'y est pas habitué par mithridatisme à la tuberculine. Alors seulement l'on est en droit de passer prudemment à une dose un peu plus forte, que l'on répète tant que l'organisme y réagit encore.*

Le principe est donc surtout de connaître la sensibilité de l'organisme à une dose donnée et de ne passer à une dose plus forte qu'au moment où la sensibilité à la dose précédente aura diminué ou disparu.

Il est facile de se rendre compte que de cette façon l'on peut se mettre complètement à l'abri d'accidents, mais pour cela il importe de connaître non seulement la sensibilité générale du patient à la tuberculine, mais sa sensibilité de réaction à chaque dose injectée.

Si, dans quelques cas, la sensibilité spécifique à une dose donnée ne s'atténue pas, on conduira tout simplement le traitement en *répétant régulièrement la même dose,* et l'on se rendra enfin compte que *l'on peut* arriver à la guérison en stimulant la résistance spécifique de l'organisme par l'injection *d'une dose toujours la même,* sans jamais progresser dans le dosage.

Si la sensibilité spécifique s'exagère sous une dose initialement supportée, on redescendra graduellement jusqu'à la dose tolérée que l'on répétera la même jusqu'à ce que l'organisme n'y réagisse plus.

Quand on étudie d'un peu près tous les mauvais résultats publiés, l'on se rend compte que cette erreur a toujours été commise d'injecter des doses progressivement croissantes (souvent très prudemment d'ailleurs...) alors que la sensibilité spécifique restant la même ou s'exagérant, le médecin est arrivé inévitablement à dépasser la dose de tolérance organique et à entrer dans la période dangereuse des réactions manifestes. Sans doute dans les cas peu sensibles à la tuberculine et s'immunisant facilement, cette méthode aveugle de progression plus ou moins régulière donne de bons résultats, mais dès que la sensibilité du sujet est un peu grande et un peu tenace, elle ne conduit plus qu'à des insuccès.

La Tuberculine donc, en médecine infantile, n'a donné de vraiment bons résultats (ou tout au moins des résultats inoffensifs...) que dans les cas conférant une sensibilité spécifique peu prononcée. (surtout dans les formes ganglionnaires).

Dans les cas avec sensibilité intense elle n'a donné que des déceptions parce que l'on a méconnu la connaissance de la sensibilité spécifique du malade, que l'on n'a pas disposé de moyens d'estimer les variations de cette sensibilité, parce qu'on a conduit le traitement d'après l'idée fausse de la progression indispensable des doses, alors qu'au contraire on peut faire un traitement actif et utile en répétant simplement, dans certains cas, la même dose pendant des mois.

La tuberculine n'a donné aux pédiâtres des résultats satisfaisants que dans un nombre limité de cas favorables... parce qu'il n'a pas été suffisamment tenu compte de la sensibilité spécifique des malades, parce que la progression des doses injectées n'a pas été proportionnelle à la sensibilité spécifique du sujet.

Les cas favorables, où, grâce à la faible sensibilité du malade, le traitement a pu être conduit avec succès avec les méthodes ordinaires, permettent d'espérer un succès analogue pour les cas à sensibilité plus forte, lorsqu'on les traitera d'après une méthode plus appropriée.

Nous n'avons pas l'intention d'étendre cette discussion que nous reprendrons plus tard, qu'il suffise de constater que d'une *façon générale,* d'après l'expérience des pédiâtres :

1° La tuberculine employée à des doses très minimes et très lentement progressives a donné des résultats favorables dans les cas de tuberculoses conférant une faible sensibilité à la tuberculine.

2° Elle a donné des résultats franchement défavorables dans les cas conférant à l'organisme une sensibilité intense à la tuberculine. Dans ces cas, le traitement a développé une hypersensibilité à la tuberculine, qui a forcé presque tous les auteurs à renoncer au traitement.

Tous les auteurs, sauf Hamburger, se sont dirigés d'après l'idée classique, mais discutable, de l'augmentation progressive des doses.

3° La tuberculine employée à doses fortes et rapidement progressives a donné des succès indiscutables. Elle a par contre occasionné suffisamment d'accidents, pour que cette méthode soit considérée comme dangereuse et abandonnée définitivement en médecine infantile, en vertu de l'adage toujours vrai... primum non nocere.

4° Les pédiâtres signalent combien le manque d'une méthode de contrôle pratique et sûre rend la tuberculinothérapie difficile chez l'enfant. Cette raison a fait renoncer un grand nombre d'entre eux à utiliser la Tuberculine.

5° L'immense majorité des pédiâtres ont utilisé l'ancienne tuberculine de Koch (ATK). Aucune des nombreuses autres tuberculines essayées n'ont semblé posséder des propriétés essentielles différentes ou conduire à de meilleurs résultats.

6° L'expérimentation de la Tuberculine en Médecine infantile, malgré toutes les restrictions que nous avons faites, a donné *des résultats encourageants ; elle permet de considérer cette substance comme un médicament utile, mais d'un mode d'emploi encore dangereux et difficile.*

Arriver donc à établir un mode d'application de la tuberculine donnant les garanties d'un traitement *spécifique actif* et à *la fois inoffensif*, d'une technique pratique et suffisamment facile pour être mise dans les mains de tout praticien, telle est la solution à trouver pour donner à la Tuberculine la place qu'elle mérite en thérapeutique infantile.

Cette place ne saurait être encore comparée à celle d'un sérum ou d'un vaccin.

Le *but, la raison d'être de la Tuberculose, est son action stimulante sur les défenses générales et spécifiques de l'organisme, permettant à celui-ci de juguler plus vite l'infection tuberculeuse, d'arriver si ce n'est à la « sterilisatio magna » qui semble très problématique, au moins à un état d'équilibre indifférent vis à vis de l'infection tuberculeuse, peut-être à l'état de symbiose protectrice que nous font entrevoir les travaux les plus modernes.*

VI. — L'application de la Tuberculine à la clinique infantile de Lausanne

CASUISTIQUE ET DISCUSSION

Nous nous proposons ici de présenter un certain nombre des cas traités, non pas tant pour en tirer des conclusions sur l'action immédiate de la tuberculine (nous avons déjà démontré la valeur très relative de ces constatations), mais pour étudier d'un peu près les méthodes, les techniques employées. Les conclusions générales sur la valeur du traitement ne peuvent être pour le moment que très subjectives, elles sont moins une preuve qu'une impression. Cette impression prend toute sa valeur, exprimée par un auteur qui a une grande expérience antérieure de la tuberculose infantile non traitée spécifiquement. Les conclusions portées par M. le professeur Combe (citées page 54) sont le meilleur critérium des traitements que nous allons citer.

Obs. 102. — G. Chs..., 7 ans. Hérédité tuberculeuse paternelle. Début de la maladie par de la fièvre le soir, anorexie, toux persistante.

A son entrée à l'hôpital, on constate une pneumonie caséeuse intéressant les deux tiers supérieurs du poumon gauche. Température irrégulière, oscillant entre 36,8 à 38,8. Réaction de Pirquet et de Mantoux fortement positives. Au Röntgen, on constate une forte obscurité des deux tiers supérieurs du poumon gauche, à limite inférieure très nette.

Examen du sang : Hémoglobine 75 0/0. Globules rouges 3.970.000. Globules blancs 18.120. Urine, selles normales.

1er *mois :* Injections de tuberculine Béraneck (0,1), tous les trois jours A/64 — A/32 — A/32 — A/16. Réaction fébrile. A/32 — A/32 — A/32.

Augmentation de poids de 17 kgr. 200 à 18. Hémoglobine 78 0/0.

2e *mois :* On continue en passant selon le même type de A/32 à A/4. Pas de réactions fébriles. Le poids augmente de 200 grammes dans la première semaine, reste ensuite stationnaire. Hémoglobine 82 0/0.

3e *mois :* Objectivement l'enfant va bien. L'examen clinique et le Röntgen révèlent un état pulmonaire analogue à celui d'entrée.

L'intradermoréaction (30 mm.) pratiquée deux fois par mois conserve des dimensions stationnaires.

On cesse le traitement à la tuberculine. L'enfant reste encore 11 mois à l'hôpital. Sa température est physiologique. Son poids augmente régulièrement (à 20 kgr. 500).

Examen du sang : Hémoglobine 87 0/0. Globules rouges 4.360 000. Globules blancs 9 320.

Diminution de la lésion, révélée par l'examen clinique. Au Röntgen une très légère opacité intéressant les deux tiers moyens du poumon gauche. Ne tousse pas.

Epicrise: Il s'agit donc d'un cas de pneumonie caséeuse tuberculeuse avec forte sensibilité à la tuberculine qui semble avoir été influencée favorablement par un traitement très prudent à la tuberculine.

Obs. 103. — P. B..., 3 ans 1/2. Hérédité : 0. Symptômes d'adénopathie trachéobronchique. Au Röntgen : ombres ganglionnaires très nettes. Léger obscurcissement du sommet gauche. Pirquet et Mantoux fortement positifs. Sang : hémoglobine *68* 0/0. Globules rouges 4.110.000. Globules blancs 13.200. Urines et selles sans particularités. Poids 12 kgr. Température normale.

1er *mois:* Injections tous les deux jours de A/64 à 2 E. Aucune réaction fébrile. Excellent état général. Température reste normale. Poids augmente à 13 kgr. 500.

2e *mois:* 2 E. 2 F. 2 G. 2 H. Réaction fébrile. Le poids est monté à 14 kgr. Hémoglobine à 98 0/0. On passe à la tuberculine au même Koch. 0,0001 — 0,0002 — 0,0003 — 0,0004 — 0,0005 — 0,0006 — 0,0007. La température reste normale. Le poids depuis que l'on a commencé la tuberculine Koch diminue de 200 grammes.

3e *mois :* ATK 0,0007 à 0,004. Progression rapide sans aucune réaction de température. Le poids augmente de nouveau à 14 kgr.

4e *mois:* ATK 0,004 à 0,5. Température normale. Etat général parfait. Poids 14 kgr. 700. Sang : Hémoglobine 100 0/0. Globules rouges 5.070.000. Globules blancs 9.800.

L'intradermoréaction de 3 mm. au début du traitement a régulièrement diminué pour devenir complètement négative. J'ai revu l'enfant une année après en parfait état de santé. L'intradermoréaction était positive de 3 mm.

Epicrise: Un cas de tuberculose ganglionnaire apyrétique, avec anémie, influencée *apparemment* très favorablement par la tuberculine. La sensibilité spécifique très faible au début s'est rapidement éteinte, permettant une progression plus rapide des doses. Une année après le traitement, malgré la guérison stable, la sensibilité à la tuberculine était redevenue positive.

Obs. 104. — D. A..., 7 ans. Hérédité chargée. Faible. Tousse. Transpirations nocturnes. Anorexie. On constate une adénopathie trachéobronchique. Au Röntgen : ombres ganglionnaires. Pirquet et Mantoux positifs. Température physiologique. Poids 16 kilogr. Sang : Hémoglobine 85. Glob. rouges 4.030.000. Glob. blancs 28.680.

Traitement de 1 mois, de A 64 à A 2/8. Pas de réaction fébrile. Poids augmente à 17 kilogr. Quitte l'hôpital objectivement dans le même état, subjectivement amélioré; l'intradermoréaction (7 mm.) est restée la même.

Epicrise: un cas d'adénopathie trachéobronchique influencé favorablement par la tuberculine.

Obs. 105. — D. E..., 6 ans. Tuberculose ganglionnaire pure. Hérédité tuberculeuse. A beaucoup maigri depuis quelques mois. Tousse. Mantoux positif : 9 mm. Sang : Hémoglobine 56 0/0. Glob. rouges 2.780.000. Glob. blancs 14.280. Température afébrile.

1er *mois :* Tuberculine A 1/64 à A 5/32. Augmentation de poids de 19 kilogr. à 24 kilogr. Mantoux 8 mm.

2e *mois:* A 5/32 à A 3/8. Poids monte à 25 kilogr. Sang hémoglobine 70 0/0. Glob. rouges 3.470.000. Glob. blanc 7 051. Status objectif le même. Mantoux 7 mm.

Epicrise : un cas d'adénopathie trachéobronchique supportant bien la tuberculine.

Obs. 106. — M. G. 6 ans 1/2. Hérédité = 0. Tub. ganglionnaire pure. Mantoux positif : 6 mm. Bon état de nutrition. Temp. physiologique. Sang : hémoglobine 80 0/0. Glob. rouges 3.640.000. Glob. blancs 13.480.

Traitement de 1 mois par injections de tuberculine tous les 3 jours, pas de réaction fébrile. A 2/64 à A 2/8. Augmentation du poids de 17 à 17.250 kilogr. L'intradermoréaction reste à 6 mm. Status thoracique non modifié.

Epicrise : Adénopathie trachéobronchique supportant la tuberculine.

OBS. 107. — D. A..., 12 ans. Hérédité tuberculeuse. Tousse depuis un mois, tuberculose I du sommet droit, II du sommet gauche. Au Röntgen obscurcissement des deux sommets et ombres ganglionnaires. Poids 27 kilogr. Hémoglobine 70 0/0. Glob. rouges 3.520.000. Glob. blancs 7.720. Pas de fièvre. Pirquet fortement positif. Mantoux 20 mm.

1er *mois* : Tuberculine tous les 3 jours A 1/64 à A 3/16. Parfois réactions fébriles. Poids augmente de 27 à 29.300 kilogr. Mantoux 18 mm.

2e *mois* : A 4/16 — A 5/4. Parfois réactions fébriles. Poids augmente à 31.300 kgr. Tousse moins.

3e *mois* : A 5/4 à A 6/2. Poids 32.500. Mantoux 30 mm. L'état objectif des poumons est le même ; submatité légère des sommets avec expirium prolongé, les râles souscrépitants fins à gauche constatés au début ont disparu. L'enfant ne tousse plus.

Epicrise : En cas de tuberculose pulmonaire I et II ayant supporté la tuberculine et évolué favorablement.

OBS. 108. — Ch. P..., 2 ans. Hérédité = 0. L'enfant est en traitement depuis deux mois pour une paralysie du bras droit (ancienne polyomyélite). Sa température fébrile attire l'attention sur le poumon On constate une tuberculose II du sommet gauche. Pirquet +++. Mantoux 13 mm. Poids 12 kgr. 300.

1er *mois :* Tuberculine A/64 à A/8. Température se régularise et redescend à la normale. Poids augmente à 17 kgr. 600. Mantoux 12 mm.

2e *mois :* A 1/8 à A 2/8. Réactions fébriles ont empêché la progression, on a répété les mêmes doses. Poids 18 kilogr. Sang : Hémoglob. 75 0/0. Glob. rouges 4.510.000. Blancs 14.920. Mantoux a augmenté à 25 mm.

3e *mois :* On répète les mêmes doses que le mois précédent. Température fébrile. Mantoux 28 mm.

4e *mois:* On espace les injections tous les 8 jours. A 18 à 2 A. Réactions fébriles. Mantoux 28 mm.

5e *mois :* 5 A à 2 D. Elévations de température. Poids stationnaire. Hémoglobine 85 0/0. Glob. rouges 4.370.000. Globules blancs 11.720. Mantoux 25 mm.

6e *mois* : L'enfant tousse un peu plus. On constate de nouveaux râles à fines bulles du côté gauche en arrière, on injecte de 2 E à 2 F. Température fébrile à grandes oscillations. Diminution de poids de 500 grammes. Mantoux augmente à 50 mm.

Le Röntgen révèle que depuis le début du traitement l'opacité du sommet gauche a augmenté et intéresse toute la moitié supérieure du poumon.

On cesse la tuberculine.

7e *mois :* La température se régularise peu à peu, mais le poids diminue encore de 112 grammes. Mantoux 40 mm.

8e *mois :* La température devient normale. Le poids reprend de 1 kilogr. Mantoux 35 mm.

9e *mois :* Hémoglobine 70 0/0. Glob. rouges 2.820.000. Blancs 11.400. Le Mantoux a diminué à 20 mm.

Epicrise : Tuberculose pulmonaire influencée défavorablement par la tuberculine, employée avec prudence cependant.

OBS 109. — M. I..., 6 ans. Père et mère tuberculeux. Tousse depuis 3 semaines. Adénopathie trachéobronchique. Poids 17 kilogr. Température afébrile. Sang : Hémoglobine 100 0/0. Globules rouges 4.410.000. Glob. blancs 7.880. Pirquet et Mantoux (20 mm.) positifs.

1er *mois :* Tuberculine A/64 à 2/A. Poids 18.200 kilogr. Pas de réaction fébrile. Mantoux le même.

2e *mois :* 2 B à 6 H. Ne tousse plus. Poids 18.000. Pas de réaction fébrile. Mantoux 15 mm,

3e *mois :* 8 H à 0,0006 ATK. Va bien. 19 kilogr. Température normale. Hémoglobine 90 0/0. Globules rouges 3.910.000. Blancs 8.200. Status le même.

Epicrise : Adénopathie trachéobronchique supportant une tuberculinisation rapide et évoluant favorablement.

Obs. 110. — I. A..., 8 ans. Hérédité = 0. Tousse depuis 3 ans, transpire la nuit. Poids 25,8 kilogr. Tuberculose I du sommet gauche. Pirquet +++. Mantoux 45 mm.

Sang : Hémoglobine 95 0/0. Globules rouges 4.420.000. Glob. blancs 5.640. Température afébrile.

1er *mois :* Injections tous les 4 jours. A/64 à 2 C. Température normale. Poids stationnaire. Mantoux le même.

2e *mois :* 2 D à 6 H. Poids 27. Sang H = 85 0/0. Glob. rouges 4.500.000. Glob. blancs 8.529. Mantoux le même.

3e *mois :* ATK 0,0001 à 0,002. Poids 27,250.

Sang : H = 80 0/0. Glob. rouges 4.360.000. Blancs, 8.520. Mantoux 40 mm.

4e *mois :* ATK 0,003 à 0,009. Diminution de poids à 27 kilogr. Mantoux 40 mm. Aucune réaction fébrile.

5e *mois :* ATK 0,1 à 0,6. Poids monte à 27 kgr. 100. Quitte l'hôpital très amélioré, l'opacité du sommet au Röntgen est beaucoup moins prononcée, les ombres ganglionnaires sont les mêmes. Le Mantoux est de 40 mm.

Epicrise : Un cas de début de tuberculose pulmonaire semblant influencé favorablement par la tuberculine.

Obs. 111. — D. Chs..., 7 ans. Hérédité = 0. Grippe il y a 5 mois. Depuis a continuellement toussé, pas d'appétit, sueurs nocturnes, a beaucoup maigri. L'examen clinique révèle une Adénopathie trachéopathique et infiltration à son début du sommet droit. Au Röntgen ombres ganglionnaires très intenses et légère obscurité du sommet droit. Poids 16.500. Pirquet négatif. Mantoux positif 7 mm. Température à oscillations de 6/10 à 1 degré, ne dépassant pas 37°.

Sang : Hémoglobine 88 0/0. Glob. rouges 3.620.000, globules blancs 9.480. Tousse, surtout le matin.

1er *mois :* Observation, reste au lit, thérapeutique indifférente. Poids stationnaire. Sang : idem. Mantoux 7 mm. Type de température conserve ses grandes oscillations. Tousse.

2o *mois :* Tuberculine à A 2/64. Mantoux A 2/32, A 2/8, A 2/4. Mantoux... Température la même. Poids augmente de 500 grammes. Examen du sang donne les mêmes chiffres. Ne tousse presque plus. Mantoux 7 mm.

3e *mois :* A 2/2 — 2 A — Mantoux 3 B, 2 C, 2 D. Mantoux 2 E. La Température tend à prendre un type à petites oscillations régulières. Augmentation de poids de 100 grammes. Sang : hémoglobine 90 0/0. Glob. rouges : 4.500.000. Glob. blancs 10.440. Mantoux 5 mm. Ne tousse pas.

4e *mois :* 2 E. 2 F. 2 G. 2 H. Mantoux 4 H. Température très régulière à petites oscillations. Poids 18 kilogr. Mantoux 3 mm. Va très bien, ne tousse pas.

5e *mois :* Mantoux — 4 H. On passe à la tuberculine Koch 0,0001 — 0,0002 — 0,0003 — 0.0004. Température reste la même. Poids : 18 kilogr. Sang idem comme le mois précédent. Mantoux 2 mm.

6e *mois :* On cesse la tuberculine. Subjectivement l'enfant est guéri. Objectivement les signes physiques et images au Röntgen sont les mêmes. Mantoux 2 mm.

Epicrise : Adénopathie trachéobronchique avec tuberculose I du sommet droit semblant influencée favorablement par la tuberculine.

Obs. 112. — B..., Ed. 8 ans. Hérédité = 0. Tousse depuis 8 mois. Pas d'appétit Diagnostic : Adénopathie trachéobronchique. Confirmé par le Röntgen. Mantoux 9 mm. Pirquet +. Poids 25 kilogr. Température afébrile à petites oscillations. Tousse un peu. Sang : Hémoglobine 75 0/0. Glob. rouges 4.230.000. Glob. blancs 21.000.

1er *mois :* Tuberculine A 64 — A 32 — A 16 — A 18 — A 4 — A 2. Mantoux A 13. La température reste afébrile, mais à oscillations beaucoup plus grandes, 6/10 à 9/10. Le poids augmente à 25.500. Le Mantoux a augmenté à 35 mm. Sang : Hémoglobine 90 0/0. Glob. rouges 4.350.000. Glob. blanc 9.640. Toux persiste.

2e *mois :* B — C — D — E — Mantoux — F — G — H — Mantoux — 2 H. Température physiologique. Poids stationnaire. Tousse toujours. Mantoux : 20 mm. Sang : Hémoglobine 76 0/0. Glob. rouges 4.560.000. Glob. blancs 8580.

3e *mois :* 3 H — 4 H. — 8 H. — ATK 0,0001 — 0,0002 — Mantoux — 0.0003 — 0,0005 — 0,0006. La température a repris son type primitif à petites oscillations régulières s'appuyant sur 36,8.
Le poids diminue de 500 gr. Mantoux augmente à 32 mm. Tousse toujours.

4e *mois :* 0,0007 — 0,0008 — Mantoux — 0,0009 — 0,001 — 0,002 — 0,003 — 0,004 — 0,005.
Température normale. Poids augmente de 1 kilogr. Mantoux diminue à 15 mm. Toux moins fréquente.

5e *mois :* 0,006 — 0,007 — Mantoux — 0,008 — 0,009 — 0,01.
Le poids augmente encore de 650 grammes. La température reste normale. Ne tousse plus.
Sang : Hémoglobine 75 0/0. Globules rouges : 3.650.000. Glob. blancs 7.720. Mantoux 15 mm.
Quitte l'hôpital subjectivement guéri. Le status local (et Röntgen) révèle les mêmes lésions.

Epicrise : Adénopathie ayant bien supporté la tuberculine et semblant en avoir tiré profit.

Obs. 113. — G. E..., 5 ans. Hérédité = 0. Tousse depuis une année, maladive, vite fatiguée et oppressée.
Adénopathie trachéobronchique. Ombres ganglionnaires très fortes au Röntgen. Pirquet positif. Mantoux 17 mm. Poids 15.500 kilogr. Température fébrile à oscillations de 1 à 1 degré 1/2 s'appuyant sur 39°.
Sang : Hémoglobine 80 0/0. Glob. rouges 44.000.000. Blancs 6.120. Tousse.

1er *mois :* Tuberculine A 64 — A 32. Réaction fébrile intense (39,4 et 39,8°). On cesse les injections 14 jours, la température reprend son type précédent fébrile à grandes oscillations régulières. On reprend la tuberculine A 64 — A 32 — A 16. La température se régularise, ne dépassant plus 37°. Poids augmente à 16.200 kilogr. Mantoux 18 mm. Appétit meilleur. Toux moindre.

2e *mois :* A 16 — A 8 — A 4 — A 2 — A. Réaction, fébrile (39°) A 8, réaction fébrile A 32 — A 16. Mantoux. Poids 17,600 kilogr. Sang : Hémoglob. 80 0/0. Glob. rouges 3.863.000. Glob. blancs 7.240. Ne tousse plus. Mantoux 18 mm.

3e *mois :* A 8 — Réaction fébrile A 16 — A 16 — A 8 — A 8 — A 4 — A 2 — 2 A. Mantoux.
Température afébrile, régulière. Poids 17,700 kilogr. Mantoux 17 mm. Sang : Hémoglob. 80 0/0. Glob. rouges 3.800.000. Glob. blancs 7.200. Quitte l'hôpital, bon état général, ne tousse plus. Les ombres ganglionnaires sont les mêmes au Röntgen.

Epicrise : Adénopathie avec sensibilité assez grande à la tuberculine semblant s'être rapidement améliorée sous l'influence du traitement tuberculinique.

Obs. 114. — P. R..., 3 ans. Hérédité tuberculeuse. Depuis 1 mois fièvre et anorexie.
Adénopathie trachéobronchique (confirmation par le Röntgen). Poids 11.700 kilogr. Sang : Hémoglobine 65 0/0. Globules rouges 4.500.000. Blancs :

Dr JEANNERET. — La Tuberculose de l'Enfant.   5

5.160. Mantoux 20 mm. Pirquet positif. La température fébrile prend après quelques jours d'observation un type physiologique.

1er *mois* : Tuberculine A 64 — A 32 — A 16 — A 3 — A 4. Mantoux — A 2 — 2 A. Température afébrile. Poids 12.500. Mantoux 12 mm.

2e *mois* : 2 C — 2 D — 2 E — Mantoux — 2 F — 2 G — 2 H — 4 H — 6 H. Température afébrile. Poids 13 kilogr.

Sang : Hémoglobine 70 0/0. Glob. rouges 3.780.000. Glob. blancs 7.200. Mantoux 12 mm.

3e *mois* : 8 H — ATK 0,0001 — 0,0002 — 0,0003 — 0,0004 — 0,0005 — 0,0006 — 0,0007.

La température prend un type à grandes oscillations de 1 à 1 degré 1/2, s'appuie sur 37,5, parfois réactions fébriles après les injections.

Poids stationnaire. Sang : Hémoglobine : 67 0/0. Glob. rouges 4.110.000 Glob. blancs : 4.680.

Mantoux : 10 mm.

Va bien. Status local le même. Ne tousse plus.

Epicrise : Adénopathie trachéobronchique ayant évolué favorablement. Tuberculinisation prudente, assez rapide.

OBS. 115. — D. L. 6 ans 1/2. Hérédité tuberculeuse. Toux et fièvre depuis quelques mois. Adénopathie trachéobronchique et pleurésie exsudative de la base droite. Mantoux : 1 mm. Bon état général. Poids 20 kilogr. Température à oscillations de 0,6 à 1 degré ne dépassant pas 37. Tousse.

1er *mois* : Tuberculine. A/64 — A/32 — A/16 — A/8 — A/4 — A/2 Mantoux. A/13 — C.

Va très bien. Poids 22 kgr. Température à oscillations plus petites, afébriles. Sang : Hémoglobine : 90 0/0 Globules rouges 4.120.000. Globules blancs 8.200. Exsudat est entièrement résorbé à la fin du mois. Mantoux 1 mm.

2e *mois* : E — F — G — Mantoux — G — H — 4 H — 6 — H — 8 H — 10 H.

Température régulière à petites oscillations de 0,3 à 0,4. Poids stationnaire. Ne tousse pas, l'exsudat est complètement disparu. Signes ganglionnaires les mêmes. Mantoux : 1 mm. Sang : Hémoglobine 90 0/0. Globules rouges 4.100.000. Globules blancs : 7.560.

Epicrise : Adénopathie trachéobronchique et pleurésie exsudative cliniquement guéries concurremment au traitement tuberculinique.

OBS. 116. — M. J..., 6 ans 1/2. Père tuberculeux. Grand'mère paternelle morte de tuberculose. Mère tuberculeuse.

Tousse, transpire la nuit, expectore depuis environ une année.

Tuberculose du sommet gauche I, adénopathie trachéobronchique, diagnostic confirmé par le Röntgen, poids 17 kgr. Température afébrile. Sang : Hémoglobine 85 0/0. Globules rouges : 3.790.000. Globules blancs 6.920. Mantoux, 50 mm.

1er *mois* : Tuberculine A/64 — A/32 — A/16 — A/8 Mantoux. A/4 — A/2 2/A. Poids 18 kgr. Va bien. Tousse moins. Mantoux 50 mm.

2e *mois* : 2 B — 2 C — Mantoux — 2 D — 2 E — 2 F — 2 G — Mantoux 2 H — 3 H — 4 H.

Température régulière. Poids 19 kilogr. Tousse très peu. Sang : hémoglobine 85 0/0. Glob. rouges 3.400.000. Glob. blancs 5.480. Mantoux : 15 mm.

3e *mois* : 6 H — 8 H — Mantoux — ATK 0,0002 — 0,0003 — 0,0004 — 0,0005 — 0,0006. Mantoux — 0,0007.

Température physiologique. Poids stationnaire. Mantoux 10 mm.

4e *mois* : 0,0008 — 0,0009 — 0,001 — 0,002 — 0,003 — Mantoux 0,004 — 0,005 — 0,006 — 0,007.

Poids stationnaire. Aucune perturbation de la température (1 angine pultacée avec 1 jour de fièvre).

5e *mois* : 0,008 — 0,009 — Mantoux — 0,01 — 0,02 — 0,03 — Mantoux — 0,04 — 0,05.

Température physiologique. Poids stationnaire. Sang : hémoglobine 85 0/0. Glob. rouges 3.712.000. Glob. blancs 8.840. Ne tousse plus. Mantoux passe à 10 mm., puis à 5 mm.

6e *mois :* 0,06 — 0,07 — 0,08 — 0,09. Mantoux 0,09 — 01. Mantoux.

Température physiologique. Poids 19.200. Ne tousse pas. Cliniquement guérie. Mantoux 1 mm. (presque imperceptible). (J'ai revu l'enfant 1 mois plus tard en excellent état de santé, Mantoux positif 10 mm.)

Epicrise : Tuberculose pulm. I paraissant avoir subi une influence très favorable d'une cure forte à la tuberculine.

Obs. 117. — M. M..., 5 Ans. Hérédité : mère morte de tuberculose pulmonaire. Tousse depuis 1 mois environ.

Adénopathie trachéobronchique Exsudat pleurétique à la base gauche.

Sang : hémoglobine 60 0/0. Glob. rouges 3.340.000. Glob. blancs 12.040. Température à oscillations de 0,5 à 1° ne dépassant pas 37,5.

Pirquet +|+. Mantoux 18 mm.

1er *mois :* Tuberculine 2 A 64 — 2 A 32 — 2 A 8 — 2 A 4 — 2 A 2. Température se régularise, oscillations plus petites. Augmentation de poids de 2 kgr. 800. L'exsudat a presque complètement disparu. Ne tousse plus. Mantoux 11 mm.

Sang : Hémoglobine = 70 0/0. Glob. rouges 3.420 000. Glob. blancs 13.000.

2e *mois :* 2 A — 2 B — 2 C — 2 D — 2 E — 2 F — 2 H. Contracte la coqueluche. Poids stationnaire. Le Mantoux augmente à 20 mm. Température afébrile. On continue la tuberculine.

3e *mois :* 2 G — 2 H — 2 H — 4 H.

L'enfant est dans un excellent état général, sa température a un type tout à fait régulier à petites oscillations, s'appuyant sur 37. Augmentation de poids de 700 grammes.

Sang : hémoglobine 75 0/0. Glob. rouges 4.790.000. Glob. blancs 10.120. Ne tousse plus. Plus trace d'exsudat. Les ombres ganglionnaires au Röntgen sont les mêmes.

Mantoux : 9 mm.

Epicrise : Adénopathie trachéobronchique et pleurésie exsudative rapidement améliorées concurremment à une thérapie tuberculinique.

Obs. 118. — S. G..., 2 ans 1/2. Hérédité tuberculeuse paternelle et maternelle. Tousse depuis 1 mois, pas d'appétit, troubles gastro-intestinaux.

Examen clinique : Tuberculose I des deux sommets. Poids 8 kilogr. Sang : hémoglobine 55 0/0. Glob. rouges 4.120.000. Glob. blancs 7.880. Température à grandes oscillations de 1 à 2 degrés s'appuyant sur 37,5.

Mantoux 20 mm. Pirquet +|+.

1) 15 jours d'observation indifférente. La température conserve le même type.

2) Tuberculine A 64 — A 32 — A 16 — A 8 (tous les 4 jours).

Le *poids diminue de 1 kilogr.* Le *Mantoux augmente à 32 mm.* Aucune réaction fébrile, la température conserve son même type.

Devant cette aggravation imputable au traitement, on cesse la tuberculine.

L'enfant reste encore 2 mois dans le service, s'affaiblissant lentement. Le Mantoux reste entre 30-35 mm. Dans les derniers jours signes de méningite (Mantoux négatif). Exitus.

Autopsie : Cavernules tuberculeuses dans les deux sommets. Glandes trachéobronchiques caséifiées. Tuberculose miliaire généralisée. Méningite tuberculeuse.

Epicrise : Tuberculose pulmonaire grave, influencée défavorablement par la tuberculine. (Perte de poids très rapide, 1/5 du poids total en un mois). A noter que la température n'a donné aucune indication sur l'intolérance du traitement. Le Mantoux augmentant d'intensité a attiré le premier l'attention.

Osb. 119. — V. B..., 13 ans. Hérédité : père tuberculeux. Tousse depuis quelques mois.

Examen clinique: Tuberculose I du sommet droit, confirmée par le Röntgen.
Poids : 49.200.

Sang : Hémoglobine 80 0/0. Glob. rouges 4.770.000. Glob. blancs : 6.920. Température afébrile.

Pirquet +|+|+. Mantoux 40 mm.

On commence la tuberculine Béraneck tous les 4 jours. A 64 — A 32 — A 16 — A 8. La température reste normale mais l'enfant perd très rapidement de poids, 1 kilogr. en 10 jours de traitement. Le Mantoux augmente rapidement à 60 mm, puis à 70 mm., très douloureux. On cesse la tuberculine. De suite le poids reprend progressivement. L'enfant est resté encore 5 mois à l'hôpital. Son poids à la sortie est de 51 kilogr. Le Mantoux reste de 60 mm. Sang : hémoglobine : 90 0/0. Ne tousse pas, bon état général. L'examen clinique ne révèle pas de changement appréciable de l'état des lésions. Part pour un sanatorium de montagne.

Epicrise : Tuberculose pulmonaire aggravée par la tuberculine, bien que le traitement ait été conduit sans réaction fébrile quelconque. La chute du poids et l'augmentation du Mantoux ont été les premiers signes d'alarmes, permettant de cesser le traitement à temps.

Obs. 120. — M. M..., 3 ans. Hérédité = 0. Enfant envoyé pour rachitisme, (sueurs profuses). On constate une Adénopathie trachéobronchique très prononcée, ombres ganglionnaires très fortes au Röntgen. Poids : 8 kilogr. Température normale. Mantoux 6 mm. Pirquet +. Sang : Hémoglobine 90 0/0. Glob. blancs 9.140. Glob. rouges 4.880.000.

1er *mois :* Traitement phosphoré. Poids reste le même.

2e *mois :* Poids stationnaire.

3e *mois :* Poids stationnaire.

4e *mois :* Poids stationnaire.

5e *mois :* Augmentation à 9 kilogr.

6e *mois :* Augmentation de poids à 10,500.

7e *mois :* L'enfant objectivement est en bonne santé. Comme les signes ganglionnaires sont très prononcés, on décide le traitement à la tuberculine Béraneck, avec progression rapide. Le sang a 85 0/0 d'hémoglobine. Glob. rouges 3.580.000. Glob. blancs 9.620. Mantoux toujours de 6 mm. 2 A 64, sous les 3 jours, à 2 B en continuant le phosphore. Le poids reste stationnaire.

8e *mois :* 2 C à 10 H. Poids augmente de 200 gr. Sang : Hémoglobine 90 0/0. Glob. rouges 4.880 000. Glob. blancs 9.140. Le Mantoux négatif une fois, est ensuite de 2 mm.

9e *mois :* ATK. 0,0002 à 0,02. Aucune réaction fébrile. Augmentation de poids de 600 gr. Sang : Hémoglobine 95 0/0. Glob. rouges 4.480.000. Glob. blancs 4.200.

10e *mois :* 0,02 — 0,1. Poids augmente encore de 100 gr. Arrivé à 0,1 on cesse la tuberculine. L'enfant va bien, température physiologique.

Le status clinique, le Röntgen ne révélait pas de changement dans l'état local. Le Mantoux est à peine visible (0 à 1 mm.). Le rachitisme est très amélioré, l'enfant quitte le service en excellent état général.

Epicrise : Adénopathie trachéobronchique ayant réagi très favorablement à la tuberculine.

Obs. 121. — L. E..., 5 ans. Hérédité = 0. Tousse depuis plus d'une année, transpire la nuit, maigrit.

Examen clinique : Tuberculose I du sommet droit. Sang : Hémoglobine 60 0/0. Glob. rouges 5.510.000. Glob. blancs 8 840.

Poids 15 kilogr. Pirquet +|+. Mantoux 15 mm. Température à oscillations irrégulières de 0,5 à 1,5 degré, ne dépassant pas 37,5.

1er *mois :* tuberculine tous les 3 jours de A 128 à A 64. Poids augmente de 1 kgr. 500.

2e *mois :* 2 A 64 à 5 A 32. Poids augmente de 500 gr. Température se régularise. Tousse moins.

Sang : Hémoglobine 80 0/0. Glob. rouges 3.780.000. Glob. blancs 10.920. Mantoux 12 mm.

3e *mois :* 5 A 32 à 5 A 4. Chute de poids de 1 kilogr. Mantoux 16 mm.

4e *mois :* 4 A 2 à 8 C. Température à oscillations régulières. Poids stationnaire. L'état pulmonaire est le même. Mantoux 15 mm.

5e *mois :* 4 C à 4 C (injections tous les 3 jours). On n'avance pas. La température a repris des oscillations irrégulières. Le poids reste stationnaire. Mantoux : 7 mm.

6e *mois :* 4 C à 8 C. Température à oscillations plus régulières. Augmentation de poids de 800 gr. Ne tousse presque plus. Mantoux : 4 mm.

7e *mois :* (8 jours seulement) 8 1 à 3 E. Chute de poids de 200 gr. Etat général excellent. Ne tousse presque plus. Status pulmonaire le même. Mantoux de 4 mm.

Epicrise : Tuberculose pulmonaire I ayant supporté la tuberculine.

Obs. 122. — C. E..., 8 ans (obs. antérieure à l'introduction de l'intradermoréaction dans le service. Hérédité : père tuberculeux. Depuis une année toux, surtout nocturne, enrouement, anorexie, maux de tête, transpirations nocturnes, amaigrissement.

Examen clinique : Adénopathie trachéobronchique typique, confirmée par le Röntgen. Poids : 23 kilogr. Température normale.

Sang : Hémoglobine 83 0/0. Glob. rouges 4.010.000. Glob. blancs 8.840. Oculoréaction très fortement positive. Tousse très peu.

1er *mois :* Tuberculine Béraneck tous les 3 jours A 64 à 5 A 64. Pas de réactions fébriles. Diminution de poids de 500 gr.

2e *mois :* 6 A 64 à 4 A 32. Température normale. Augmentation de poids de 2 kgr. 750. Prend appétit. Ne tousse plus.

La feuille de malade, en date du 27 mai 1908, porte ces mots : « Les signes de d'Espine I et II (positifs à l'entrée) sont devenus négatifs ».

3e *mois :* S A 32 à 5 A 32. Le poids stationnaire et une réaction fébrile à 38°2 ont empêché de monter. A la fin du mois, le poids a diminué de 500 gr.

4e *mois :* 6 A 32 à 2 A 16. Va bien. Ne tousse plus. Signes de d'Espine I et II négatifs.

Epicrise : Adénopathie trachéobronchique influencée favorablement par le traitement spécifique. C'est le seul cas où nous trouvons une régression nette de la lésion clinique.

Obs. 123. — D. A..., 9 ans. Hérédité = 0. Tousse depuis quelques mois, chétif.

Examen clinique : Tuberculose II du sommet gauche.

Sang : hémoglobine 80 0/0. Glob. rouges 3.825. Glob. blancs 9.000. Poids 22 kgr. 500. Température afébrile. Bacilles de Koch dans l'expectoration. Ophtalmoréaction = +++. Mantoux +.

1er *mois :* Tuberculine Béraneck tous les trois jours A 64 à 5 A 64. Aucune réaction de température. Le poids augmente de 2 kilos.

2e *mois :* 6 A 64 à 3 A 16. Poids stationnaire.

3e *mois :* 3 A 16 à 2 A 8. Poids stationnaire. Température normale. Etat général excellent, tousse toujours.

4e *mois :* 2 A 8 à 5 A 8. Diminution de poids de 200 gr.

5e *mois :* 5 A 8 à 4 A 4. Augmentation de poids de 1 kgr. 700.

6e *mois :* 4 A 8 à 3 A 2. Diminution de poids de 500 gr. Tousse toujours.

7e *mois :* 3 A 2 à 4 A. Poids stationnaire. Part pour la montagne. L'état de la lésion ne s'est pas modifié d'une façon appréciable. Tousse toujours.

Epicrise : Tuberculose pulmonaire II semblant au début avoir été influencée favorablement par la tuberculine, puis ensuite l'ayant supportée sans effet appréciable.

Obs. 124. — C. L..., 5 ans. Hérédité = 0. Enfant idiot (muet), tousse depuis longtemps un peu.

Examen clinique : Adénopathie trachéobronchique.

Sang : Hémoglobine 85 0/0. Glob. rouges 3.970.000. Glob. blancs 13.320. Mantoux 20 mm. Température à oscillations irrégulières non fébrile. Traitement à la tuberculine de 1 mois et 10 jours, rapide. Injections tous les trois jours de A 64 à 2 D. La température a pris très rapidement un type très régulier à très petites oscillations s'appuyant sur 37. Poids est resté le même. Sang : hémoglobine 85 0/0. Glob. rouges 3.240.000. Glob. blancs 11.080. Mantoux passe à 15-10 et 6 mm. Les reperta cliniques sont les mêmes.

Epicrise : Adénopathie ayant supporté la tuberculine avec diminution rapide de la sensibilité spécifique.

Obs. 125. — P. M..., 15 mois. Hérédité tuberculeuse. Depuis 3 mois maigrit et perd l'appétit.

Examen clinique : Adénopathie trachéobronchique. Poids 6 kilos.

Sang : Hémoglobine 55 0/0. Glob. rouges 2.570.000. Blancs 10.280. Température à oscillations irrégulières de 1 à 1°5, dont le maxima ne dépasse pas 37,8. Mantoux : 10 mm. Pirquet +.

1er *mois* : Tuberculine A 64 à 7 A 64. Pas de réaction fébrile. Poids stationnaire. Mantoux diminue à 5 mm., puis 3 mm.

2e *mois* : 8 A 64 à 3 A 128. Poids augmente de 200 gr. On revient un peu en arrière avec la tuberculine ensuite de plusieurs réactions fébriles de 38°. Le Mantoux a augmenté à 5 mm.

3e *mois* : 4 A 128 — 4 A 128. On ne progresse pas, 6 à 7 fois des réactions fébriles. Le poids est stationnaire. L'enfant tousse beaucoup. Mantoux : 3 mm., puis 3 mm. et 5 mm.

4e *mois* : 4 A 128 à 5 A 16. Température ne dépassant pas 37°5. Poids stationnaire. Tousse moins. Mantoux 5 mm., 3 mm., puis négatif.

5e *mois* : 5 A 16 à 4 A 4. Mêmes types de température. Augmentation de poids de 200 gr. Tousse encore un peu. Quitte le service en bon état général. Les ombres ganglionnaires de Röntgen sont les mêmes.

Epicrise : Adénopathie trachéobronchique ayant supporté la tuberculine, améliorée.

Obs. 126. — G. S..., 2 ans. Hérédité tuberculeuse.

Examen clinique : Adénites cervicales. Adénopathie trachéobronchique. Depuis une année tousse toujours un peu, surtout le matin. Appétit capricieux. Pirquet et Mantoux +. Poids 9 kilos.

Traitement à la tuberculine (A 64 — A 4) de 1 mois. Aucune réaction fébrile. Augmentation de poids de 1 kilog. Va bien, ne tousse plus. Les ombres ganglionnaires sont les mêmes au Röntgen.

Epicrise : Adénopathie trachéobronchique semblant avoir réagi favorablement à la tuberculine.

Obs. 127. — R. R..., 7 ans. Hérédité : père tuberculeux. Tousse depuis l'âge de 5 ans. Appétit capricieux. Reperta cliniques : Adénopathie trachéobronchique. Température normale. Poids 20 kgr. 700.

Sang . Hémoglobine 80. Glob. rouges 4.990.000, Glob. blancs 13.160. Mantoux : 7 mm.

1er *mois* : Tuberculine A 64 à 2 A 8. Augmentation de poids de 300 gr. Aucune réaction fébrile. Ne tousse presque plus. Mantoux : 7 mm.

2e *mois* : 2 A 8 à 2 A 4. Quitte le service en excellent état général. Poids : 21.200 kilogr.

Sang : Hémoglobine 90 0/0. Glob. rouges 4.990.000. Glob. blancs 10.600.

Status clinique le même. Ne tousse plus. Mantoux : 7 mm.

Obs. 128. — V. G..., 11 ans. Hérédité : mère tuberculeuse. Tousse depuis 4 à 5 mois, surtout le soir. Douleurs thoraciques. Dyspnée d'effort. Transpirations faciles. Anémie.

Examen clinique : Tuberculose II du sommet gauche. Au Röntgen une opacité très marquée intéressant les 2/3 supérieurs de tout le poumon gauche. Poids : 34 kilogr.

Sang : Hémoglobine 95 0/0. Glob. rouges. 2.000.000 Glob. blancs 6.600. Température afébrile. Pirquet +. Mantoux : 15 mm.

1er *mois :* Tuberculine Béraneck : A 64 à 3 A 16   Augmentation de poids de 4 kilogr. Mantoux diminue à 4 mm.

Sang : Hémoglobine 85 0/0. Glob. rouges 4.050.000. Glob. blancs 9.160.

2e *mois :* 4 A 16 à 6 A 4. Température normale. Augmentation de poids de 3 kilogr. A la fin du mois le Mantoux très petit, de 4 mm. au milieu du mois, augmente de diamètre, atteint 15 mm. La température jusqu'alors physiologique prend des oscillations plus prononcées, sans dépasser 37°.

3e *mois :* L'augmentation du Mantoux étant le seul signe un peu inquiétant, vu la très grosse augmentation de poids du mois précédent, on continue la tuberculine 3 A 2 à 3 A 16 (en revenant en arrière). Le poids diminue rapidement (200 gr. en 10 jours). La température présente des oscillations fébriles. Le Mantoux de 15 mm. passe à 20 puis 24 mm. On cesse la tuberculine.

Epicrise : Tuberculose pulmonaire semblant au début avoir bien réagi à la la tuberculine, puis en ayant subi une aggravation.

Obs. 129. — M. S..., 5 ans 1/2. Héridité = 0.

Examen clinique : Adénopathie trachéobronchique. Température fébrile à oscillations entre 37,5 et 38,5. Poids 16 kgr. 100. Sang : Hémoglobine 90 0/0. Glob. rouges. 4.530.000. Glob. blancs 9.160. Mantoux : 12 mm. Traitement de 1 mois ; de A 64 à A 8. Température revient rapidement à un type physiologique régulier. Poids augmente de 900 gr. Va très bien. Le Mantoux est de 10 mm. Status le même au Röntgen.

Epicrise : Adénopathie trachéobronchique ayant bien supporté la tuberculine.

Obs. 130. — K. L..., 4 ans, Hérédité = 0.

Examen clinique : Adénopathie trachéobronchique. Poids : 16.300 kilogr. Sang : Hémoglobine 100 0/0. Glob. rouges 3.895.000. Glob. blancs 7.720. Température (observation de 20 jours sans traitement) présente souvent des oscillations vespérales de 38 à 38° 2. Pirquet +. Mantoux : 20 mm. Traitement de 1 mois, de A 256 à 3 A 32, en injectant tous les 3 jours. Etat général excellent. La température a pris un type extrêmement régulier, afébrile. Le poids a augmenté de 700 gr. Le Mantoux a diminué de 13 mm. puis 11, 10 mm. Examen du sang : mêmes chiffres qu'au début. Quitte l'hôpital en excellent état général.

Epicrise : Adénopathie ayant bien supporté la tuberculine.

Obs. 131. — C. Y..., 5 ans. Hérédité = 0. Depuis 8 mois : fièvre le soir, anorexie, transpirations nocturnes, amaigrissement.

Examen clinique : tuberculose I du sommet droit. Pleurésie sèche à la base droite. Ombres ganglionnaires très prononcées au Röntgen. D'Espine I et II positifs. Heubner +.

Poids 15 kilogr. Sang : Hémoglobine 85 0/0. Glob. rouges : 3.810.000. Glob. blancs 6.760. Pirquet +. Mantoux : 15 mm. Température fébrile oscillant autour de 38° 8.

1er *mois :* Formation d'un exsudat à la base droite. Deux ponctions à 6 jours d'intervalles. La température redescend à la normale et reste afébrile.

2e *mois :* A 128 à 3 A 64. Température reste normale. Augmentation de poids de 200 gr. Mantoux 16 mm.

3e *mois :* 4 A 64 à 4 A 64. On n'a pas pu augmenter les doses de tuberculine, on a répété les mêmes doses. La température est irrégulière, le poids est stationnaire. Le Mantoux a augmenté de 16 à 25 mm.

4e *mois :* A 128 à 2 A 1024. On revient très en arrière avec la tuberculine. Le poids reste stationnaire. Le Mantoux augmente 20 — 25 — 30 mm.

5e *mois :* 2 A 1024 à 3 A 256. Malgré les doses extrêmement minimes, la sensibilité de l'enfant à la tuberculine s'exagère de plus en plus. Perte de poids de 250 gr. Légères réactions fébriles. Le Mantoux est de 30 mm.

6e *mois* : On renonce à la tuberculine. La température redevient physiologique. Le poids reste stationnaire. Le Mantoux diminue à 25 mm. Plus aucun signe de pleurésie. L'état du sommet est le même.

Epicrise : tuberculose pulmonaire I ayant mal supporté la tuberculine.

Obs. 132. — C. Y... Même malade que l'observation 131. Est rentré chez ses parents où elle se porte relativement bien au début. Après 1 mois elle perd peu à peu l'appétit, reprend de la fièvre, lésion, maigrit. Après 8 mois rentre à l'hôpital.

Examen clinique : Lésion pulmonaire I du sommet droit. Oscillations fébriles à 38°. Vespéral. Mantoux 45 mm. à 30 mm.

Sang : Hémoglobine 87 0/0. Glob. rouges 4.160.000. Glob. blancs 7.000. Lésions de 5 mois à l'hôpital. Traitement par applications des rayons ultra-violets (sur le thorax et le dos). La température s'est régularisée. Le poids a augmenté de 22 gr. Mantoux : 25 mm.

Sang : Hémoglobine 85 0/0. Glob. rouges 4.180.000. Glob. blancs 8.040.

Status local le même ; objectivement améliorée.

Epicrise : tuberculose pulmonaire I (traitée précédemment par tuberculine) réagit à repos et traitement physique, par des phénomènes nettement plus favorables qu'au traitement tuberculinique (bien que les conditions initiales fussent moins favorables).

Obs. 133. — A. M., 2 ans 4 mois. Hérédité = 0. A toujours toussé un peu.

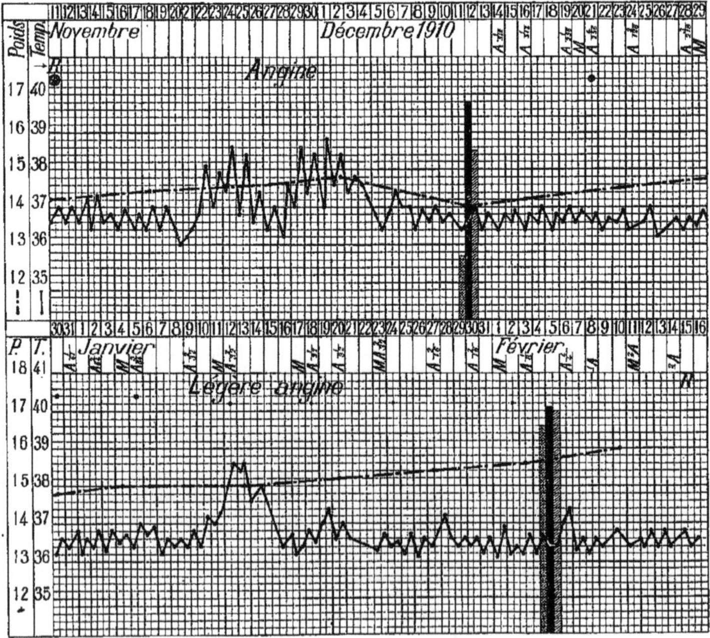

Fig. 3. — Obs. 133. — Courbe de température montrant la progression des doses de tuberculine. Poids : ·—·—·—·—. Mantoux : O.

Soigné d'abord polycliniquement. Séjour de quelques semaines à la montagne. Allait mieux au retour, quoique toussant encore. Depuis deux mois tousse de nouveau plus et maigrit.

Examen clinique : Adénopathie trachéobronchique. Poids 11 kgr. 500. Température afébrile.

Sang: Hémoglobine 85 0/0. Glob. rouges 4.420.000. Glob. blancs 7.880. Mantoux : 12 mm. Pirquet +.

1er *mois* : Tuberculine tous les trois jours, A 64 à 2 A 4. Bien supportée. Augmentation de poids de 200 gr. Pas de réaction fébrile. Mantoux: 12 mm.

2e *mois* : 2 A à 2 H. Poids stationnaire. Une seule réaction fébrile à 38,5.

Sang : Hémoglobine 90 0/0. Glob. rouges 4.400.000. Glob. blancs 14.000. Mantoux: 10 mm.

3e *mois* : 2 G à 6 H. Température afébrile. Poids augmente de 500 gr.

Sang : Hémoglobine 95 0/0. Glob. rouges 4.230.000. Blancs 18.440. Mantoux : 6 mm. L'enfant quitte l'hôpital en excellent état général, quoique toussant toujours un peu. L'état ganglionnaire est le même d'après le Röntgen.

Epicrise : Adénopathie trachéobronchique ayant bien supporté la tuberculine.

Obs. 134. — P H..., 11 ans. Hérédité : père tuberculeux. Depuis 6 mois tousse beaucoup, transpire la nuit, tousse.

Examen clinique : Tuberculose II du sommet gauche. Poids 25 kilos.

Sang: Hémoglobine 98 0/0. Glob. rouges 4.680.000. Glob. blancs 10.440. Température afébrile. Mantoux : 20 mm.

1er *mois* : Tuberculine A 64 à A 4. Aucune réaction de température. Poids 28 kilos. Tousse. Bon appétit. Pas de sueurs nocturnes. Mantoux : 20 mm.

2e *mois* : A 4 à G. Poids stationnaire. Ne tousse que très peu.

Sang: Hémoglobine 98 0/0. Glob. rouges 4.440.000. Glob. blancs 8.520. Mantoux : 20 mm.

3e *mois* : Quelques réactions fébriles. Poids stationnaire.

Sang : Hémoglobine 90 0/0. Glob. rouges 4 300.000. Glob. blancs 8.360. Mantoux : 22 mm. On cesse 15 jours la tuberculine.

4e *mois* : A 64 à 2 A. Le Mantoux diminue 15 mm. Aucune réaction fébrile. Augmentation de poids de 200 gr.

Sang: Hémoglobine 90 0/0. Glob. rouges 4.970.900. Glob. blancs 8.040. Ne tousse pas.

5e *mois* (10 jours seulement) : 2 B à 2 F. Augmente encore de 200 gr. Ne tousse pas, bon appétit. Part pour la montagne en excellent état général. Le premier Röntgen d'entrée montrait une opacité légère du sommet gauche. A la sortie, aucune opacité visible au sommet, les ombres ganglionnaires sont par contre les mêmes.

On n'entend plus au sommet gauche qu'une respiration un peu saccadée avec expirium prolongé, plus de râles comme au début. Mantoux : 15 mm.

Epicrise : Tuberculose pulmonaire II semblant très favorablement influencée par le traitement tuberculinique.

Obs. 135. — M. J..., 9 ans. Hérédité : mère tuberculeuse. S'est bien porté jusqu'à 8 ans, où il commence à présenter des troubles gastro-intestinaux, vomissements, fièvre, toux, transpire beaucoup la nuit. Soigné deux mois dans une infirmerie pour péritonite tuberculeuse. Très amélioré, mais conserve encore un abdomen très tendu et très sensible à la pression. La diarrhée reprend bientôt (5 à 6 selles liquides par jour). Fièvre, amaigrissement, toux. Entre à l'hôpital en très mauvais état général, amaigri, teint jaunâtre, pommettes rouges, langue sèche et blanchâtre.

Examen clinique : tuberculose II du sommet droit. Pleurésie exsudative droite. Péritonite tuberculeuse. Pirquet +. Mantoux 12 mm. Température hectique à oscillations de 2 à 2 degrés, atteignant 40°. Poids 21 kilogr.

Sang : Hémoglobine 80 0/0. Glob. rouges 4.000.000. Glob. blancs 6.600.

1er *mois* : Tuberculine tous les 3 jours A 128 A 512 A 1024, en répétant plusieurs fois les doses. L'enfant répond aux injections de tuberculine par des oscillations de température encore plus élevées.

Au 20e jour la température baisse un peu, ne dépassant plus 38,8. Poids stationnaire.

Mantoux : 12, puis 13 mm.

2e *mois* : On continue la tuberculine en injectant tous les trois jours 1 A 512 à 5 A 512. Les 20 premiers jours tout va bien. Le poids augmente de 800 gr. Température se régularise, ne dépassant plus 37,5.

Sang : Hémoglobine 85 0/0. Glob. rouges 4.320.000 Blancs 8.820.

Après deux injections de 5 A 512 on obtient une réaction fébrile, la tempèrature reprend son type hectique à grandes oscillations atteignant 39,5. On redescend à 2 A 512, puis A 1024. La température reste hectique. Le Mantoux de 12 mm. a beaucoup augmenté et atteint 20 mm.

On constate une péricardite sèche.

3e *mois* : Etat stationnaire. Fièvre hectique. Tuberculine de A 1024 à A 2048 en diminuant et répétant les doses. Le Mantoux augmente à 25 mm. Le poids reste stationnaire.

4e *mois* : On cesse la tuberculine. L'enfant va nettement plus mal. A perdu 200 grammes. Le taux de l'hémoglobine est tombé à 60 0/0. Glob. rouges : 2.970.000. Glob. blancs 9.960. L'enfant reste hypersensible à la tuberculine, le Mantoux atteint 35 mm., douloureux.

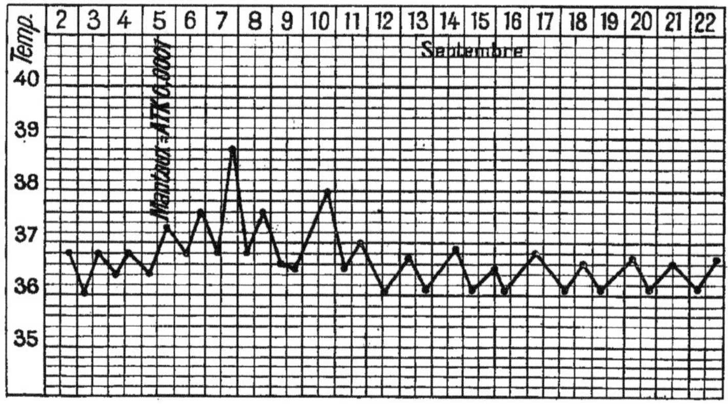

Fig. 4. — Obs. 135. — Réaction fébrile après une intradermoréaction (ATK, 0,0001).

5-6-7e *mois* : Status le même.

8e *mois* : La température reste hectique. Encore une diminution de poids de 100 gr.

Sang : Hémoglobine 65 0/0. Glob. rouges 2.950.000. Glob. blancs 8.840. Mantoux : 35 mm. On commence le traitement par les Rayons ultra-violets.

9e *mois* : Le poids augmente de 1 kgr. La température tend à se régulariser.

Sang : Hémoglobine 70 0/0. Glob. rouges 4.920.000. Glob. blancs 8.680.

10e *mois* : Augmentation de poids de 1 kgr. Température est devenue afébrile. Va très bien. Appétit, se promène dans le jardin.

Hémoglobine : 82 0/0. Glob. rouges 5.440.000. Glob. blancs 13.800.

11e *mois* : Va bien. La température est afébrile. On pratique une fois le Mantoux auquel l'enfant réagit par une élévation fébrile (35 mm.) puis la température se régularise de nouveau.

12e mois: Hémoglobine 80 0/0. Glob. rouges 3.640.000. Glob. blancs. 12.680. Va bien. Le Mantoux cependant reste de 35 mm.

13e mois : Au début va encore bien. Sang : Hémoglobine 92 0/0. Glob. rouges 4.110.000. Glob. blancs 10.000. Température afébrile. Mantoux 37 mm. Les dix derniers jours du mois l'appétit baisse, sans motif appréciable. La température reprend le soir, l'enfant a mauvaise mine. Quelques râles fins au sommet droit.

14e mois: La fièvre reprend à grandes oscillations. Perte de poids de 300 gr. Râles au sommet droit.

15e mois : Aggravations et pertes de poids progressives.

Sang : Hémoglobine 70 0/0. Glob. rouges 3.520.000. Blancs 10.440. L'opacité du sommet droit est beaucoup plus intense au Röntgen.

16-17-18-19 et *20e mois* : L'enfant décline régulièrement. Diminution continue de poids du taux de l'hémoglobine (65. puis 55 0/0). Le Mantoux diminue et disparaît quelques jours avant la mort. Autopsie du 5 juillet 1912 : tuberculose miliaire généralisée. Tuberculose pulmonaire (initiale) et péritonéale.

Epicrise : Tuberculose sanguine présentant une hypersensibilité à la tuberculine (Mantoux anaphylaxie) dont l'aggravation ne peut être imputée à la tuberculine, la suppression de ce médicament ayant été suivie de plusieurs mois de guérison apparente et l'aggravation n'étant survenue que plus tard, sans facteur déterminant appréciable.

OBS. 136. — L. M...; 5 ans. Hérédité tuberculeuse. Tousse un peu depuis quelques mois.

Examen clinique : Tuberculose trachéobronchique. Température afébrile. Poids 14 kgr.

Sang : Hémoglobine 82 0/0. Glob. rouges 3.540.000. Glob. blancs 7.720. Mantoux : 7 mm. Pirquet positif.

1er mois : Tuberculine A 512 à 2 A 32. Température reste afébrile. Augmentation de poids de 1 kgr.

Le Mantoux passe successivement à 4, 3, 2, 1 mm. Va bien. Bon appétit. Ne tousse pas.

2e mois : A 32 à 2 A. Augmentation de poids de 1 kgr. Va bien. Sang : Hémoglobine 100 0/0. Glob. rouges 4.000.000. Glob. blancs 10.200. Le Mantoux de 1 mm. à la fin du mois est devenu entièrement négatif.

Quitte l'hôpital en excellent état général. Les ombres ganglionnaires au Röntgen ne se sont pas modifiées. Ne tousse plus du tout.

Epicrise : Adénopathie trachéobronchique dont la sensibilité à la tuberculine faible au début s'est complètement éteinte au cours du traitement.

OBS. 137. — C. L..., 3 ans 1/2 (voir feuille de température). Hérédité : père tuberculeux.

Examen clinique : Adénopathie trachéobronchique. Anémie. Tousse un peu. Poids : 16 kilogr.

Sang : Hémoglobine : 65 0/0. Glob. rouges 2.930.000. Glob. blancs 12.520. Mantoux : 5 mm.

Traitement à la Tuberculine de 7 mois 1/2. Les deux premiers mois Tuberculine Béraneck 3 A 64 à 6 A, progression régulière et rapide. Aucune réaction de température, augmentation de poids de 1 kgr. 200. Le Mantoux a diminué à 1 mm. Vient ensuite une période de repos de 74 jours, pendant laquelle l'enfant se porte bien. Le Mantoux revient lentement plus grand et atteint de nouveau 5 mm. (comme au début du traitement. On passe ensuite à l'ATK, de 0,0001 à 0,1 en une période relativement courte. Pas de réactions fébriles. L'enfant augmente encore de 1 kilogr. Le taux de l'hémoglobine passe à 75 0/0, puis 85 0/0, puis 90 0/0. L'enfant a une apparence florissante ; ne tousse pas du tout. Aucun symptôme pathologique. Le Mantoux a diminué à 3 mm., 2 mm.,

1 mm., 1 mm., 1 mm., 1 mm., et est devenu négatif. Les ombres ganglionnaires au Röntgen sont devenues plus floues.

Epicrise : un cas d'adénopathie trachéobronchique ayant été apparemment très favorablement influencé par le traitement à la tuberculine. La sensibilité spécifique diminue et s'éteint rapidement sous l'influence du traitement ; mais redevient positive après une courte interruption.

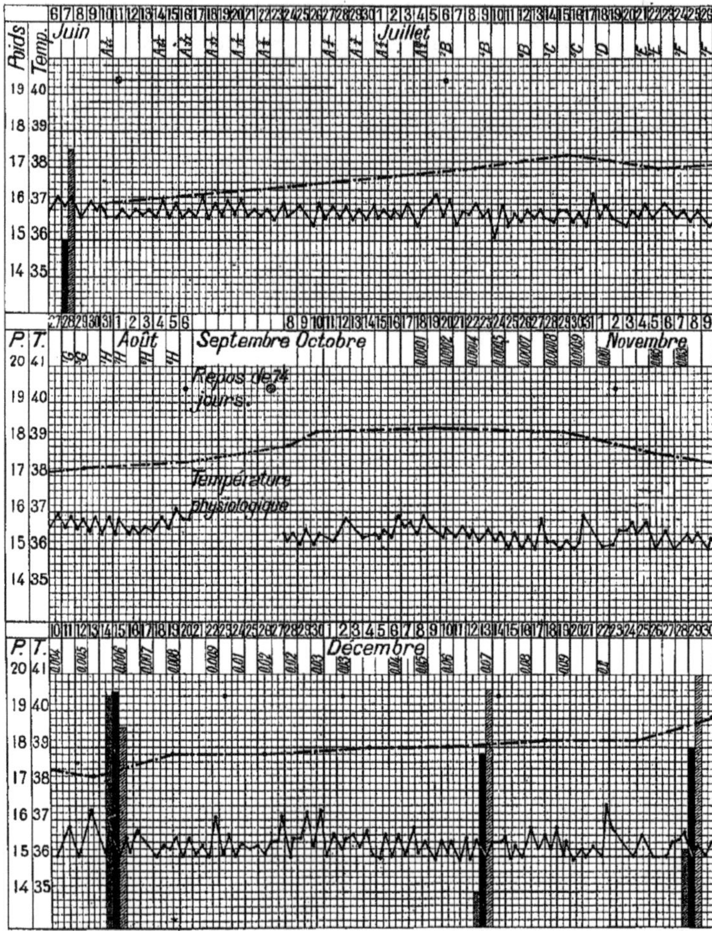

Fig. 5. — Obs. 137. — Courbe de température montra ntla progression des doses de tuberculine. Le Mantoux (dessiné en haut sous forme de cercles de dimensions décroissantes). La courbe du poids, et les analyses du sang.

Obs. 138. — G. G., 5 ans. Hérédité : mère tuberculeuse. Nourri au sein jusqu'à 18 mois par mère tuberculeuse pulmonaire III (morte). Depuis tousse toujours un peu, troubles gastro-intestinaux.

Examen clinique : Adénopathie trachéobronchique. Poids : 17 kgr. 800. Température afébrile. Pirquet +. Mantoux : 20 mm.

Sang : Hémoglobine 75 0/0. Glob. rouges 3.000.000 Glob. blancs 10.000. Tousse.

Traitement à la tuberculine de 4 mois, à partir de la solution A 64 jusqu'à la solution Béraneck la plus forte H (voir tabelle ci-jointe). Le poids durant ce traitement est resté à peu près stationnaire. Température afébrile.

Le Mantoux a graduellement diminué 18 — 17 — 16 — 15 — 10 — 10 — 15 — 14 — 13 — 7 mm. L'enfant est dans un bon état général, ne tousse plus du tout.

Au Röntgen, les ombres ganglionnaires ne se sont pas modifiées.

Epicrise : Adénopathie trachéobronchique avec forte sensibilité spécifique, progressivement atténuée sous l'influence du traitement.

Obs. 139. — B. A..., 4 ans. Hérédité: 0. Depuis deux ans, ne prospère pas. Son

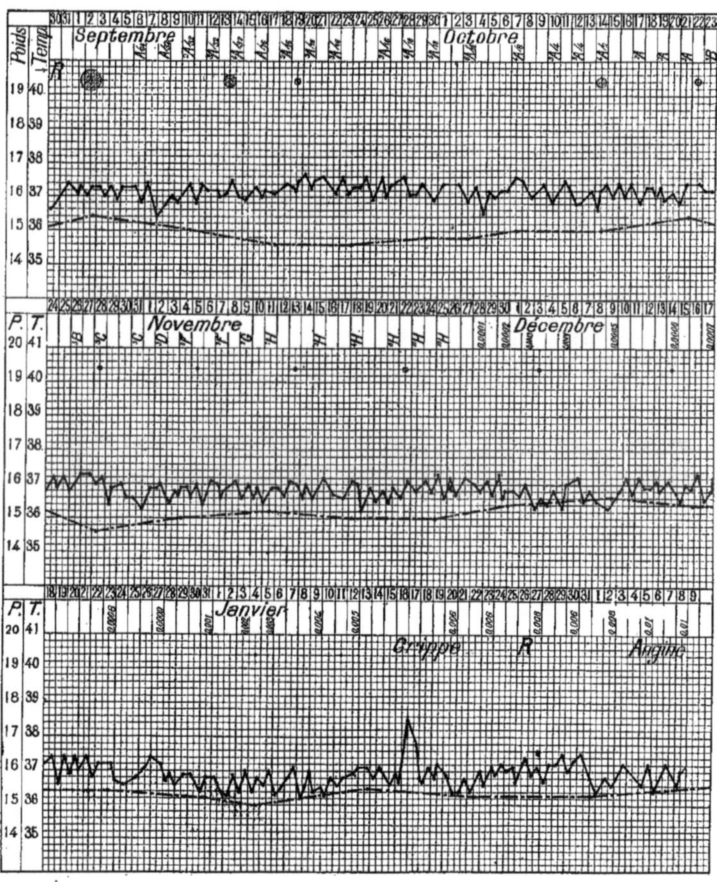

Fig. 6. — Obs. 139. — Courbe de température. Poids : ·—·—·—. Mantoux : 0.

poids reste le même, n'a pas d'appétit, faiblard et amaigri.

Examen clinique : Adénopathie trachéobronchique. Sang : Hémoglobine 80 0/0. Glob. rouges 4.320.000. Glob. blancs 7.720. Mantoux : 15 mm.

Traitement de 6 mois à la tuberculine, les 3 premiers mois Béraneck A 64 à 10 H, puis les 3 mois suivants ATK, 0,0001 à 0,01. La température reste afébrile. Le poids stationnaire. L'hémoglobine augmente à 90 0/0. Glob. rouges 4.430.000. Glob. blancs 8.100. '

Le Mantoux diminue progressivement pour devenir négatif (7 — 3 — 4 — 3 — 2 — 1 — 2 — 2 — 1 — 1 — 1 — 1 — 1 — 1 — 0 — 0 — 0 mm.

L'enfant mange avec appétit, mais son poids n'a pas du tout augmenté. Les ombres ganglionnaires au Röntgen sont les mêmes.

Epicrise : Adénopathie trachéobronchique dont la sensibilité à la tuberculine a disparu complètement sous l'effet du traitement spécifique sans que l'enfant semble en avoir tiré profit.

Obs. 140. — C. J..., 1 ans 1/2. Tuberculose ganglionnaire et pulmonaire.

Anamnèse : Père tuberculeux pulm. Tousse, ne mange pas, dépérit.

Enfant en mauvais état général, rachitique. Signes ganglionnaires positifs (confirmés par le Röntgen). Submatité du sommet gauche, avec respiration broncho-vésiculaire, inspiration rude, parfois bouffées de râles fins. Toux.

Température s'inscrivant entre 36,8 et 37,5. Poids : 7 kgr. 8. Hémoglobine : 75 0/0. Rouges 5.060.000. Blancs 20.680. Mantoux : 5 mm.

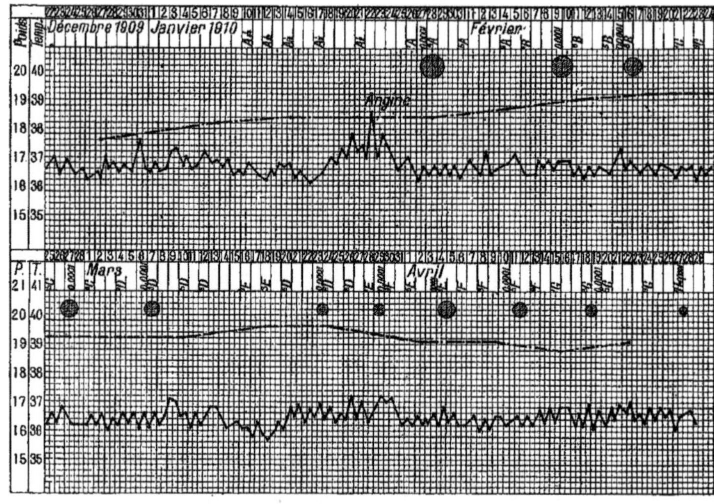

Fig. 7. — Obs. 140. — Courbe de température. Poids : —·—·—·—.
Mantoux : O.

1er *mois* : 2/10 A 64 — 2/10 A 32 — 2/10 A 16 — M. 2/10 A — 2/10 A 4 — 2/10 A 2 — M.

La *température* s'inscrit entre 36 et 37,5. Oscillations au début de 1 à 1,4 degré. Se régularise ensuite avec oscillations de 4 à 8/10, entre 36,4 et 37,2.

Poids monte à 8,100. Mantoux après les 3 premières injections atteint 10 mm, A la fin du mois 3 mm. Hémoglobine : 75. Rouges 5.600.000. Blancs 20.680.

2e *mois* : 2/10 A — 2/10 B — 2/10 C — 2/10 D — 2/10 E — 2/10 F — 2/10 G — 2/10 H — 2/10 H M.

Temp. afébrile très régulière à petites oscillations. Poids monte à 8,600. Mantoux : 3 mm. Toux cesse.

3e mois : Passage à l'ATK. 0,00002 — 0,00002 — 0,00003 — 0,00004 — 0,00005 — 0,00006 M. 0,00007.

La température présente quelques oscillations, jusqu'à 38° puis reprend son type régulier afébrile. Poids monte à 9 kgr. 100. Hémoglobine 70 0/0. Rouges 4.780.000. Blancs 14, 440. Mantoux : 2 mm.

4e mois : 0,00007 — 0,00008 — 0,00009 — 0,0001 — 0,0002 — M. 0,0002. Temp. au début du mois une grippe avec localisation pulmonaire (râles) provoque quelques jours de fièvre (à 39°), sans cela température afébrile régulière. Poids à 9,800. Hémoglobine : 85 0/0. Rouges : 4.570.000. Blancs : 13.320. Mantoux réduit à un point papuleux de 1 mm. au plus.

5e mois : 0,0002 — 0,0002 — 0,0003 — 0,0004 — 0,0005 — M. 0,0006 (fièvre 39,4), angine diphtéritique. 0,0005 — 0,0005 — 0,0005. Température afébrile (sauf oscillature signalée qui a fait retourner en arrière). Poids 9,800. Hémoglobine : 60. Rouges 3.150.000. Blanches 13.000.

Le Mantoux est négatif, on cesse la tuberculine.

5e mois (sans tuberculine) : L'enfant présente une toux coqueluchoïde, avec accès violents et nombreux. Température subfébrile. Poids descend à 9 kilogr.

A la fin du mois, le Mantoux est redevenu positif de 6 mm. Hémoglobine : 70. Rouges 4.210.000. Blancs 10.600.

6e mois (sans tuberculine) : Température afébrile (de temps à autre une oscillation à 38°). Toux coqueluchoïde toujours. Poids : 9 kilogr. Mantoux : 6 mm.

7e mois (sans tuberculine) : Ne tousse presque plus. Température avec oscillations fréquentes à 38°. Mantoux : 6 mm.

8e mois : Ne tousse presque plus. Température afébrile, régulière. Poids 9 kilogr. Mantoux : 8 mm. Quitte l'hôpital Aucun changement appréciable dans l'état des lésions.

Epicrise : un cas de tuberculose ganglionnaire et pulmonaire semblant d'abord influencé très favorablement par la tuberculine, le Mantoux s'est éteint.

Il est redevenu positif peu après la cessation du traitement spécifique, sans que l'*on* puisse déceler une aggravation des lésions. Une année après, l'enfant se trouvait en parfaite santé, objectivement guéri. (Mantoux : 6 mm.).

Le cas semble parler très en faveur de la tuberculine parce que : 1° il s'agit d'un enfant très jeune (1 an 1/2) dans une période de la vie où la tuberculose est encore de mauvais pronostic, parce qu'il y avait une localisation pulmonaire certaine qui assombrissait encore ce pronostic.

Il montre comment l'extinction de la sensibilité spécifique est un phénomène artificiel et momentané, signe favorable pour la conduite du traitement, mais sans valeur pour affirmer la guérison. Dès que le traitement a été suspendu, cette sensibilité est réapparue.

Nous avons donné ici en majorité des cas ayant supporté la Tuberculine.

Les cas également nombreux (pulmonaires) où la Tuberculine n'a pas été supportée ne présentent que peu d'intérêt pour nous, le traitement ayant en général été supprimé après deux ou trois injections (l'intradermoréaction ayant augmenté).

DISCUSSION

La tuberculose infantile est essentiellement capricieuse. Il faut se garder de conclusions hâtives.

Si nous relevons dans notre casuistique quelques « guérisons » brillantes d'adénopathie trachéo-bronchique, nous nous gardons d'en attribuer tout le mérite à la tuberculine, et cela d'autant plus que nous avons pu observer à Leysin, dans des cas semblables, des guérisons aussi rapides et brillantes sous l'influence du traitement héliothérapique seul.

Les **formes bénignes** *de la tuberculose infantile ont tendance spontanée à la guérison* dès qu'on les met dans des conditions d'existence favorables, tous les traitements conduisent de ce fait à des succès incontestables...

Un enfant tuberculeux, présentant une sensibilité à la tuberculine moyenne, en bon état général encore, est un *prédisposé à la guérison.*

Il importe *de ne pas étudier les histoires de malades « à la loupe » mais d'essayer d'obtenir un coup d'œil d'ensemble, une impression générale.*

Si l'on ne peut pas apporter de preuves mathématiques, il ressort cependant de l'examen de nos cas: que lorsque le traitement spécifique est supporté, la tuberculine a une influence nettement favorable, elle exerce une stimulation de défense organique qui se manifeste par: 1) la régularisation de la température ; 2) l'augmentation du poids ; 3) l'augmentation du taux de l'hémoglobine ; 4) la disparition des symptômes morbides, pour arriver à la guérison clinique en un temps relativement court.

La tuberculine semble donc bien être « *un stimulant spécifique* » *précieux, à condition que l'organisme soit en état de supporter cette stimulation et d'y répondre par des réactions de défense, à condition que la dose injectée ne dépasse pas la capacité réactionnelle du patient.*

Nos cas d'adénopathie dans leur ensemble, bien que devant être considéré comme un matériel très favorable et de ce fait NON CONCLUANT, *donne une impression encourageante pour la tuberculinothérapie.*

Que dire par contre des cas semblant avoir subi préjudice du traitement ? Sans doute il ne faut pas non plus accuser par principe la tuberculine de la moindre aggravation, il faut se souvenir que les formes malignes de la tuberculose infantile marchent le plus souvent vers l'aggravation par bonds irréguliers, que souvent nous nous trouvons en présence de simples coïncidences.

Nous sommes pourtant en droit lorsque nous voyons se répéter régulièrement ces « coïncidences » de conclure que *de même que la tuberculine stimule en bien une tuberculose bénigne, elle stimule en mal une tuberculose en voie d'aggravation* (forme maligne) même utilisée avec une grande prudence (par voie sous-cutanée).

Il semble dans ces cas *que la méthode soit en défaut. La stimulation n'a pas été proportionnée à la sensibilité du patient. Les doses injectées sont souvent trop fortes* et trop rapidement progressives ; elles aboutissent à la réaction d'un état d'anaphylaxie.

Il ne faut pas, dans les méthodes d'injection sous-cutanée, craindre de descendre à des doses homéopathiques, comme le recommande Escherisch.

Lorsqu'un enfant (cas 136 par exemple) réagit à une dose infinitésimale 1/10 A 2048 TB^k par exemple (correspond à ATK environ 0,000.000.00002) par une élévation de température, cette dose est encore très forte et dangereuse, elle représente pour lui une dose plus active que 0,1 pour un ganglionnaire peu sensible.

La dose de substance active injectée n'a en elle-même aucune signification, la sensibilité spécifique du patient à cette dose, importe seule.

Il n'est donc pas question chez l'enfant de conduire le traitement d'après un schéma. Il faut déterminer exactement la sensibilité spécifique de chaque patient avant de commencer le traitement. Si dans la Clinique de Lausanne (de même qu'un peu partout ailleurs) les tuberculoses pulmonaires ont réagi défavorablement à la tuberculine, c'est qu'il n'a pas été tenu suffisamment compte de la sensibilité *intense* qu'elles confèrent à leur porteur ; que l'on a conduit chez elles le traitement d'une façon trop semblable à celui des cas ganglionnaires.

Commencer le traitement dans un cas pulmonaire avec la même dose qu'un cas ganglionnaire, avec l'idée de cesser le traitement si la sensibilité spécifique s'exagère, c'est s'exposer à produire invariablement de l'anaphylaxie, à ne pouvoir traiter aucun de ces cas.

C'est d'ailleurs ce qui a conduit M. le professeur Combe à renoncer, dans l'intérêt du malade, à la tuberculine dans les cas pulmonaires : l'impossibilité par la méthode de Sahli de trouver une dose en relation avec la sensibilité du malade, qui soit en même temps une dose sûrement active.

Il importe de ne pas tâtonner, de ne pas injecter plusieurs fois des doses trop élevées, en diminuant progressivement, dans l'idée de trouver ainsi la dose maxima supportée (optima).

Quelques doses trop élevées suffisent dans les cas très sensibles à produire un état d'anaphylaxie qui ne permet souvent plus de reprendre le traitement.

Il ne faut pas craindre, en cas de nécessité, de descendre à des doses si faibles que l'on s'expose à l'accusation « d'injecter de l'eau distillée ». Si une dose de 0,000.000.000.001 ATK, comme nous l'avons observé parfois, détermine une réaction fébrile, elle est pour un patient donné une dose *non seulement active, mais même trop active*.

La première critique à nos cas de Lausanne est : que, d'une façon générale, la première dose injectée n'a pas toujours été *proportionnée à la sensibilité spécifique du malade* (cela surtout dans les cas pulmonaires); elle a été choisie un peu arbitrairement et schématiquement.

C'est là un reproche que je dois faire à la tuberculine Béraneck, c'est d'induire facilement en erreur, en faisant croire que la dose inférieuse mise en vente peut être prise comme dose de début *sans danger*. Béraneck lui-même s'en est d'ailleurs rendu compte puisqu'il a dû créer de nouvelles doses de plus en plus décroissantes : A 1024, A 2048, A 4096, A 8192, A 16384, etc...

Mais ces doses, qui ne sont certainement pas inoffensives dans tous les cas, sont certainement inactives dans beaucoup de cas, car la sensibilité spécifique de l'enfant varie dans des limites très grandes, et à chaque enfant convient une dose initiale spéciale. Il est donc absolument faux d'écrire comme le fait M. Béraneck (B 105 *bis*) « chez les enfants, *on commence* le traitement par 1/20 cm³ de A 4098 ». Une telle indication ne peut conduire qu'à une thérapie souvent inutile, parfois dangereuse.

Le seul principe admissible est le suivant : *On commence le traitement par une dose proportionnelle à la sensibilité de chaque patient pris individuellement, par une dose suffisante pour provoquer une réaction spécifique de défense sans donner de réactions « dites manifestes »*.

Commencer systématiquement par des doses infinitésimales, c'est s'exposer dans les cas à sensibilité faible à ne produire aucune stimulation spécifique.

Il est des cas où la dose initiale peut être sans danger A, d'autres où elle doit être A 16384 ou A 32768.....

Donc, quelle que soit d'ailleurs la tuberculine, on ne peut donner aucune importance à sa titration, pas plus qu'aux indications d'un prospectus, le traitement doit être individualisé en tenant compte de la sensibilité spécifique de chaque patient.

C'est cette raison qui nous a conduit à étudier celle-ci d'un peu près. Une fois le *diagnostic posé*, l'on peut déjà se rendre compte de la sensibilité à attendre et fixer sa première dose avec plus de sécurité.

Il n'en est pas moins vrai que, dans chacune des catégories de tuberculose que nous avons étudiées, il se présente encore toute une gradation de sensibilités individuelles dont il faut tenir compte.

Il faut pour cela déterminer exactement la sensibilité spécifique de chaque patient.

L'*intradermoréaction* nous offre cet immense avantage de pouvoir mesurer cette sensibilité. Elle nous avertit de suite des moindres augmentations de celle-ci.

C'est ce second fait intéressant sur lequel Combe a attiré l'attention.

Le Mantoux s'est révélé comme un guide extrêmement sûr pour la conduite du traitement : Alors qu'aucun autre signe n'attirait l'attention, que la température ne donnait aucune oscillation anormale, que le pouls ne présentait aucune modification, que le poids n'était pas influencé, l'augmentation d'intensité de Mantoux a été le premier cri d'alarme annonçant l'anaphylaxie, l'aggravation qui se produisait peu après.

Combe s'exprime à ce sujet de la façon suivante (C 214) : « Nous croyons avoir toujours pu constater que si, chez un enfant, le Mantoux fait en série présente une augmentation double ou triple, ce fait coïncide toujours avec une aggravation de l'infection tuberculeuse, que la fièvre, l'amaigrissement, l'extension des signes cliniques et radioscopiques permettaient bientôt de confirmer ; et que par contre la diminution progressive de cette réaction indiquait une tendance à la guérison. »

Nos observations *démontrent encore combien chez l'enfant l'observation de la température a peu de valeur pour le contrôle immédiat du traitement.*

1° Dans les cas apyrétiques, elle ne nous donne aucune indication, puisque si le traitement est bien conduit, l'enfant ne doit pas présenter d'oscillations fébriles. Dans des cas afébriles, malgré une aggravation parfois nette, nous avons vu la température rester parfaitement indifférente.

2° Dans les cas pyrétiques, nous ne trouvons pas d'indications précises dans la hauteur des oscillations, celles-ci étant en général irrégulières. Nous avons vu également de nombreux cas fébriles aggravés sans que la température ait présenté des oscillations plus élevées que celles coutumières.

La **notation du poids** est importante. Elle ne donne qu'un contrôle éloigné précieux. Il est pratiquement inutile de peser les enfants trop souvent, réserve faite des nourrissons, une fois tous les 15 jours suffit.

Les **examens du sang** se révèlent aussi comme un bon moyen de contrôle éloigné. La titration de l'hémoglobine avec un même appareil et par la même personne, est de valeur ; de même la numération des globules rouges.

L'augmentation du nombre des globules blancs est en général un indice favorable (réserve faite d'infections intercurrentes).

La **numération des éosinophiles** a été étudiée en 1911 déjà par *Klein Bert de Rotterdam,* après les injections de tuberculine. Il considère leur augmentation comme un signe de l'anaphylaxie acquise.

Nous l'avons pratiquée également et nous avons constaté qu'elle n'a de valeur que faite 1 à 2 fois après chaque injection, afin de pouvoir établir une courbe. *Un tel contrôle est trop compliqué et n'a pratiquement aucune valeur.*

Nous avons renoncé à tous les autres modes de contrôle (index opsonique, etc.) ; ils demandent des manipulations de laboratoire compliquées et précises, sans fournir de renseignements incritiquables.

Ils ont une valeur expérimentale, ils ne seront jamais des procédés de contrôle utilisables dans la pratique journalière.

Nous n'en avons d'ailleurs pas besoin, puisque la preuve est faite actuellement que les réactions cutanées, et tout spécialement l'intradermoréaction, sont un mode de contrôle du traitement d'une précision, d'une finesse, d'une simplicité parfaite.

Notre opinion est confirmée par la plupart des auteurs modernes.

Hamburger (H 384), dans son livre sur la tuberculose infantile, donne avec raison aux réactions cutanées une valeur capitale pour la conduite du traitement spécifique. Voici textuellement son opinion (p. 227).

« La meilleure indication pour le choix de la dose initiale est la réaction cutanée. Si nous voyons qu'elle est très forte, nous n'adopterons pas pour la première injection une dose supérieure à 0,000000001 ATK. Si la cutiréaction est faible, on peut injecter tranquillement 0,000001... »

Miller (M 620) insiste sur la réaction locale, la meilleure indication pour connaître la limite de tolérance du patient.

Gouraud (G 371) les signale en quelques mots : « on surveillera les réactions cutanées, une réaction forte doit faire revenir en arrière».

Wittich (W 957) a constaté qu'une forte « stichréaction » après l'injection sous-cutanée est un signe défavorable qui coïncide ou qui annonce une aggravation, c'est pour lui une indication à cesser le traitement ou tout au moins à rétrograder.

Redner pour conduire le traitement à la tuberculine Rosenbach se base sur l'intensité du Pirquet. Wallerstein, Soathoff, Sahli... et bien d'autres ont attiré l'attention sur cette propriété précieuse de la réaction cutanée (voir par exemple Sahli, p. 131). Wolff-Eisner est le premier qui, en Allemagne, ait pour ces raisons conseillé de donner toutes les doses de tuberculine par voie cutanée

« Kutane Tuberkulinisierung ». Il avait été devancé dans cette voie par Mantoux en France.

Nous concluons donc que la difficulté primordiale du traitement tuberculinique chez l'enfant, c'est-à-dire le choix de la dose et le contrôle, n'existent plus. *Nous disposons d'un fil conducteur sûr.* Nous l'étudierons au point de vue pratique dans la deuxième partie de notre ouvrage.

Il nous reste encore une critique à faire aux observations de Lausanne, cela non point pour en diminuer leur valeur, mais pour en tirer tous les renseignements utiles.

Nous avons pu voir que, dans ces observations, l'intradermoréaction pendant le traitement à la tuberculine Béraneck a été répétée régulièrement avec la même dose de 0,0001 *ATK*. Cet emploi simultané des deux tuberculines ne me semble pas heureux, voici pourquoi :

Il est évident que cette dose de tuberculine de 0,0001 (Mantoux), qui représente une dose très active, ne saurait être négligée.

Au début, Combe pratiquait le Mantoux sans le compter comme dose thérapeutique. Il l'a ensuite intercalé entre les doses de traitement, en le comptant comme l'une d'elles. Puis, toujours pour la même raison, il ne l'a plus pratiqué qu'une fois par mois.

Or, moins nous pratiquons l'intradermoréaction, plus elle perd de sa valeur au point de vue du contrôle immédiat.

Il peut se passer entre deux intradermoréactions (intervalle de 1 mois) des phénomènes que l'on ne saurait négliger. *Le « Mantoux » ainsi utilisé ne devient plus qu'un facteur de contrôle éloigné,* comme le poids ou la titration de l'hémoglobine. Il ne nous manque pas de critérium de contrôle éloigné, le « Mantoux » ne peut alors que s'y ajouter, comme indice de valeur, bien que secondaire.

L'*intradermoréaction*, pour avoir toute sa valeur, devrait être pratiquée très souvent, presque après chaque injection. La chose est évidemment impossible, car nous introduirions ainsi dans l'organisme des doses de tuberculine infiniment plus grandes par le « Mantoux » que par le traitement proprement dit.

Sans doute, la tuberculine injectée intradermiquement a une action un peu différente, beaucoup plus lente ; elle est partiellement neutralisée par les réactions locales ; mais elle pénètre tout de même en partie dans le milieu humoral. Nous en avons la preuve chez les enfants très sensibles (cas rare) qui ont réagi au « Mantoux » par des réactions fébriles et de foyer.

Si donc nous traitons un malade pendant un mois par la tuberculine Béraneck, en pratiquant deux fois un « Mantoux-contrôle », nous introduisons souvent par celui-ci dans l'organisme une dose de tuberculine bien supérieure à *toutes* les doses de TB^k injectées dans le mois.

Nous ne pouvons plus discerner quelle tuberculine a réellement agi... nous troublons le tableau clinique.

Voici un exemple choisi entre beaucoup pour illustrer cette affirmation.

Cas 136

Dans le 1er mois on a injecté les doses suivantes de TB^k :

Doses		ATK
1/10 A 512		0,000 000 000 07
1/10 A 512		0,000 000 000 07
1/10 A 256		0,000 000 000 1
4/10 A 256		0,000 000 000 4
2/10 A 128	Ces doses, d'après le rapport établi par Combe, sont équivalentes à..............	0,000 000 000 6
3/10 A 128		0,000 000 000 9
1/10 A 64		0,000 000 006
2/10 A 64		0,000 000 012
3/10 A 64		0,000 000 018
2/32 A 32		0,000 000 7
		0,000 000 738 14 ATK.

Donc une dose équivalente à 0,0000007 ATK a été injectée en somme pendant le mois, alors que par le Mantoux pratiqué 4 fois dans cette période, on a introduit 0,0004 ATK !

Cette disproportion formidable fait comprendre le reproche de Cevey, que dans ces cas le traitement réel est dû à l'ATK.

Les nombreux travaux modernes allemands qui démontrent qu'on peut faire un traitement *actif* et *utile* par l'injection intracutanée, ou par la pirquétisation répétée tous les 10-15 jours, parlent en faveur de l'idée de Cevey.

On peut, comme nous l'avions proposé autrefois au professeur Combe, éviter partiellement ce reproche en pratiquant l'intradermoréaction avec le TB^k dans les traitements conduits à l'aide de cette tuberculine.

Mais en faisant l'intradermoréaction avec une *dose invariable*, nous conservions toujours la disproportion entre la dose contrôle et la dose thérapeutique.

Ce sont ces considérations qui nous ont conduit à rechercher *un mode de traitement où toutes les doses seraient données intradermiques, permettant de contrôler la sensibilité spécifique du patient à chaque dose injectée.*

Ce sont les observations de Lausanne qui nous ont montré la

nécessité du traitement intradermique chez l'enfant, nous leur devions de les présenter en partie ici.

Nous avons cherché aussi à établir d'après ces histoires de malade et d'après les cas que nous avons suivi personnellement (la plupart de ceux que nous citons) *si après le traitement tuberculinique l'état des lésions se trouvait profondément modifié.*

En général ce n'a pas été le cas. Les symptômes matité, submatité, expiration prolongée, respiration rude, respiration saccadée, se sont maintenus même lorsque la guérison clinique était certaine. Des enfants, d'entre ceux que nous avons revu après 2 ou 3 ans, présentaient encore, malgré un état florissant de santé, une légère submatité de sommet, une expiration prolongée semblable à celle que nous trouvions au début du traitement. Les signes de d'Espine I et II (ganglionnaires) n'ont pas en général été modifiés.

Les symptômes *râles* et *frottements* sont par contre très rapidement influencés, en bien ou en mal, au cours de la thérapie spécifique. Nous les avons vu parfois disparaître en très peu de temps.

Le *Röntgen* ne révèle pas, lui non plus, en général, de grandes différences avant et après le traitement. L'image est le plus souvent la même. Il faut être très prudent dans son appréciation. Les moindres variations dans la dureté spécifique de l'ampoule, dans sa charge etc., pouvant faire apparaître les ombres ganglionnaires par exemple, plus nettes ou plus imprécises.

Depuis que nous faisons nous-même les photographies de thorax à l'hôpital de Bâle, nous nous rendons compte combien la *valeur du Röntgen est discutable pour estimer des variations minimes d'organes mous comme les poumons ou ganglions.*

Si par exemple, ce que nous avons essayé à maintes reprises, nous faisons deux fois de suite une photographie instantanée du thorax d'un enfant ganglionnaire, en conservant exactement la même distance focale, en réglant exactement de même la charge de l'ampoule (à l'aide du scléromètre et du milliampèremètre, nous mesurons exactement la dureté spécifique et contrôlons si elle reste la même) nous voyons parfois dans une image des ganglions plus nets, dans l'autre plus flous.

On serait tenté de croire, si les deux photographies avaient été prises à quelques mois de distance, à un processus de guérison, alors qu'il s'agit certainement d'un artificium.

D'ailleurs l'ombre ganglionnaire en elle-même ne permet aucunement de préjuger de la guérison. Un ganglion guéri, crétifié, donnant une ombre bien plus prononcée qu'un ganglion simplement caséeux ou tuméfié.

Ne conclure sur la radiographie qu'en présence de différences très nettes et très fortes (nous en avons quelques-unes dans nos cas).

Le *contrôle du Röntgen est utile pour le contrôle du traitement. Il n'est pas indispensable.*

Que dire des *Tuberculines employées.*

Il est certain que nous n'avons constaté aucune différence fondamentale entre l'AT et la TB^k. Elles agissent de la même façon, par le même principe actif. L'immunité relative obtenue vis-à-vis de l'une d'elles, l'est aussi vis-à-vis d'une dose correspondante de l'autre.

La TB^k *expérimentée sur le malade* ne présente aucune propriété particulière.

C'est une tuberculine bien préparée, présentée d'une façon peut-être pratique pour la médecine des adultes, *certainement pas encore au point pour la médecine infantile.*

L'ATK reste la tuberculine idéale, d'un maniement facile, d'une conservation indéfinie ; il est d'une simplicité enfantine d'en préparer avec précision toutes les solutions désirables.

Si nous nous résumons maintenant, nous voyons que nos observations de Lausanne nous ont conduit à rechercher une méthode de traitement tuberculinique qui permette de le conduire chez chaque enfant, d'après sa sensibilité spécifique, tout en disposant d'un contrôle immédiat sûr et pratique.

Nous croyons l'avoir trouvé dans *l'intradermotuberculinisation* (d'après Mantoux) et dans la *pirquetisation* d'après Wolff-Eisner, *Klotz,* etc.

VII. — L'Intradermotuberculinisation

CASUISTIQUE ET DISCUSSION

Mantoux, dans son premier travail présenté à l'Académie des Sciences le 8 août 1908, a le premier indiqué la possibilité d'utiliser la voie intradermique pour le traitement à la tuberculine.

Voici ses conclusions : 1° On peut utiliser la voie intradermique pour administrer la tuberculine ; 2° les réactions locales qu'elle provoque sont fonction de la sensibilité du sujet ; 3° les progrès de l'immunisation se traduisent par l'intensité décroissante des réactions locales ; 4° ces réactions sont d'autant plus précoces et passagères que le sujet est mieux immunisé ; 5° ces injections ont une activité thérapeutique très nette ; 6° elles permettent de doser le traitement et de le contrôler ; 7° elles ont l'avantage de mettre à l'abri des réactions intensives et des réactions de foyer.

Nous nous sommes décidé à employer la voie intradermique, en médecine infantile, cette méthode d'après nos conclusions précédentes nous semble répondre le mieux aux exigences d'un traitement rationnel.

Après un certain nombre d'essais de clientèle privée, dont les résultats très encourageants nous ont engagé à persévérer dans cette voie, nous avons entrepris systématiquement ce traitement à l'Hôpital des Enfants de Bâle, avec l'assentiment bienveillant de M. le professeur Wieland.

Nous nous proposions donc de donner toutes les doses de tuberculine par voie intracutanée, sous forme de « Mantoux ».

Sans doute, si l'on fait successivement des « Mantoux » avec des solutions de plus en plus fortes de tuberculine, nous obtenons des réactions d'un diamètre de plus en plus grand. Cette augmentation est parfaitement *proportionnelle à la dose,* elle est très *régulière.* Ce n'est pas une *réaction d'anaphylaxie, elle mesure simplement la sensibilité spécifique de l'organisme à des doses variantes.* Voici l'exemple d'un enfant où le Mantoux a été fait tous les trois mois avec des doses croissantes.

$$J.\ R..,\ 6\ \text{ans}\ 1)\ 0,0001 = 5\ \text{mm.}$$
$$-\qquad 2)\ 0,001\ \ = 6\ \text{mm.}$$
$$-\qquad 3)\ 0,01\ \ \ = 8\ \text{mm.}$$
$$-\qquad 4)\ 0,1\ \ \ \ = 8\ \text{mm.}$$

Il s'agissait d'un enfant guéri supportant très facilement la tuberculine. Chez un sujet plus sensible, on obtient des augmentations beaucoup plus prononcées.

B. C.., 5 ans.
1) 0,0001   : 15 mm.
2) 0,001   : 25 mm.
3) 0,01   : 35 mm. Elévation fébrile. Enflure du
                       bras.

L'avantage de ces injections INTRADERMIQUES *est de permettre de mesurer la sensibilité spécifique à* UN MOMENT DONNÉ, POUR UNE DOSE DONNÉE.

Nous avons choisi l'ancienne tuberculine de Koch, employée le plus généralement par les pédiâtres. Nous avons disposé des solutions suivantes : 1° pure ; 2° 1/10 en solution phéniquée à 0,5 0/0 ; 3° 1/100 ; 4° 1/1.000 ; 5° 1/10.000.

Comme nous avions pour but d'injecter toujours la même dose de 0,1 de liquide, nous avons fait construire une seringue de contenu total de 0,1, divisée en 20 parties égales. Sur la feuille de malade, nous avons établi une courbe pour démontrer : 1°) l'augmentation des doses de tuberculine ; 2°) les variations du Mantoux en même temps que 3°) la température et 4°) le poids. Il est facile de cette façon de se rendre compte d'un coup d'œil de la marche du traitement.

A l'aide de nos quelques solutions et de notre seringue, nous pouvions parcourir une gamme presque infinie de dosages, avec une précision, une exactitude parfaite.

Voici nos premières observations de malades. Elles ne sont pas impeccables, il était inévitable que nous dussions quelque peu tâtonner avant d'arriver à une méthode précise ; aucune technique n'ayant été encore précisée chez l'enfant.

OBS. 141. — Br. A..., 2 ans et 3 mois (entré à l'hôpital le 3 octobre 1913).
Hérédité = 0. L'enfant a. un appétit très irrégulier, souvent des troubles gastro-intestinaux, maigrit. Chaque fois de la fièvre, très agité la nuit.
Examen clinique : Adénopathie trachéobronchique. Poids 10 kgr. Température fébrile à oscillations vespérales atteignant 38°. Tousse un peu. Pas d'appétit. Transpire la nuit. Pirquet +. Mantoux : 7 mm.
Observation de 9 jours : Lit. La journée au grand air sur la galerie. Emulsion Scott. L'état reste tout à fait le même. La température n'a aucune tendance à se modifier. Tousse, pas d'appétit. Perd encore en 9 jours 1 kgr. 800 ; vu la sensibi-

lité spécifique plutôt faible nous commençons le traitement par 0,0001 intradermique. Réaction par un Mantoux de 7 mm. La feuille de température ci-jointe

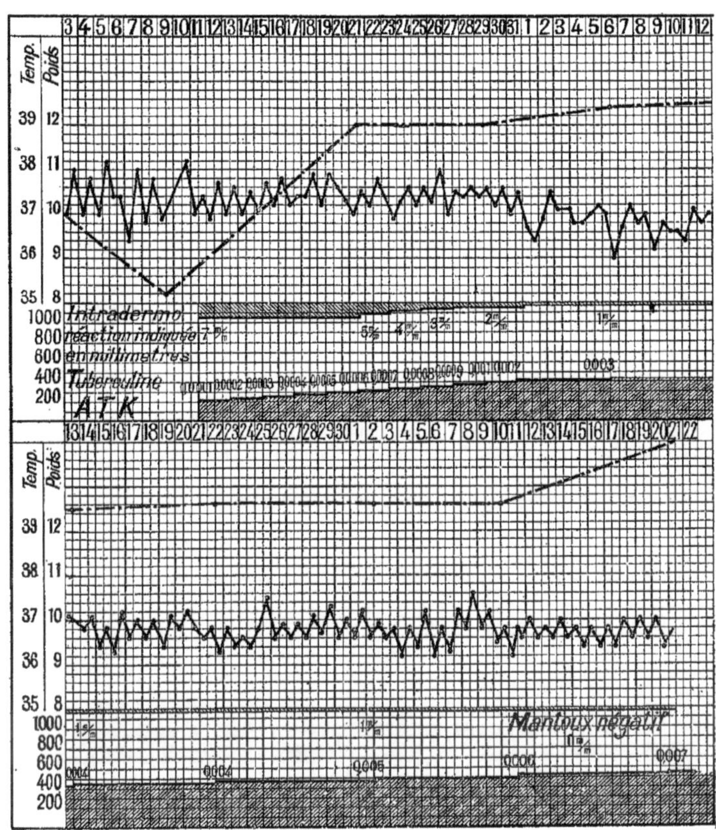

Fig. 8. — Obs. 141. — Feuille de température. Poids ; —·—·—.

montre exactement la conduite du traitement. Dans l'espace d'un mois nous avons vu la température revenir à la normale et rester ensuite parfaitement régulière ; le poids a augmenté d'abord très rapidement, puis ensuite très régulièrement et progressivement, la toux et les transpirations nocturnes ont disparu en moins de 15 jours. L'appétit est de suite devenu excellent. A la fin du premier mois, l'enfant avait une apparence florissante, ne présentait plus aucun signe pathologique. Nous avons continué le traitement jusqu'au moment où la réaction cutanée est devenue absolument négative à la dose de 0,007 ATK.

Nous avons revu l'enfant deux mois après en parfaite santé. Le Mantoux était redevenu positif de 5 mm. L'enfant avait encore augmenté de 1 kgr. 500 dans cette période. N'avait jamais plus toussé, ni présenté aucune oscillation fébrile.

Epicrise : Adénopathie trachéobronchique (cas fébrile) semblant influencée très favorablement par la tuberculine et guérie en peu de temps.

Obs. 142. — S... Julie, 11 ans. Hérédité tuberculeuse. Pleurésie exsudative à l'âge de 8 ans, puis récidive à 3 reprises dans sa 9e année. Ostéite tuberculeuse du petit orteil droit. Depuis 4 mois, l'état de la malade s'aggrave, maigrit, toujours fatiguée. L'urine est trouble, l'enfant urine fréquemment du sang. Ces derniers temps mictions fréquentes et douloureuses.

A l'entrée à l'hôpital la fillette est extrêmement maigre, pâle, en très mauvais état de nutrition. La température a un type à grandes oscillations de 1 à 2 degrés, atteignait souvent 37,6-37,7 le soir. Poids : 19 kgr. 800. Pirquet + Mantoux : 19 mm. Examen clinique : Ostéite tuberculeuse du petit orteil droit. Tuberculose rénale bilatérale. Cystite tuberculeuse.

La cytoscopie est pratiquée à deux reprises par le Dr Suter. Il constate que la muqueuse toute entière de la vessie est modifiée, recouverte de tuberculose et d'ulcérations tuberculeuses. A la paroi antérieure seule on observe encore quelques parties de muqueuse normale fortement injectée. L'embouchure des deux uretères est élargie en entonnoir et présente un halo d'inflammation. Il en sort des deux côtés une urine trouble.

L'examen microscopique révèle des bacilles de Koch dans le sédiment.

Le 24 octobre, le cathétérisme des uretères (Suter) démontre sans laisser subsister aucun doute, que les deux reins sont atteints.

1er *mois* : (26 août au 26 septembre A B). Traitement : Héliothérapie, thiocol, urotropine. On ne peut songer à aucune intervention chirurgicale, en raison de la bilatéralité des lésions. La température conserve son *type subfébrile*. L'enfant diminue encore de poids à 19 kgr. 6. L'urine est trouble, les hémorragies rénales se répètent tous les deux ou trois jours. Dans le sédiment urinaire, les bacilles de Koch sont très abondants. La polyurie et dysurie est la même.

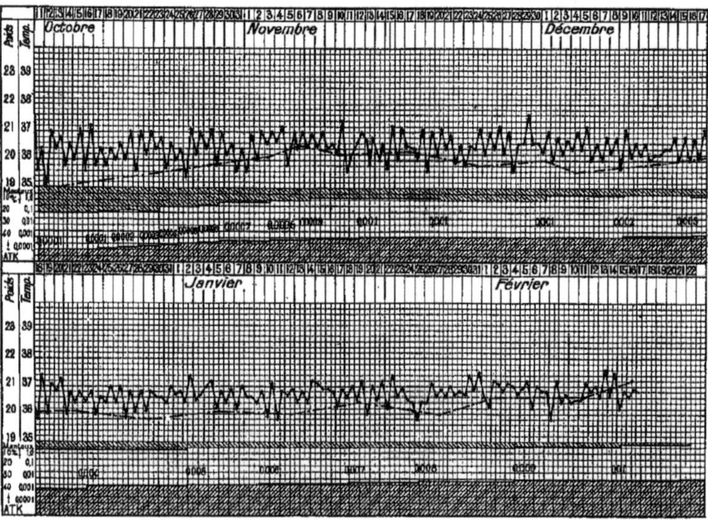

Fig. 9. — Obs. 142. — Feuille de température. Poids : —·—·—.

2e *mois* : L'état est le même. Perte de poids (19 kgr. 24). On continue l'héliothérapie et l'urotropine. Injections intravésicales d'huile iodoformée.

Les hémorragies rénales se répètent tout aussi abondantes et fréquentes. Albumine ; 2 pour 1000. En présence de cette aggravation continue et de la gravité des lésions, nous nous décidons à essayer l'intradermotuberculinisation, bien que le pronostic, de l'avis des spécialistes autorisés et du professeur Wieland, fut absolument mauvais. Les deux premiers mois d'observation et de traitement dans de très bonnes conditions (insolation intensive avec pigmentation très forte de tout le corps) ont démontré que la thérapie faite jusqu'alors était sans influence sur la marche progressive de l'affection.

3e *mois*: Traitement intradermotuberculinique 0,0001 à 0,0008. Nous augmentons régulièrement les doses parce qu'à chaque injection, malgré la concentration augmentante répond une intradermoréaction d'un diamètre moindre (voir la feuille de température ci-jointe).

La température s'est immédiatement régularisée. Elle conserve dès lors un type à oscillations encore prononcées mais ne dépassant plus 37. Le poids commence à monter régulièrement (1 kgr. 600 gr. dans 6 mois!) le jour de la première injection encore une hémorragie rénale. *Dès ce moment il n'a plus été possible de jamais plus déceler trace de sang dans les urines.* Les mictions restent fréquentes (8-10 fois) et douloureuses. Albumine 1 1/2 pour 1000. La fillette reprend bon appétit et bon visage.

4e *mois* : Nous espaçons les injections, parce que le Mantoux reste de même grandeur et même augmente un peu à une injection, bien que nous répétions la même dose, sans progresser, parce que nous avions eu *immédiatement la preuve que nous arrivions à la limite de tolérance,* que *l'organisme avait donné son maximum de défense spécifique,* que nous devions lui laisser un peu de repos. La preuve que notre idée était juste nous a été fournie par le poids qui, après avoir si brillamment réagi le mois précédent, montre ensuite une légère tendance à la baisse. La température reste afébrile.

Jamais de sang dans les urines. Albumine 1 0/00. Il n'est plus possible de déceler de bacilles de Koch dans le sédiment. Les phénomènes vésicaux se sont très améliorés. Encore une polyurie (5-6 fois), plus de douleurs à la miction. L'enfant prend très bonne mine, bien que l'insolation ne soit plus possible (hiver). *L'ostéite du pied s'est complètement cicatrisée.*

5e *mois*: Le Mantoux tendant de nouveau à diminuer, nous continuons le traitement en augmentant les doses, mais en espaçant les injections de 8 jours-10 jours, pour laisser à l'organisme le temps de réagir aux excitations simulatrices. La température reste afébrile et se régularise de plus en plus. Le poids augmente.

Jamais de sang dans les urines. (L'épreuve de Stryzonshy est répétée plusieurs fois avec le sédiment centrifugé, négative).

Les symptômes vésicaux ont complètement disparu. 3 à 4 mictions indolores dans les 24 heures. L'état général, l'appétit est excellent.

6e *mois*: Le Mantoux diminue encore très lentement et régulièrement. Nous montons avec la tuberculine 0,005 à 0,008. La température reste afébrile. Dès le début de ce mois, l'enfant se lève et se promène dans le jardin, malgré le froid et la neige. Le poids a encore augmenté. Jamais de sang dans les urines. Albumine 1/2 pour 1000. Pas de bacilles de Koch. Etat de santé excellent.

7e *mois* : Nous atteignons 0,01 ATK. Le Mantoux diminue encore. Le poids augmente. L'enfant se porte extrêmement bien. Aucun symptôme vésical. Deux à trois mictions indolores dans les 24 heures. L'urine est parfaitement limpide (1/4 pour 1000 albumine).

La guérison de l'ostéite s'est maintenue parfaite. L'enfant quitte l'hôpital en excellente santé. Nous l'avons revue deux mois après. La guérison s'est maintenue parfaite. L'enfant sort, se promène, n'a plus jamais présenté aucun symptôme pathologique.

Epicrise : Nous donnons une grande importance à cette observation. Il s'agissait d'une des formes les plus graves de tuberculose infantile, d'une forme très avancée et rapidement progressive de tuberculose rénale bilatérale avec cystite tuberculeuse et ostéite concomitante.

L'évolution progressivement défavorable pendant deux mois malgré le repos absolu et l'héliothérapie, puis la guérison brillante en quelques mois malgré que l'héliothérapie fut suspendue (hiver) sous l'influence de la tuberculine, permettent

non seulement de supposer, mais encore d'affirmer que la guérison est due à la
tuberculine. Le mérite nous en semble revenir essentiellement au mode d'application. Nous sommes persuadé que si le Mantoux ne nous avait pas révélé immédiatement la limite de tolérance, nous l'aurions facilement dépassée, créé de
l'anaphylaxie et obtenu au lieu d'une guérison brillante une aggravation.

Cette observation montre que, dans le traitement tuberculinique, la méthode
strictement individualisée et contrôlée a une importance capitale.

Obs. 143. — R. F..., 11 ans. Hérédité : 0.

L'enfant a été traitée 3 ans environ par l'héliothérapie à Leysin, pour spondylite
dorsale. Elle en est rentrée en parfait état général, sans trace de gibbosité, cliniquement guérie. Elle a porté encore quelques mois un corset plâtré. En
décembre 1912, on remplace le corset plâtré par un celluloïd. L'état de l'enfant
devient de nouveau moins bon. L'appétit disparaît. Les douleurs reprennent dans
le dos. Légères exacerbations de température le soir. Il se forme, bien que le corset
ait été porté consciencieusement nuit et jour, une gibbosité (kyphoscoliose)
comprenant les V, VI, VII, VIII, IX, X, XI et XII vertèbres dorsales. L'enfant
entre à l'hôpital le 18 juin 1913.

La fillette est en bon état de nutrition, muqueuses bien colorées. Température
à oscillations vespérales atteignant 37,6 oscillations de 1 degré et plus.
Poids 33 kgr. 5

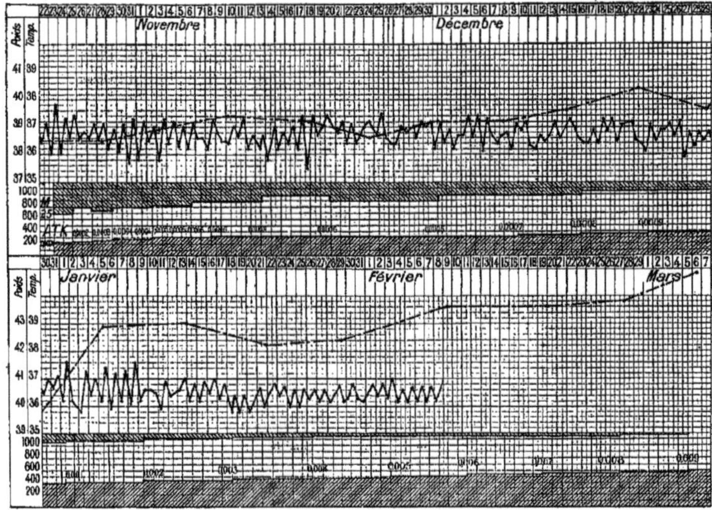

Fig. 10. — Obs. 143. — Feuille de température. Poids : ·—·—·—·.

1er *mois :* Héliothérapie dans le décubitus ventral avec coussin triangulaire sous
la poitrine. La température conserve son type subfébrile à grandes oscillations.
Augmentation de poids à 34 kgr. 3.

2e *mois :* Même traitement. La température reste la même. Poids 36 kgr. 2.

3e *mois :* Même traitement. Température la même. Poids 38 kgr.5.

4e *mois :* Même traitement. Les oscillations de température sont plus élevées
(37,8). Le poids retombe à 36 kgr. 7. La fillette est en bon état général. Pigmentation brun foncé de tout le corps.

5e *mois :* Le temps n'étant plus favorable pour l'héliothérapie (dont les résultats n'ont pas été très brillants jusque-là), on commence le traitement tuberculinique par intradermoinjections.

Début par 0,0001, Mantoux de 25 mm. La température tend rapidement à se régulariser et à prendre un type à oscillations moins prononcées ne dépassant plus 37 kgr. 4. Le poids monte à 39 kgr. 200. On monte rapidement avec la tuberculine, chaque injection donnant un Mantoux moins étendu.

6e *mois :* La dose 0,0006 ayant produit un Mantoux plus grand, nous espaçons les injections, estimant être arrivé à la limite de tolérance. Nous répétons la même dose, le Mantoux étant de nouveau plus petit, nous passons à la dose plus élevée. La température est afébrile. Le poids est monté à 39 kgr. 600.

7e *mois :* On continue la tuberculine. Le Mantoux, de 7 mm., reste stationnaire. Au milieu du mois, le Röntgen et l'examen clinique permettant de conclure à la guérison (?) nous faisons un grand corset plâtré de Calot et laissons l'enfant se lever. Elle continue à bien aller.

8e *mois :* Continuation du traitement polycliniquement. Injections tous les 8 jours. Le Mantoux diminue encore. La température reste parfaitement afébrile. La fillette va régulièrement à l'école. Etat de santé parfait. Le poids a augmenté de 43 kgr. (avec gyps) à 43 kgr. 300.

9e *mois :* On continue les injections. Le Mantoux est à peine perceptible. Température afébrile. Suit régulièrement l'école. Poids : 43 kgr. 900.

10e *mois :* On continue la tuberculine. Le Mantoux est négatif. Température afébrile. Suit depuis 3 mois l'école régulièrement, en parfaite santé. Poids : 44 kgr. 300.

11e *mois :* On cesse la tuberculine. L'enfant va bien. A la fin du mois, le Mantoux est redevenu positif de 6 mm.

Le Röntgen révèle au niveau de la gibbosité un calus très développé, très dense, sans aucune sensibilité à la pression locale.

Epicrise : Spondylite tuberculeuse semblant avoir réagi très favorablement à la tuberculine. La température subfébrile pendant de longs mois (héliothérapie) est devenue afébrile peu après le commencement de la tuberculinisation. On ne peut guère parler de coïncidence, la période d'observation et de traitement antérieur ayant été suffisamment prolongée, dans la période de l'année la plus favorable (été) alors que le traitement spécifique a été conduit pendant l'hiver où l'enfant ne pouvait pas bénéficier du grand air.

Obs. 144. — H..., A. 2 ans. Hérédité : O. Spondylite lombaire et spondylite cervicale (3 fistules) *1911* (entré le 2 février).

Température constamment fébrile avec oscillations atteignant parfois 39 à 39,6. Double gibbosité cervicale et lombaire. Mauvais état général. Pirquet +|+|+.

A la fin de l'année, malgré le traitement héliothérapique, médicamenteux, etc. l'état est le même.

1912. La température se maintient constamment fébrile. Mauvais état général. Abcès cervical qui fistule malgré le traitement d'après Calot.

L'enfant perd encore du poids, son état s'aggrave nettement. Des abcès cervicaux se forment à nouveau, que l'on ponctionne tous les 8 jours environ.

A la fin de l'année l'état général s'améliore de nouveau un peu, bien que la température se maintienne fébrile.

1913. Janvier à Octobre. L'état général s'améliore lentement. L'héliothérapie est pratiquée intensément ; l'enfant a une coloration cutanée brun noirâtre. Les fistules coulent toujours abondamment.

Le poids pendant ces dix mois a passé de 13 kgr. 3 à 14, 2, soit une augmentation de 900 grammes en 10 mois. La température est continuellement fébrile avec oscillations appuyant ordinairement leur maximum sur 38, mais atteignant souvent aussi 39.

Octobre. Nous commençons *l'intradermotuberculinisation.*

12 octobre : 0,0001 M = 24 mm.
29 octobre : 0,0001 M = 22 mm.

Pas de changement appréciable dans l'état de l'enfant.

Novembre.

7 novembre : 0,0001 M = 20 mm.
13 novembre : 0,0001 M = 20 mm.
20 novembre : 0,00005 M = 14 mm.

Nous avons diminué vu l'intensité du Mantoux un peu forte.

30 novembre : 0,00006 M = 8 mm.

L'état de l'enfant s'est brillamment amélioré, malgré que les conditions soient moins favorables.

Alors que sous l'insolation intense le poids n'avait augmenté que de 900 gr. en 10 mois, il a passé ce mois de 14,2 à 15,2 soit en un mois *augmenté de 1 kgr.*

La température a pris un type parfaitement *régulier*, nous n'avons plus eu une seule oscillation dépassant 38, le maximum s'appuie sur 37,6, le minimum sur 37 (rectal).

Les fistules coulent beaucoup moins.

Décembre.

9 décembre : 0,00007 M = 5 mm.
15 décembre : 0,00008 M = 5 mm.
23 décembre : 0,00009 M = 5 mm.
31 décembre : 0,0001 M = 4 mm.

La température conserve un type subfébrile régulier (max. vesp. 37,6-37,8 rectal).

Le poids monte à 16,800. Donc nouvelle augmentation *de poids dans ce mois de 1 kgr. 600.* Les fistules sont taries. Les gibbosités indolores.

Janvier.

9 janvier 0,0002 M = 4 mm.
20 janvier 0,0003 M = 3 mm.
30 janvier 0,0004 M = 3 mm.

La température se maintient la même dans la première moitié du mois, elle devient parfaitement afébrile dans la 2e moitié, à oscillations s'appuyant sur 37,2 au maximum.

L'enfant a eu la varicelle du 21 au 27 janvier, très intense. Il a perdu 1 kgr. 200 gr. dans cette période (15 kgr. 6). Sans cela, l'état général est bon, fistules taries.

Février.

7 février 0,0004 M = 3 mm.
15 février 0,0004 M = 3 mm.
23 février 0,0004 M = 4 mm.

La température est régulière, ou fait quelques oscillations dues à une angine lacunaire.

Le poids est monté de 15,6 à 17 kgr. (augmentation de 1.400 grammes). Une fistule est cicatrisée, les autres taries. Le Röntgen révèle un cal osseux opaque à la place des spondylites. Les gibbosités indolores.

Mars :

6 mars : 0,0004 M = 3 mm.
12 mars : 0,0005 M = 3 mm.
18 mars : 0,0005 M = 1 mm.
26 mars : 0,0006 M = 0 mm.

La température reste la même. Les fistules sont taries. La guérison clinique étant présente, nous faisons à l'enfant un corset de Calot èt nous le laissons quitter l'hôpital le 3 avril.

Avril : Nous avons revu l'enfant régulièrement une fois par semaine.

La guérison clinique se maintient, bien que les conditions de famille soient déplorables et que l'enfant soit toute la journée sur ses jambes dans une cuisine peu aérée.

Le 8 avril le Mantoux était encore négatif.

Le 20 avril : positif 1 mm.

Il y aurait lieu dans ce cas de reprendre prophylactiquement une nouvelle série d'injections lorsque le Mantoux sera redevenu nettement positif.

Epicrise : Un cas de spondylite double très grave, traitée pendant environ 3 ans par les meilleurs moyens thérapeutiques connus, sans grand succès.

La Tuberculine a agi très vite et très favorablement. On est en droit de l'affirmer puisque dans les 10 mois avant son application, malgré des conditions saisonnières beaucoup plus favorables, l'enfant ne prenait pas de poids (800 grammes en 10 mois), alors que de suite après l'application de la tuberculine le poids a brillamment ascendé, la guérison clinique s'est établie.

La longue période d'observation antérieure nous met à l'abri de la supposition d'une simple coïncidence.

Obs. 145. — K..., Johann, 8 ans et 8 mois. Hérédité : 0. Tousse depuis une année environ, malingre, en mauvais état de nutrition.

Examen clinique : Polysérosité tuberculeuse (Pleurésie sèche, péritonite tuberculeuse, glandes trachéobronchiques tuberculeuses).

Enfant d'un teint livide, poids 24 kgr. 6. Température fébrile à grandes oscillations atteignant parfois 40º.

Juin : Traitement général, héliothérapie prudente. Thiocol, etc. La température reste fébrile haute. Le poids diminue encore de 900 grammes (23 kgr. 7).

Juillet : La température conserve son type hectique. Aucune amélioration appréciable dans l'état du malade. Le poids a augmenté de 400 grammes (24 kgr. 1). L'enfant présente déjà une pigmentation intense due à l'insolation.

Août : Etat stationnaire. Le poids a augmenté de 100 grammes (24 kgr. 2). Pas de modification des lésions.

Septembre : Même type hectique de température. Poids stationnaire (24,2).

Octobre : Début du traitement intradermique à la tuberculine.

14 octobre.	0,0001	M =	30	mm.
16 —	0,0002	M =	25	—
18 —	0,0003	M =	20	—
20 —	0,0004	M =	20	—
22 —	0,0005	M =	18	—
24 —	0,0006	M =	15	—
25 —	0,0007	M =	13	—
28 —	0,0008	M =	35	—

réaction fébrile à 38,6.

En 8 jours après le début du traitement, la température est redescendue à la normale d'une façon inattendue. Elle est devenue afébrile à petites oscillations régulières s'appuyant sur 37 (rectal). Une seule réaction fébrile à la tuberculine coïncidant avec une augmentation très grande du Mantoux (Limite de tolérance).

Le poids a brillamment augmenté, comme nous ne l'avons jamais constaté dans la longue période d'observation. Il monte à 25 kgr. 200 (augmentation 1 kgr.) Les frottements pleuraux ont disparu. Status abdominal le même.

Nous faisons remarquer que le traitement général et médicamenteux était continué le même que pendant les mois d'observation.

Novembre :

```
        3 novembre.  0,0008 M = 25
        9     —      0,0008 M = 25
       13     —      0,0008 M = 22
       21     —      0,0008 M = 25
```

La température se maintient afébrile. L'enfant prend un très bon teint. L'appétit augmente. Le poids augmente à 25,800 (augm. de 600 gr.). L'abdomen devient parfaitement souple, les masses ganglionnaires ne sont plus palpables.

Décembre :

```
        1 décembre. 0,0008 M = 20
        9     —     0,0009 M = 15
       16     —     0,001  M = 22
       24     —     0,001  M = 17
```

réaction fébrile.

La température reste afébrile régulière. Le poids augmente à 27 kgr. 300.
Augmentation du mois = 1,500. Guérison clinique.
Cette guérison s'est maintenue solide, malgré que l'enfant ait été atteint d'une parotidite infectieuse avec fièvre quelques semaines plus tard.
L'enfant a été renvoyé à la maison guéri le 18 mars, en excellent état général. L'intradermoréaction étant encore de 15 mm.
Nous avons revu l'enfant un mois plus tard, guérison solide sans soins particuliers. Mantoux : 15 mm.

Epicrise : Polysérosité avec forte sensibilité spécifique où des mois de traitement ordinaire (soleil, etc...) n'avaient permis d'observer aucune amélioration, la température restant hectique, le poids stationnaire.
Sous l'influence de la tuberculine, en laissant tous les autres facteurs de traitement les mêmes, nous voyons en un temps très court la température devenir afébrile, le poids augmenter brillamment, la guérison clinique survenir.

Obs. 146. — Str..., Alfred, 3 ans 10 mois. Entré le 31 octobre 1913. Hérédité tuberculeuse.
Examen clinique. Péritonite tuberculeuse. Nous lisons dans l'histoire du malade (Dr Sikemeyer) : « L'abdomen est fortement ballonné et volumineux La percussion donne un son tympanique dans les parties supérieures et latérales. Dans la région de l'ombilic, une matité qui n'est séparée à droite de la matité hépatique que par une mince bande tympanique. Dans la région de cette matité on palpe des tumeurs arrondies, de consistance ferme, confluant entre elles. » (voir fig. 11. Obs. 146).
Poids de l'enfant : 13 kgr. Pirquet et Mantoux positifs.
31 octobre au 13 novembre : Observation. Température subfébrile à oscillations vespérales atteignant 38º. Augmentation de 300 gr.

Intradermotuberculinisation. 13 novembre au 30 novembre

```
       13 novembre 0,0001 = 7 mm.
       20 novembre 0,0001 = 7 mm.
       29 novembre 0,0001 = 7 mm.
```

La température descend progressivement à la normale.
Status local le même. Le poids a augmenté de 500 grammes dans ces deux semaines. Bon état général.

Décembre.

```
        4 décembre 0,0001 M = 4 mm.
        9 décembre 0,0002 M = 5 mm.
       15 décembre 0,0003 M = 6 mm.
       22 décembre 0,0004 M = 5 mm.
```

Température physiologique. Poids 15,700 (stationnaire). Status local le même, l'enfant est présenté en leçon clinique (Pr Wieland) où l'on montre les volumineuses tumeurs abdominales.

Janvier.

```
7 janvier 0,0003 M = 5 mm.
16 janvier 0,0005 M = 4 mm.
30 janvier 0,0006 M = 10 mm.
```

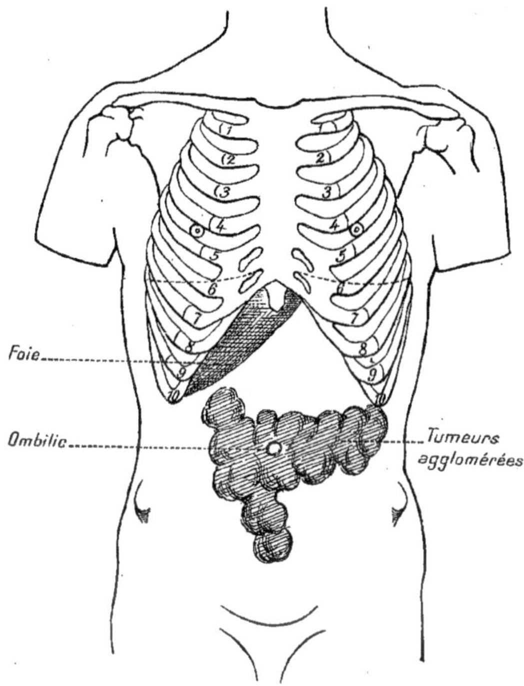

Fig. 11. — Obs. 146.

Température afébrile. Le poids a un peu fléchi (15,200) de 500 gr. Status local le même. Nous approchons de la limite de tolérance.

Février. Comme le cas est en somme favorable, malgré l'indication de la limite de tolérance donnée par le Mantoux, nous voulons essayer de progresser encore avec l'ATK.

```
4 février 0,0006 M = 15 mm.
11 février 0,0007 M = 18 mm.
19 février 0,0007 M = 15 mm.
27 février 0,0008 M = 10 mm.
```

Température afébrile. Nous croyons avoir dépassé le moment critique. Le poids a baissé de 200 gr. (15 kgr.). Il semble que les tumeurs abdominales ont légèrement diminué de volume.

Mars.

                    5 mars 0,0009 M $=$ 10 mm.
                   18 mars 0,001 M $=$ 10 mm.
                   25 mars 0,001 M $=$ 5 mm.

Température afébrile. Le poids remonte de 250 gr. Etat général excellent. Les tumeurs abdominales au cours du mois ont diminué progressivement de volume, ont fondu, de sorte que l'on n'arrive plus à les palper à la fin du mois.

Avril.

                    1 avril 0,002 M $=$ 2 mm.
                    5 avril 0,002 M $=$ négatif.
                   12 avril 0,003 M $=$ négatif.

La température reste parfaitement physiologique. Poids stationnaire. Excellent état général. L'enfant joue toute la journée au jardin. *L'abdomen est parfaitement normal*, légèrement déprimé. La palpation profonde ne révèle *aucune tumeur* ou *résistance anormale*.

L'enfant est renvoyé guéri le 15 avril.

Ajoutons qu'il n'a jamais présenté de troubles fonctionnels intestinaux.

Epicrise. — Péritonite tuberculeuse avec volumineuses tumeurs intra-abdominales, s'étant guérie complètement en un temps très court sous l'influence de l'intradermotuberculisation.

Il n'a été pratiqué dans ce cas aucune insolation ou traitement par les rayons X. L'huile de foie de morue a été donnée dès le début.

Localement : onctions au savon vert, thermophore.

Obs. 147. — G. F..., 9 ans 6 mois. Mère tuberculeuse pulmonaire. Depuis une année environ toujours malade, tousse. Anémie, vertiges, anorexie.

Traité successivement comme appendicite chronique (opéré), spondylite incipiens... etc., sans reperta certains.

Il nous est enfin envoyé comme tuberculose pulmonaire.

L'enfant est en très mauvais état général, maigre, blafard. Hémoglobine 65 0/0. Globules rouges 3.300.000. Cœur et poumons parfaitement normaux.

L'examen clinique de même que le Röntgen excluent la spondylite définitivement. La fonction gastro-intestinale est parfaite. Température afébrile. Poids 28 kgr. 8. Toux sèche et saccadée, sans expectoration. Mantoux $+$ 1 mm. Pirquet ?

A l'examen clinique on ne trouve pas de signes ganglionnaires trachéobronchiques nets. Seul le Röntgen révèle des ombres ganglionnaires prononcées des deux côtés de l'ombre cardiaque.

Observation simple du 12 au 26 février. (Vin de Quinquina, Huile de foie de morue, Pilules Blaud). Température afébrile, à oscillations de 8/10 à 1 degré, s'appuyant sur 37,3-37,4.

Dans ces 15 jours, le poids passe de 28 kgr. 8 à 28 kgr. 9, soit prise de 100 gr. L'enfant est resté au lit.

Vu la sensibilité extrêmement faible de l'enfant à la tuberculine, nous commençons (26 février) le traitement avec la dose intradermique de 1 milligramme ATK. La réaction de Mantoux y répond par une maculopapule de 15 mm.

3 mars : 0,001 M $=$ 10 mm. En face de la sensibilité encore minime à la dose de 1 milligramme, nous passons à 1 centigramme *le 6 mars*. Réaction de Mantoux de 40 mm. avec fièvre (38,8 et maux de tête).

Nous devons faire remarquer que ce passage de 0,001 à 0,01 sans transition n'est autorisable en aucun cas. Nous nous le sommes permis, vu la bénignité du cas, dans un but purement expérimental.

18 mars : Nous redescendons à

                   0,001 ATK M $=$ 20 mm.
                   26 mars 0,002 M $=$ 15 mm.
                    1 avril 0,003 M $=$ 10 mm.

7 avril 0,003 M = 10 mm.
11 avril 0,004 M = 5 mm.
20 avril 0,005 M = 5 mm.

Pendant la courte période du traitement spécifique, l'enfant s'est complètement transformé, bien que nous l'ayons laissé lever dès le début et jouer dans le jardin.

Le poids dans cette période d'un mois et 8 jours a passé de 28,9 à 30,8, soit augmenté de 1 kgr. 900. La température est restée afébrile. Le taux de l'hémoglobine s'est élevé à 95 0/0, les globules rouges sont montés à 5.100.000.

Quitte l'hôpital cliniquement guéri, avec un aspect florissant.

Epicrise : Un cas d'adénopathie trachéobronchique avec symptômes pathologiques prononcés, traité environ une année sans succès par tous les moyens possibles (héliothérapie plusieurs mois au Sanatorium de Langenbruck) sans aucun succès.

La tuberculine semble avoir donné un « coup de fouet » et avoir transformé l'état de l'enfant en un mois.

Coïncidence ! Malgré que nous soyons sceptique à l'extrème en ce qui concerne les cas ganglionnaires, nous pouvons affirmer que ceux-ci, qui guérissent spontanément d'ordinaire, *ne guérissent pas en un mois* (notre cas avait été traité une année avant sans succès). La tuberculine semble donc avoir déterminé la guérison clinique en un temps beaucoup plus court.

Obs. 148. — A..., E, 2 ans 2 mois Coxalgie tuberculeuse avec abcès froid, volumineux. Fillette en mauvais état général, malingre. Température subfébrile. Poids 9,000. Nous commençons de suite le traitement.

Décembre.

1 décembre 0,0001 M = 8 mm.
10 décembre 0,0002 M = 10 mm.
17 décembre 0,0003 M = 15 mm.
24 décembre 0,0003 M = 10 mm.

Etat local le même. Augmentation de poids de 1 kgr. (10 kgr.). Etat général meilleur. Température subfébrile.

Janvier.

4 janvier 0,0004 M = 10 mm.
8 janvier 0,0004 M = 10 mm.
16 janvier 0,0004 M = 10 mm.
30 janvier 0,0004 M = 10 mm.

Nous sommes à la limite de tolérance. L'organisme réagit continuellement avec la même intensité aux mêmes doses. Température subfébrile.

Poids reste stationnaire (10 kgr.). Etat général bon.

Février.

3 février 0,0004 M = 10 mm.
12 février 0,0004 M = 7 mm.
18 février 0,0005 M = 7 mm.
26 février 0,0006 M = 5 mm.

La température se régularise et devient afébrile dans la 2e quinzaine du mois. Poids stationnaire. Etat local le même.

Mars.

6 mars 0,0007 M = 5 mm.
19 mars 0,0008 M = 5 mm.
25 mars 0,0008 M = 5 mm.
30 mars 0,0009 M = 5 mm.

Température afébrile (à part une élévation fébrile due à une bronchite intercurrente, refroidissement).

Novembre. Etat le même. Fièvre. Progression continue des lésions. Poids 9 kgr. 350.

20 novembre. Début du traitement tuberculinique. Une sensibilité intense étant à prévoir, nous faisons la première intradermoréaction avec $0,00001$ M $= 15$ mm. le 16 novembre. 27 nov. $0,00001$ M $= 15$ mm.

Décembre.

4 décembre $0,00001$ M $= 15$ mm.
12 décembre $0,00001$ M $= 15$ mm.
25 décembre $0,00001$ M $= 15$ mm.

La température reste fébrile. Poids 9 kgr. 320.

Janvier.

4 janvier $0,00001$ M $= 15$ mm.
8 janvier $0,00001$ M $= 15$ mm.
16 janvier $0,00002$ M $= 25$ mm.
26 janvier $0,00001$ M $= 35$ mm.

Poids le même. La température a le même type fébrile.

Février.

4 février $0,000005$ M $= 30$ mm.
14 février $0,000005$ M $= 20$ mm.

Le poids a augmenté de 200 gr. L'état général est bon. L'abcès a lentement diminué de la moitié de son volume.

Epicrise. — Coxalgie encore en traitement, influencée favorablement par la tuberculine. L'héliothérapie pratiquée en même temps a certainement joué un rôle tout aussi important. Il est difficile de discerner ce qui revient à chacun de ces facteurs.

Obs. 149. — S..., Hedwig, 20 mois. Hérédité tuberculeuse. Tuberculose pulmonaire progressive avec infiltration massive de la région gauche du hile.

Août. Traitement général et médicamenteux. Poids 7 kgr. 890. Température fébrile à grandes oscillations dépassant souvent 38 de 2 à 4/10. Mantoux $= 20$ mm.

Septembre. Etat le même. Augmentation régulière du poids, à 8 kgr. 800.

Octobre. Etat le même. Toujours la même température fébrile. Augmentation de poids à 9 kgr. 050.

L'intradermotuberculinisation est pratiquée jusqu'en mars (5 mois).

La température s'est régularisée. Les oscillations se produisent entre 37 et 37,6. Poids stationnaire. Prend meilleure mine. Le Mantoux reste le même.

Mars : L'enfant fait une otite moyenne purulente aiguë avec fièvre de 39,4, perforation du tympan. Nous avons interrompu le traitement et ne l'avons pas encore repris.

Epicrise. — Un cas de tuberculose pulmonaire très grave et progressive chez un enfant très jeune. La tuberculine a été *parfaitement* supportée et paraît avoir influencé favorablement la marche de la maladie, bien qu'une guérison clinique semble impossible à prévoir.

Obs. 150. — G..., Auguste, 3 ans. Spondylite dorsale et tuberculose pulmonaire III du sommet droit. — Tousse depuis 13 mois. En été 1912 glandes cervicales tuméfiées. En automne 1913 apparition d'une gibbosité dorsale qui augmente rapidement de volume. Tousse beaucoup, mauvais état général. Entre à l'hôpital le 25 mars 1913.

Mars-avril : Très mauvais état général. Sommet droit avec forte matité, fremitus exagéré, râles crépitants fins très abondants. Tousse beaucoup. Température fébrile à grandes oscillations s'appuyant sur 38,4. Poids 12 kgr. 3.

Traitement ordinaire d'après Rollier, Sirop Famel. L'enfant va moins bien, à la fin d'avril poids 11 kgr. 600 ; perte de 700 gr.

Mai : La température se régularise un peu tout en gardant de grandes oscillations. Celles-ci s'appuient sur 37,6-37-7. Poids augmente à 13 kgr. (*Augmentation de 1 kgr. 400, sans traitement spécifique*).

Juin : La température reste subfébrile. Etat local le même. *Perte de poids* de 500 gr.

Juillet : Température fébrile plus élevée, les ascensions dépassant de nouveau 38°. Perte de poids de 200 gr.

Août : Etat le même, prise de poids de 100 gr. Tousse toujours.

Septembre ; Etat le même. A la fin du mois quelques oscillations de température un peu plus élevées. *Prise de poids* de 800 gr.

Octobre : Pendant les 6 mois précédents, l'affection semble ne pas avoir été très influencée, la température est restée du même type fébrile. La prise totale de poids en ces 6 mois a été de 900 gr. seulement.

Nous commençons l'intradermotuberculinisation.

<pre>
 2 octobre 0,0001 M = 30 mm.
 8 octobre 0,0001 M = 30 mm.
17 octobre 0,0001 M = 30 mm.
25 octobre 0,0001 M = 30 mm.
29 octobre 0,0001 M = 30 mm.
</pre>

Etat le même d'une façon générale. La température s'est un peu régularisée, subfébrile. Poids 14 kgr. (augmentation de 700 gr.

Novembre.

<pre>
 7 novembre 0,0001 M = 25 mm.
13 novembre 0,0001 M = 20 mm.
20 novembre 0,0001 M = 10 mm.
28 novembre 0,0001 M = 20 mm.
</pre>

Température subfébrile. Poids 13,600. (Perte de 400 gr.). Ne tousse presque plus.

Décembre.

<pre>
 5 decembre 0,0002 M = 18 mm.
10 décembre 0,0002 M = 12 mm.
17 décembre 0,0003 M = 15 mm.
23 décembre 0,0003 M = 15 mm.
</pre>

La température a pris un type parfaitement régulier à très petites oscillations appuyant leur maximum sur 37,6 (rectal). Poids 14 kgr. (prise 400 gr.). Ne tousse plus. Plus de râles au sommet.

Janvier.

<pre>
 3 janvier 0,0004 M = 10 mm.
 8 janvier 0,0004 M = 10 mm.
16 janvier 0,0005 M = 10 mm.
30 janvier 0,0005 M = 10 mm.
</pre>

Température parfaitement physiologique. Poids 14 kgr. (stationnaire). Ne tousse pas. La gibbosité n'est plus sensible à la pression.

Février (voir courbe ci-jointe de ce mois).

<pre>
 3 février 0,0005 M = 10 mm.
11 février 0,0006 M = 15 mm.
17 février 0,0006 M = 10 mm.
25 février 0,0006 M = 18 mm.
</pre>

Température parfaitement physiologique. Poids stationnaire. Sommet droit légèrement mat avec expiration prolongée, pas de râles. Ne tousse pas.

Mars.

7 mars 0,0007 M = 6 mm.
19 mars 0,0008 M = 5 mm.
25 mars 0,0009 M = 3 mm.

Même état général et local. Poids stationnaire.

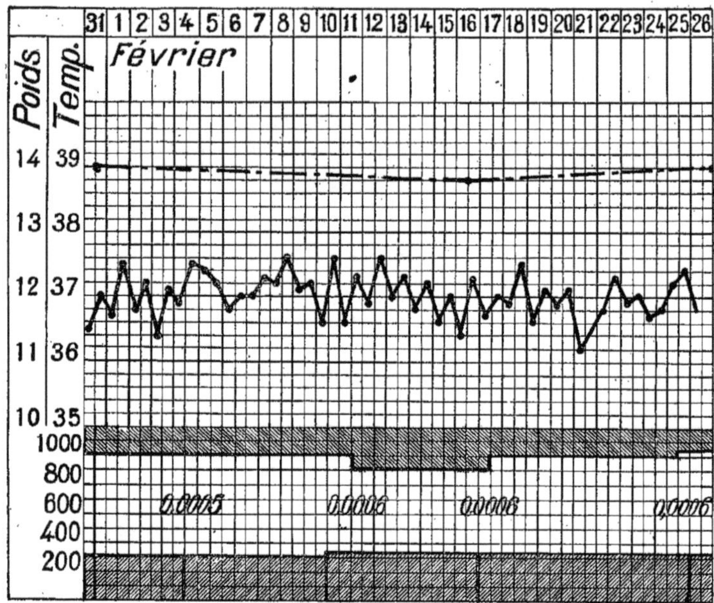

Fig. 12. — Obs. 150. Feuille de température.

Avril :

6 avril 0,001 M = 3 mm.
17 avril 0,002 M = 2 mm.
25 avril 0,003 M = ?

L'enfant va très bien. (Angine pultacée le 14 avril). Température physiologique. Poids stationnaire.

La lésion pulmonaire est actuellement à peine décelable, plus de différence appréciable de la percussion. L'expiration reste légèrement prolongée à droite. Pas de râles. Excellent état général, teint très bon. Calus vertébral solide, indolore à la pression. Le traitement est continué.

Epicrise : Sans vouloir prétendre que l'évolution favorable de ce cas est imputable uniquement à la tuberculine, il est bon de noter qu'un cas pulmonaire progressif grave (compliqué de spondylite) a supporté la tuberculine, malgré une sensibilité intense, et semble en avoir retiré grand bénéfice.

C'est un de ces cas qui, d'après tous les auteurs, y compris Schlossmann, serait contre-indiqué pour la tuberculine par voie sous-cutanée. Nous voyons combien la tuberculine par voie intradermique est inoffensive et active.

Obs. 151. — Léo B..., 2 ans. Coxalgie tuberculeuse gauche. Cas favorable, traité dès le début par l'héliothérapie, extension..., etc. Lorsque nous commençons le traitement tuberculinique au début d'octobre, l'enfant déjà à l'hôpital depuis 1 année, est en très bonne voie de guérison. Le traitement, vu la sensibilité initiale à la tuberculine minime, a été facile à conduire. Nous avons débuté avec 0,0001 (M = 10 mm.), nous sommes maintenant à 0,05 (Mantoux = 2 mm.). La guérison clinique est parfaite, *sans ankylose*. Etat général florissant.

Il est difficile de discerner le rôle de la tuberculine, vu l'état du patient déjà excellent lors du début du traitement spécifique.

Nous voulons simplement signaler que chez lui, nous avons pu au début progresser rapidement avec les doses en déterminant des réactions cutanées décroissantes, jusqu'au moment où nous sommes arrivés à la limite de tolérance, augmentation de l'intradermoréaction ; fléchissement ensuite du poids. La répétition de la même dose a eu pour effet d'accoutumer l'organisme à cette dose, nous n'avons ensuite plus eu d'alerte dans la conduite du traitement.

Au moment de l'augmentation de l'intradermoréaction, nous avons assisté au phénomène rare de la reviviscence d'anciens « Mantoux ».

Nous lisons dans l'*Histoire de Malade*.

« *7 novembre* : Après l'injection de 0,0004 ATK, l'intradermoréaction est plus grande (15 mm.) et nous voyons réapparaître les intradermoréactions du 28 et du 23 octobre, bien nettes avec leurs diamètres primitifs, alors qu'elles étaient depuis longtemps disparues. »

Epicrise : Un cas qui ne permet *aucune conclusion* concernant l'effet immédiat de la tuberculine. Son intérêt réside, pour la méthode, dans les particularités signalées.

Cas 152. — S. Fritz, 2 ans. Parents sains. Depuis 4 mois, l'enfant jusqu'alors parfaitement normal, cesse de parler, gémit continuellement, devient peu à peu complètement paralysé, contracturé, agitation motrice intense qui rend son alimentation presque impossible. Entré à l'hôpital le 26 septembre.

Nous ne pouvons donner ici le status complet très volumineux. Les points principaux en sont l'agitation motrice générale intense, l'amaurose double (avec nystagmus), la raideur de la nuque et de la colonne vertébrale en général, et la sensibilité de l'enfant qui semble avoir des douleurs au moindre contact. *Température fébrile*. L'examen est pratiqué par plusieurs spécialistes (Prof. Bing, maladies nerveuses, Dr Musy, oculiste, etc ..). Série de recherches, Röntgen, ponction lombaire (4 1/2 0/0 albumine dans le liquide céphalorachidien) ophtalmoscopie (1), examen spécial du labyrinthe..., Wassermann (nég.), etc.). Le « Mantoux » est faiblement positif.

Le diagnostic posé ensuite de ces diverses recherches est : *Méningite chronique avec hydrocéphalie interne et externe, spécialement du 3e ventricule (étiologie tuberculeuse)*.

Poids 9 kgr. 750. Température fébrile (une oscillation à 39º, en général maximum à 37º6-37º8).

Observation de 9 jours : Température reste la même. Agitation intense qui rend l'alimentation presque impossible. Perte de poids de 800 gr. Début du traitement tuberculinique.

<pre>
 9 octobre 0,0001 M = 5 mm.
12 octobre 0,0001 M = 5 mm.
15 octobre 0,0002 M = 5 mm.
18 octobre 0,0003 M = 5 mm.
21 octobre 0,0004 M = 5 mm.
24 octobre 0,0005 M = 5 mm.
27 octobre 0,0006 M = 5 mm.
29 octobre 0,0007 M = 3 mm.
31 octobre 0,0000 M = 2 mm.
</pre>

(1) Atrophie complète des nerfs optiques, pure atrophie par compression, pas trace de stase ou d'inflammation.

L'état reste le même. Augmentation de poids de 200 gr. Même type de température.

Novembre.

2 novembre 0,001 M = 0.

Température toujours subfébrile. Etat le même. Le Mantoux étant devenu négatif à la dose de 1 milligramme, nous cessons les injections jusqu'au 24 novembre 0,001 M = 5 mm. Le poids reste stationnaire. Etat le même.

Décembre.

1er décembre 0,001 M = 3 mm.
7 décembre 0,002 M = 3 mm.
14 décembre 0,003 M = 5 mm.
22 décembre 0,004 M = 5 mm.
29 décembre 0,005 M = 5 mm.

Etat le même. Poids stationnaire. Température subfébrile.

Janvier.

3 janvier 0,005 M = 2 mm.
9 janvier 0,005 M = 2 mm.
16 janvier 0,006 M = 2 mm.
26 janvier 0,007 M = 2 mm.

Etat stationnaire.

Février.

5 février 0,008 M = 2 mm.
15 février 0,009 M = ?
27 février 0,01 M = 1 mm.

La température ce mois est parfaitement normale, à petites oscillations très régulières comprises entre 37 et 37,4. Augmentation de poids de 400 gr. L'enfant est devenu beaucoup plus tranquille et plus facile à alimenter, il est tranquille dans son lit et ne gémit plus lorsqu'on le palpe. Amaurose la même. Pas trace de langage articulé, geint ou crie.

Mars.

6 mars 0,02 M = 1 mm.
18 mars 0,03 M = ?
27 mars 0,04 M = ?

L'état de l'enfant est nettement meilleur. Augmentation de poids de 200 gr. La température parfaitement régulière à petites oscillations s'inscrit au-dessous de 37.

L'enfant est parfaitement tranquille, sans contractures, seuls les réflexes sont exagérés.

Aveugle, il réagit avec intelligence au moindre bruit. Tourne la tête et ouvre la bouche lorsqu'il entend approcher quelqu'un (désir de nourriture).

Avril.

6 avril 0,05 M = ?
13 avril 0,06 M = ?

La température à petites oscillations régulières s'inscrit entre 36,4 et 36,7. Va bien. Le traitement est continué.

Epicrise : Nous ne présentons cette observation qu'au point de vue de la méthode dans un cas à sensibilité spécifique faible. En dehors de tout autre traitement quelconque, est-on autorisé à mettre l'amélioration certaine sur le compte de la tuberculine ? Le cas étant un peu exceptionnel, nous n'oserions le faire.

Obs. 153. — Br... Lydia, 12 ans. Spondylite dorsale avec abcès.

Mai : Température fébrile à grandes oscillations de 1 à 2 degrés, appuyant leur maximum sur 38. Perte de poids de 200 gr. (26 kgr. 4 à 26 kgr. 2). Insolation. Traitement ordinaire des spondylites.

Juin : Etat stationnaire. Reprend 200 gr. Température toujours subfébrile.

Juillet : Etat stationnaire. Gagne 800 grammes ce mois (27 kgr. 200). Toujours température subfébrile à oscillations prononcées.

Août : L'état général est meilleur ; gagne 700 gr. (27 kgr. 900). La température conserve son même type à grandes rémissions matinales atteignant jusqu'à 2°. Pigmentation noir brunâtre de la peau.

Septembre : La température conserve son type à grandes oscillations, mais leur maximum n'atteint plus que rarement 38. Augmentation de poids de 600 gr.

Octobre : *Intradermotuberculinisation.*

14 octobre 0,0001 M = 20 mm.
17 octobre 0,0002 M = 23 mm.
20 octobre 0,0003 M = 25 mm.
26 octobre 0,0004 M = 25 mm.
31 octobre 0,0005 M = 25 mm.

La température est restée la même. Le poids est monté à 30 kgr. 400 (augmentation *1 kgr. 900*). La prise de poids en ce mois est presque équivalente à la prise de poids totale des 6 mois précédents (2 kgr. 100). Status local le même.

Novembre : Nous espaçons les injections de la sensibilité forte.

12 novembre 0,0005 M = 25
21 novembre 0,0004 M = 25

La température s'est *complètement* régularisée, afébrile, s'inscrit au-dessous de B 7, ou le dépasse de 1 à 2 dixièmes. Poids stationnaire.

Décembre.

1er décembre 0,0005 M = 20 mm.
10 décembre 0,0006 M = 15 mm.
16 décembro 0,0007 M = 15 mm.
24 décembre 0,0008 M = 13 mm.

Poids augmente à 31 kgr. (prise de poids de 600 gr.). Va très bien. Gibbosité indolore à la pression. Appétit s'améliore.

Janvier.

1er janvier 0,0009 M = 10 mm.
11 janvier 0,001 M = 25 mm.
21 janvier 0,001 M = 25 mm.
27 janvier 0,001 M = 25 mm.

Jusqu'au 27 janvier, le poids est monté à 32 kgr. (prise de 1 kgr.). La température reste physiologique afébrile. L'enfant va bien. Cependant le « Mantoux » nous indique que nous sommes à la limite de tolérance tuberculinique. Notre idée se confirme par une perte de poids de 400 gr. du 27 janvier au 1er février (31 kgr. 600).

Février.

1er février 0,001 M = 20 mm.
15 février 0,001 M = 15 mm.
25 février 0,001 M = 10 mm.

Le poids est remonté à 32 kgr. Température afébrile. Va bien.

Mars.

4 mars 0,001 M = 15 mm.
18 mars 0,001 M = 5 mm.
6 mars 0,002 M = 3 mm.

Température.afébrile. Poids 32 kgr. 200. Etat général excellent. Le traitement est continué. La gibbosité représente au Röntgen un cal homogène, elle est parfaitement indolore. L'abcès migrateur est encore palpable.

Epicrise : Spondylite fébrile. 6 mois de traitement dans les meilleures conditions (été, héliothérapie) n'ont pas amené de changement appréciable.

Sous l'influence de la tuberculine, dans les mois les moins favorables (brouillards), nous voyons la température descendre à la normale et s'y maintenir, le poids augmente brillamment.

Nous voyons aussi que dans ce cas, à sensibilité forte il est vrai, la limite de tolérance est indiquée par l'intradermoréaction seule, alors que la température est restée indifférente. La baisse de poids ultérieure a confirmé l'indication d'alarme de la réaction cutanée et nous a permis d'espacer nos injections, de répéter la même dose jusqu'à ce que la période critique soit dépassée.

Obs. 154. — M... Ines, 7 mois. 1 frère mort à 8 mois de méningite tuberculeuse.

Examen clinique. Adénopathie trachéobronchique et tuberculose pulmonaire progressive. Dyspnée expiratoire très forte. Cyanose. Pirquet et Mantoux extrêmement forts, papulo vésiculeux. Pronostic tout à fait mauvais.

Tuberculine				
	19 février	0,0001	M =	30 mm.
	25 février	0,00001	M =	10 mm.
	8 mars	0,00001	M =	10 mm.
	30 mars	0,00001	M =	10 mm.
	5 avril	0,00001	M =	12 mm.
	15 avril	0,00001	M =	10 mm.
	23 avril	« Pirquetisation »		
	29 avril	« Pirquetisation »		

L'enfant est encore en traitement. Contre toute attente son état s'est amélioré. La cyanose a complètement disparu. La respiration est tranquille, avec encore une légère dyspnée expiratoire. A augmenté de 7.300 à 7.600. Lésions stationnaires.

Epicrise. Il serait prématuré de conclure de ce cas. La longue survie, en présence d'un pronostic fatal, l'amélioration inespérée parlent en faveur d'un effet utile de la tuberculine. Nous continuons le traitement par la « pirquétisation. »

Obs. 155. — S... E., 20 mois. Hérédité : une tante maternelle morte de tuberculose pulm. Depuis 2 mois : toux, fièvre...

Examen clinique : Tuberculose pulmonaire. Au Röntgen infiltration à partir du hile intéressant presque tout le poumon droit.

Août : Fièvre. Mauvais état général. Toux. Thiocol. Héliothérapie. Poids : augmentation de 250 gr.

Septembre : Etat stationnaire. Température entre 37 et 38, dépassant parfois 38. Prise de poids de 650 gr.

Tuberculine ATK (intradermique)

Octobre.

	4 octobre	0,00001	M =	20 mm.
	13 octobre	0,00001	M =	25 mm.
	20 octobre	0,00001	M =	25 mm.
	26 octobre	0,00001	M =	20 mm.

Prise de poids 260 gr. Etat le même.

Novembre.

	7 novembre	0,00001	M =	20 mm.
	16 novembre	0,00001	M =	20 mm.
	27 novembre	0,0001	M =	20 mm.

Prise de poids 140 gr. Etat stationnaire.

Décembre.

> 5 décembre 0,0001 = 20 mm.
> 19 décembre 0,00001 = 25 mm.
> 26 décembre 0,00001 = 25 mm.

Prise de poids 120 gr. La sensibilité de l'enfant a tendance à augmenter. La température présente des oscillations dépassant plus souvent 38° que les mois précédents. L'infiltration de la base du poumon s'est en partie résolue, la matité a disparu. Par contre une matité très prononcée est apparue dans la région sous claviculaire droite (fremetus exagéré, râles souscrépitants fins).

Janvier.

> 4 janvier 0,00001 M = 25 mm.
> 14 janvier 0,00001 M = 25 mm.
> 24 janvier 0,00001 M = 35 mm.

Nous sommes à la limite des phénomènes d'anaphylaxie, malgré que nous n'ayons jamais augmenté notre dose initiale, la sensibilité spécifique de l'enfant augmente. Perte de poids de 300 gr. à la fin du mois. La matité à droite (sous-clavicial) a augmenté. Abondants râles souscrépitants fins. Toux.

Février.

> 4 février 0,000005 M = 30 mm.
> 8 février 0,000005 M = 30 mm.
> 15 février 0,000005 M = 20 mm.
> 26 février 0,000002 M = 20 mm.

Augmentation de poids de 200 gr. Pour la première fois la température s'est régularisée et est restée normale haute tout le mois (oscille entre 37 et 37,5). Ne tousse pas. Les râles ont presque complètement disparu. La matité persiste la même.

Mars : L'enfant fait une otite médiane purulente avec forte fièvre (39,4) et écoulement très abondant. Nous ne faisons ce mois que deux injections.

> 18 mars 0,000001 M = 20 mm.
> 31 mars 0,000001 M = 20 mm.

Perte de poids de 200 gr. Ne tousse pas. Pas de râles.

Avril : L'écoulement de l'oreille est encore abondant.

> 8 avril 0,000001 M = 20 mm.
> 18 avril 0,000001 M = 20 mm.

L'état de l'enfant s'améliore nettement. La température est afébrile, et ce qui ne s'était pas produit encore appuie son minimum au-dessous de 37 (36·36,6) son maximum ne dépasse souvent pas 37, ordinairement atteint 37,2.

Localement, on ne constate qu'une submatité sous-claviculaire droite, avec expirium légèrement soufflé, pas de râles.

Epicrisie : Le traitement est continué. Il semble que dans une forme extrêmement grave de tuberculose infiltrante, chez une enfant très jeune (20 mois) la tuberculine ait joué un rôle utile. Il est trop tôt encore pour poser une conclusion impartiale.

Nous pourrions allonger encore notre casuistique en y faisant rentrer nos nombreux cas encore en traitement. Nous devons toutefois nous limiter à ceux-ci, ne pouvant donner trop de place aux observations cliniques.

Ces cas sont suffisants pour montrer le détail de la méthode d'intradermotuberculinisation, aussi bien que pour en prouver la valeur.

DISCUSSION

Lors de nos premiers traitements à l'hôpital des enfants de Bâle, M. le professeur Wieland, nous a tout d'abord confié les trois enfants (cas 153, 145 et 142) tous trois atteints de formes graves de tuberculose, de formes progressives, à pronostic sombre. « Voici, nous a-t-il dit, trois enfants en traitement ici depuis des mois, par les meilleures méthodes thérapeutiques ; l'héliothérapie pratiquée tout l'été dans de bonnes conditions, preuve en est la pigmentation intense que présentent ces enfants, n'a donné aucun résultat appréciable. Essayez dans ces cas la tuberculinothérapie, si vous obtenez quelque résultat ce sera là une preuve très certaine de la valeur de la tuberculine, car il s'agit de formes de tuberculose à évolution défavorable, et non pas de tuberculoses ayant une tendance spontanée à la guérison. »

Nous nous sommes donc adressé à l'intradermotuberculinisation qui, d'après nos expériences de Lausanne, nous semblait être la méthode idéale chez l'enfant. Cette méthode n'avait jusqu'alors qu'été indiquée par Mantoux (M 584 à 592), il nous fallait en instituer la technique en médecine infantile. Nous avons fait nos premières injections avec la plus grande prudence, en nous guidant d'après notre étude précédente de la sensibilité spécifique de l'enfant. Nous y avons toujours trouvé un guide précieux, nous avons vu se confirmer nos observations antérieures.

Le résultat thérapeutique immédiat de notre traitement intradermotuberculinique a été, nous croyons être en droit de l'affirmer, extrêmement favorable.

Le *professeur Wieland* qui a bien voulu suivre et critiquer nos recherches *s'exprime à leur sujet de la façon suivante* (W 390 *bis*) :

« J'ai déjà à plusieurs reprises essayé chez les enfants tuberculeux le traitement par la tuberculine appliquée *en injections sous-cutanées d'après la méthode de Sahli.* J'ai employé pour ces traitements soit la tuberculine de Béraneck, soit celle de Denys. *Jusqu'à maintenant je n'ai jamais pu constater de résultats utiles à l'aide de cette méthode.* J'ai surtout remarqué la difficulté d'apprécier l'effet de ces doses minimes, ne donnant pas de manifestations cliniques, ceci en opposition à l'emploi de doses plus élevées, dangereuses, où l'on ne se met pas à l'abri de réactions générales ou de foyers (par exemple avec la tuberculine Rosenbach).

Les *rares* améliorations observées pouvaient aussi bien être attribuées à l'amélioration des conditions d'existence (soins d'hôpital, cure d'air, héliothérapie...) qu'au traitement spécifique.

Pour ces motifs, je me suis volontiers décidé d'essayer, sur la proposition de mon chef de clinique, docteur Lucien Jeanneret, la méthode, signalée récemment par Mantoux et par Wolff-Eisner d'*application cutanée de la tuberculine*. Cette méthode, ne comportant absolument pas de dangers pour le malade, m'a paru offrir l'avantage de permettre à l'aide des réactions cutanées accompagnant chaque injection, un contrôle précis et continu de la sensibilité à la tuberculine et de ce fait offrir un meilleur critérium pour juger de l'effet thérapeutique du traitement.

Les faits n'ont pas trompé mon attente. *Dans un grand nombre de cas graves* de tuberculoses infantiles qui, malgré les meilleurs soins, nourriture, air, etc... étaient restés pendant des mois dans un état stationnaire, constamment fébrile, sont apparues sous l'influence du traitement par injections intracutanées de petites doses d'ATK, des améliorations indiscutables (disparition de la fièvre, augmentation de poids...). Celles-ci ont été en relation avec la diminution parallèle de la sensibilité à la tuberculine (diminution de la réaction locale).

Ces améliorations ne peuvent être attribuées qu'au traitement spécifique, tous les autres facteurs thérapeutiques étant restés les mêmes.

Ces cas (environ une douzaine) ont été pour moi la *première preuve certaine* de l'effet utile de la tuberculine dans les tuberculoses infantiles et je me propose de continuer l'application de cette méthode. »

Au début, nous n'avons adopté, l'intradermotuberculinisation, qu'à cause du contrôle continu qu'elle permet, *chaque injection thérapeutique donnant elle-même, sans aucune autre manipulation, le jour suivant, la mesure exacte de la sensibilité du sujet à cette dose.*

Les résultats brillants et indiscutables que nous avons obtenu, contre toute attente d'ailleurs, nous ont amené à *l'idée, que l'effet très favorable de notre tuberculinisation ne dépendait pas seulement de la prudence de la méthode, de son inocuité, mais encore d'un autre facteur, de phénomènes particuliers, locaux, attribuables, à l'injection intradermocutanée, à la réaction d'un foyer local intracutané de réaction spécifique.*

En un mot nous avons constaté que *l'action de la tuberculine donnée par la voie intracutanée était infiniment plus favorablement active que donnée par la voie sous-cutanée, tout en étant presque absolument inoffensive.*

Nos cas de Bâle comprennent environ toutes les formes de tuberculose infantile, il s'agissait dans tous de malades gravement atteints. Nous en avons strictement exclu les simples « tuberculisés » et les tuberculoses ganglionnaires sans symptômes pathologiques.

Dans notre appréciation, nous tenons compte de toutes les critiques, de toutes les réserves concernant la tuberculose infantile et la tuberculine, que nous avons exprimée précédemment. *Nous croyons pouvoir affirmer que la tuberculine administrée par la voie intracutanée a une action curative certaine, même dans les formes graves et progressives de la tuberculose infantile. Qu'elle présente toutes les garanties d'un contrôle continu et précis, que sa pratique est d'une simplicité, d'une facilité si grande que chaque médecin, sans aucune connaissance spéciale, peut conduire ce traitement. Elle ne nécessite aucune manipulation de laboratoire, aucune réaction accessoire. Considérant donc les grandes variations de la sensibilité spécifique de l'enfant, soit d'après la forme de tuberculose, soit d'après des facteurs individuels, nous sommes en droit d'affirmer qu'une méthode de tuberculinisation qui permet d'administrer la tuberculine d'une façon strictement proportionnelle à la sensibilité de chaque malade, qui nous permet de connaître les moindres variations de cette sensibilité, est une méthode idéale.*

Outre nos cas présentés ici, nous traitons actuellement tous les enfants tuberculeux de l'hôpital des enfants de Bâle. Les résultats en sont très bons. Sans doute il nous manque encore un critérium important, celui de la stabilité des guérisons ; nous espérons pouvoir d'années en années contrôler nos cas traités.

Pour le moment, il découle de nos observations, que l'intradermotuberculinisation nous a donné des améliorations, des guérisons plus rapides que celles que l'on pouvait attendre d'autres moyens thérapeutiques. Que dans quelques cas gravement progressifs, non influencés par d'autres traitements, elle a déterminé un arrêt dans la marche de la maladie, une guérison clinique surprenante (cas 142 par exemple).

Un long commentaire des feuilles de malade est inutile puisque nous les présentons (photographie de feuilles originales) ici et que chacun peut se rendre compte des résultats.

Régularisation de la température, disparition de la fièvre, augmentation du poids, disparition des symptômes pathologiques, regression des lésions, guérison clinique, voilà ce que l'on peut noter de principal.

Il est intéressant de noter qu'au début il est avantageux de pousser énergiquement le traitement, d'injecter souvent et en augmentant les doses. à condition que l'organisme n'y réponde pas par une augmentation de la sensibilité spécifique, mais par une diminution ou une réaction restant la même.

Il faut se rendre compte en effet que si à des doses progressivement augmentantes l'organisme répond par une intradermoréaction restant la même, ne s'exagérant pas, ce fait correspond en réalité à une diminution de la sensibilité spécifique, puisque s'il ne survenait pas d'une injection à l'autre une accoutumance, une certaine mithridatisation contre la tuberculine, l'organisme devrait répondre à une dose plus forte par un « Mantoux » plus fort.

Nous croyons aussi que, si nous pouvons avec grand avantage au début, exiger sans danger de l'organisme une réaction de défense intense, *il arrive un moment où l'organisme semble surpassé et devient incapable de réagir suffisamment à nos injections de tuberculine, l'on atteint alors la limite où commence à se produire de l'anaphylaxie.* Le « Mantoux » nous a indiqué de suite ce moment, *alors qu'aucun autre symptôme décelable* ne permettrait même de le deviner. Le fléchissement momentané du poids que nous observons le plus souvent après, nous en donne la confirmation tardive. C'est à ce moment, si l'on continuait à injecter progressivement et à des intervalles les mêmes, que le traitement deviendrait directement dangereux (anaphylaxie). *Dès que le Mantoux nous indique cette limite de tolérance, nous restons* à la même dose, nous *espaçons* nos injections, afin de ménager la susceptibilité de réaction de l'organisme.

*En un mot, les résultats sont brillants tant que l'on n'exige de l'organisme que les réactions de défense qu'*il est en état de donner ; il est par contre *dangereux* de lui *demander plus* qu'il n'est capable. Dès que nous injectons de la tuberculine que l'organisme ne peut plus neutraliser (lysiner.) l'anaphylaxie apparaît compromettant le résultat, annulant tout ce que l'on a obtenu jusque-là.

C'est pourquoi les *modes aveugles d'injections sous-cutanées de tuberculine ont si souvent donné les mauvais résultats qui abondent dans la littérature, c'est parce que rien dans ces cas n'a permis de s'arrêter à la limite de tolérance organique, parce que l'on a injecté dans une progression mathématique, d'après un schéma préconçu.*

La méthode de Sahli donne sans doute de bons résultats chez les enfants très peu sensibles (ganglionnaires par exemple), elle est en défaut dès que l'on veut traiter des cas plus sensibles. En effet rien ne peut nous indiquer la limite de tolérance, le début de l'anaphylaxie, nous avons vu que la température (même prise toutes les deux heures) ne donne aucun renseignement immédiat à ce sujet. Sans doute dans ces cas, on peut éviter ce danger de dépasser la limite de tolérance, en se mouvant dans des doses infinitésimales comme le recommande Béraneck. L'on n'obtient en général dans ces cas aucun résultat cliniquement appréciable, aucune amélioration, parce que ces faibles doses, arbitrairement choisies, ne sont le plus souvent pas non plus en relation proportionnelle à la sensibilité individuelle du patient.

L'intradermotuberculinisation chez l'enfant est bien une méthode parfaite, parce qu'elle permet de conduire un traitement CERTAINE-MENT ACTIF et ABSOLUMENT INOFFENSIF.

Elle permet d'exiger de l'organisme *exactement la stimulation à laquelle il est capable de répondre sans en subir préjudice, de rester dans cette zone de stimulation suffisante et non dangereuse, de côtoyer sans cesse la limite où commence le danger de l'anaphylaxie, sans jamais la dépasser.*

Elle permet enfin de conduire le traitement *en sachant et en voyant ce que l'on fait* et non plus en tâtonnant dans l'obscurité.

Nous croyons avoir obtenu des résultats immédiats très bons, nous ne leur donnons cependant pas une signification trop grande, un certain scepticisme en ce qui concerne les améliorations et guérisons de la tuberculose infantile est *légitime;* nous savons, nous avons constaté bien des fois des améliorations, des guérisons *spontanées* parfaitement inespérées et pour lesquelles on ne peut trouver aucun motif, aucun facteur déterminant. Si donc dans un cas, dans deux cas, l'on peut se demander à juste raison si l'on n'est pas « tombé » sur un de ces cas paradoxaux, sur une de ces coïncidences heureuses, il n'est plus possible d'admettre que cette coïncidence se répète régulièrement. Nous avons disposé d'un matériel suffisamment abondant et nous l'avons étudié d'une façon assez impartiale, nous le croyons, pour exclure cette objection.

D'ailleurs, une conclusion définitive ne pourra être portée que lorsque les expériences abondantes et prolongées de nombreux médecins, surtout des praticiens, nous permettront de juger sur un nombre de cas considérable. *Pour cela, ce qui importe avant tout, c'est une* MÉTHODE *de traitement* PRATIQUE, facile, PRÉCISE, comportant en elle-même un contrôle continu, sans aucune manipulation de laboratoire, de ce fait d'une inocuité parfaite bien que d'une activité certaine.

L'expérience a démontré que, chez l'enfant, aucune des méthodes actuellement utilisées ne répondait à ces desiderata. *L'intradermotuberculinisation,* dont *Mantoux* (M 584) a le premier démontré le principe en 1908, est *pour la Médecine infantile* une *conquête d'une immense valeur,* elle permet de mettre dans les mains de chaque praticien un agent thérapeutique précieux dont il se méfiait avec raison jusqu'à maintenant, ne possédant aucun moyen de l'appliquer sans danger.

La pratique de l'intradermotuberculinisation nous a conduit ensuite à la constatation que cette méthode, d'une immense valeur déjà par le contrôle qu'elle permet, avait et donnait à la tuberculine une action particulièrement favorable, différente de celle des méthodes d'injections sous-cutanées.

L'intradermotuberculinisation n'est pas seulement une méthode parfaite d'administration de la tuberculine, elle est encore un *traitement tout spécial basé sur des réactions organiques différant de celles de la tuberculinisation par voie sous-cutanée ou intrafocale.*

Mes observations m'avaient conduit à cette conclusion qu'il y avait une différence dans le mécanisme intime des réactions de la tuberculine injectée dans l'hypoderme ou dans le derme qui devait se produire dans le second cas des phénomènes particuliers, donnant à la tuberculine une activité particulièrement efficace et inoffensive à la fin.

Les travaux tout récents de Wolff-Eisner, de Wallerstein, de Klotz, de Ponndorf sont venus nous démontrer que notre observation était exacte et nous ont aidé à en trouver l'explication. Pour cela nous avons procédé à quelques expériences et nous avons étudié d'un peu plus près le phénomène de *reviviscences, d'anciens foyers d'intradermoréaction.*

Nous avons pu observer, que, dans des cas à sensibilité forte, où nous avions pratiqué toute une série d'intradermoréactions thérapeutiques, si nous injections une dose de tuberculine un peu forte, sous-cutanée, nous pouvions voir concomitamment à une réaction générale (fièvre), à des phénomènes de réactions au niveau du foyer malade *la reviviscence des anciennes intradermoréactions* dont on ne constatait plus aucune trace. Nous avons vu réapparaître aux places où les Mantoux avaient été faits des réactions absolument semblables aux réactions primaires, des maculopapules rouges, à contour bien limité, arrondies, chaudes au contact. Plus le Mantoux était ancien, plus la maculopapule était d'un rouge moins intense.

. Dans le cas (151) nous avons vu ainsi la reviviscence de Mantoux pratiquée plusieurs semaines auparavant. Au delà de 3 mois, nous n'avons jamais obtenu de reviviscence.

La seule explication possible est que nous sommes en présence au niveau d'un *foyer artificiel un peu analogue à une lésion tuberculeuse* (mais sans bacilles) *produit par notre intradermo-injection de tuberculine, d'une réaction semblable à celle qui se produit au niveau de la lésion elle-même.*

Quand cette reviviscence se produit, il est certain que l'on a dépassé la dose influensive, que l'on fait de la tuberculinisation avec réactions manifestes comme on la pratiquait vers 1890. Nous ne nous le sommes permis, dans un but expérimental, que dans quelques cas de tuberculoses osseuses où la réaction de foyers ne présentait pas autant de dangers que dans un cas pulmonaire.

M. le professeur Wieland nous a signalé avoir observé déjà à plusieurs reprises de ces reviviscences de Mantoux.

Nous n'avons par contre jamais observé, et personne ne l'a signalé dans la littérature, une reviviscence locale à la placé d'une ancienne injection hypodermique.

Il en résulte clairement que la tuberculine injectée intradermiquement n'est résorbée qu'avec lenteur, qu'elle détermine l'existence d'un foyer de réaction spécifique locale (inflammation spécifique), la preuve nous est donnée par la maculopapule de Mantoux, *ce foyer persiste pendant un temps relativement long. Il semble que la tuberculine subisse, en passant dans l'hypoderme, des transformations particulières, qu'elle y soit partiellement transformée, qu'au lieu de passer rapidement dans le courant humoral sous sa forme de protéine tuberculeuse comme c'est le cas avec les injections hypodermiques, elle soit en partie transformée localement par la lysine préformée, puis résorbée ; peu à peu, elle va exercer son effet utile sur les défenses de l'organisme.*

Nous ne voulons pas nous perdre dans le maquis des théories encore si nombreuses et contradictoires, qu'il nous suffise de renvoyer à l'exposé théorique du livre de Sahli (S 813).

La théorie de Wolff-Eisner (théorie lytique) nous semble le mieux être conforme à ce que nous avons observé.

Sans doute l'on pourrait nous objecter que la tuberculine injectée intradermiquement est détruite localement et ne saurait exercer aucune action générale. Il n'en est rien, preuve en est que chez les sujets très sensibles, une dose minime de tuberculine intradermique peut engendrer les mêmes phénomènes généraux (fièvre) et réactions de foyer qu'une dose de tuberculine (comparativement beaucoup plus faible) injectée dans l'hypoderme.

Une partie de la tuberculine injectée intradermique passe donc dans le courant sanguin, mais plus lentement, ou en grande partie transformée déjà, puisqu'à dose égale elle ne produit pas les mêmes phénomènes que la dose sous-cutanée.

Ainsi la dose de *0,0001 ATK* en injection sous-cutanée, produit facilement chez de très nombreux tuberculeux (non traités spécifiquement) des réactions générales et même focales.

En injection intradermique, elle ne produit qu'une réaction locale, jamais dans la règle de réactions générales (fièvre) et focales. Sur plus de 4.000 intradermoréactions, nous n'avons guère observé plus de 20 cas où cette dose de 0,0001 intradermique ait produit une réaction fébrile.

Il s'ensuit donc que, dans un organisme déjà sensibilisé par la lysine préformée, l'injection de tuberculine crée dans des tissus sains, donc en plein pouvoir de réaction, un foyer artificiel un peu analogue comme effet à la lésion tuberculeuse au niveau de laquelle se produit également de la tuberculine (autotuberculine). Au niveau de ce foyer artificiel, se produit une modification de la protéine tuberculeuse injectée, sous l'action de la lysine préformée (due à l'existence du foyer tuberculeux et, sans laquelle il ne saurait exister de réaction spécifique). Ce serait ces produits secondaires de transformation de la tuberculine qui, résorbés, passeraient dans le milieu humoral pour exercer leur action thérapeutique.

Cette transformation locale de la tuberculine, de même que la résorption plus lente des produits de transformation locale (toxine secondaire dérivée), éviteraient à l'organisme des réactions générales et focales trop brusques et trop intenses.

Sitôt que l'organisme se trouverait surchargé par nos injections, qu'il ne serait plus en état de transformer notre tuberculine injectée, l'augmentation d'intensité de la réaction locale nous démontre l'entrée en jeu des phénomènes d'anaphylaxie, nous voyons alors chez les anaphylactiques les moindres doses en injections intradermiques déterminer des phénomènes généraux et focaux, comme si notre tuberculine pénétrait dans le courant sanguin non transformée, semblablement à ce qui se produit si nous injectons les mêmes doses sous-cutanées.

Wolff-Eisner (W 727, 960, 937), dont l'autorité en ces matières est incontestée en Allemagne, a étudié de très près ces dernières années l'intradermotuberculinisation. Il attire l'attention sur ce fait précieux qu'elle met complètement à l'abri de tous phénomènes secondaires dangereux. Il conclut (Fruhdiagnose und Tuberculose Immunität, page 304) *que cette méthode a sur celle de Sahli l'immense avantage de forcer la réaction à se produire dans le tissu conjonctif de la peau et de permettre d'éviter toute résorption dè Tuberculine à l'état de Tuberculine.*

En un mot, en passant dans la peau, la tuberculine se transforme en produits secondaires qui vont porter dans l'organisme leur action curatrice, sans présenter le danger d'agir nocivement au niveau de la lésion.

La réaction cutanée de Mantoux, que nous pouvons mesurer exactement, nous indiquerait également la limite dans laquelle l'organisme est capable de transformer la tuberculine injectée en une forme inoffensive, et nous permettrait donc ainsi d'éviter d'injecter des doses plus élevées, qui non transformées, pourraient exercer leur action nocive au niveau du foyer et créer un état d'anaphylaxie.

Quoiqu'il en soit, *il est un fait indéniable, la tuberculine en injection intra-cutanée a une action plus favorable et semble conduire plus rapidement à la guérison qu'en injection hypodermique.*

Elle met à l'abri d'aggravations imputables au traitement. Elle a donné des succès incontestables dans les cas les plus défavorables.

Sous l'influence de Wolff-Eisner, elle se répand actuellement en Allemagne et y rencontre le plus grand succès.

Un autre ordre d'arguments nous semble parler en faveur de l'*activité spéciale* de l'intradermotuberculinisation. *Marfan* déjà en 1886 avait affirmé que les enfants guéris de lupus ou d'adénites tuberculeuses étaient devenus réfractaires à une atteinte ultérieure de tuberculose. *Czerny* a signalé comment les nourrissons atteints de tuberculoses cutanées et externes se guérissent ordinairement. Les *infectés par voie cutanée* (nous en citons quelques cas, p. 9) semblent, grâce à leur lésion locale, développer leurs moyens de défenses spécifiques qui les protègent contre une généralisation ou une réinfection.

. Au reste c'est une observation très générale que les foyers cutanés et osseux semblent exercer une influence protectrice contre la dissémination du bacille dans l'organisme.

Ces malades présentent rarement des lésions pulmonaires progressives. Ils succombent rarement à la miliaire ou à la méningite. Les cas publiés par Rollier (R 785) sont très instructifs à ce point de vue.

Sur *1129* cas de tuberculoses chirurgicales traitées dans ses cliniques depuis 10 ans, il n'a eu *aucun* cas de miliaire, 3 cas de morts par méningite, 4 cas de morts par tuberculose pulmonaire. Pour des malades en puissance d'infection tuberculeuse active, ces chiffres sont infimes.

Il semble donc bien que les défenses spécifiques locales, dans un organe indifférent quoad vitam et opposant une résistance certainement plus grande à la progression du processus (peau, os) protègent, dans une certaine mesure, l'organisme contre une réinfection, contre une nouvelle fixation du bacille tuberculeux, exercent même une action thérapeutique sur la marche d'une autre lésion concomitante. .

Nous avons observé plusieurs cas d'enfants porteurs de tuberculoses pulmonaires, même avancées, où l'apparition d'une localisation osseuse a coïncidé avec une régression frappante, puis une guérison de l'affection pulmonaire.

Dans le cas (Obs. 150) la guérison rapide d'une lésion pulmonaire grave chez un jeune enfant est frappante.

La croyance populaire que « lorsqu'un abcès froid cutané se guérit, la maladie risque de se porter sur les poumons, repose sur une observation juste, mais faussement interprétée. Ces faits concordent parfaitement avec les idées modernes sur la tuberculose (voir Bernard) (B 115) ».

Nous sommes donc autorisés à supposer qu'en créant par l'*intra-dermotuberculinisation* des foyers de réactions spécifiques locales (en somme un foyer artificiel de tuberculose cutanée sans bacilles) nous imitons ce qui se passe naturellement dans les cas précités.

Nous pouvons d'autant mieux assimiler notre réaction intradermique à une tuberculose cutanée, que nous savons aujourd'hui que l'intradermoréaction a une structure histologique spécifique, le rapprochant beaucoup d'une lésion tuberculeuse.

Plusieurs auteurs (Wallerstein, Klotz, Ponndorf) ont essayé de pratiquer le traitement par des séries de *réactions de Pirquet* (pirquétisation). Ils ont obtenu et publié de très bons résultats. Il est évident que le mécanisme est le même que dans l'intradermotuberculinisation, c'est-à-dire transformations intra-cutanées de la tuberculine.

Le Pirquet ne permettant pas de doser la quantité de substance pénétrée dans la peau, ne se laissant pas facilement mesurer, la pirquétisation ne peut être qu'une méthode un peu grossière, à laquelle on aura avantage à recourir dans certains cas spéciaux (quand les parents par exemple n'accepteraient pas d'injections) et peut-être aussi, dans un but prophylactique, chez des enfants simplement tuberculisés.

Dans la règle, on lui préférera l'intradermotuberculinisation, infiniment plus précise, plus scientifique, où l'on dose exactement chaque injection et où l'on en mesure la réaction.

Par la Pirquétisation, F. Finkelstein (Moscou) a obtenu des résultats brillants dans les tuberculoses chirurgicales; de même que Wallerstein et Klotz. En tous cas, cette méthode est d'une innocuité absolue et mérite d'être signalée.

Ajoutons encore quelques mots sur la pratique de l'Intradermotuberculinisation. Nous avons, à Bâle, pratiqué nous-mêmes toutes les injections. Nous n'avons jamais rencontré aucune difficulté. A la seule condition que l'on dispose d'une aiguille fine et bien acérée, l'injection n'est presque pas douloureuse. Il est bien rare que les enfants crient ou se défendent. Si de temps à autre un enfant se débat un peu contre la première injection, il s'y habitue très vite et ne fait plus de difficultés aux suivantes.

Nous nous sommes toujours efforcé de ne déterminer que des réactions intradermiques moyennes ou faibles, ne dépassant pas 10-15 mm. On aura avantage à ne pas dépasser 10 à 15 mm. Nous n'avons jamais constaté d'effets ultérieurs désagréables.

Nos injections ont toutes été pratiquées à la face externe du bras et de l'avant-bras, ces régions étant, d'après notre travail antérieur sur le sujet, avec les faces externes de la cuisse et de la jambe, les régions les plus indiquées pour le Mantoux.

.Nous pouvons donc conclure qu'en *médecine infantile* l'*Intrader-motuberculinisation* représente la méthode parfaite donnant les garanties d'un *traitement actif et inoffensif* pouvant être appliqué avec succès par tout médecin sans connaissances spéciales. Elle permet un *contrôle précis* des effets du traitement, *sans aucune manipulation de laboratoire*. Elle a une *action spéciale*, due à des transformations locales de la tuberculine.

La *Pirquétisation* est une méthode plus grossière, inoffensive, pouvant être appliquée avec avantage dans des cas spéciaux.

DEUXIÈME PARTIE. — PRATIQUE

I. — Le traitement par les voies sous-cutanées et intrafocales

Nous avons démontré comment et pourquoi en médecine infantile l'Intradermotuberculinisation est la méthode de choix. Avant d'en exposer le détail technique, nous devons consacrer quelques mots aux autres méthodes employées jusqu'à maintenant pour traiter l'enfant par la tuberculine.

1. — TRAITEMENT PAR INJECTIONS SOUS-CUTANÉES

Toutes les méthodes de traitement intensif et rapide à l'aide de hautes doses, doivent être complètement rejetées chez l'enfant. La méthode de Schlossmann comporte des dangers trop grands pour qu'on l'adopte. Elle ne me semble admissible que dans les cas où un pronostic absolument mauvais autorise à risquer le tout pour le tout.

Chez le nourrisson tuberculeux (12 premiers mois) qui semble incapable de se défendre contre la tuberculose et qui y succombe très rapidement, on peut recourir à ce traitement héroïque dans le but de *développer intensément et rapidement la faculté de défense spécifique de l'organisme*. On risque dans quelques cas d'accélérer encore la généralisation, l'on risque peut-être aussi de sauver un certain nombre d'enfants condamnés ; les succès de Schlossmann semblent le démontrer.

Il ne faut cependant pas croire admissible, même chez le nourrisson, une *thérapeutique trop offensive*. Il ne faut pas oublier que dans l'évolution *spontanée* de la tuberculose dans les 12 premiers. mois, quelques nourrissons en réchappent.

D'après Mme Mantoux (M 581) (service de Marfan) de 0 à 6 mois,

25 0/0 se guérissent, 46 0/0 de 6 à 12 mois. Ghon (G 362) estime à environ 17 0/0 les tuberculoses non mortelles du nourrisson. De son côté, Escherisch a démontré que cette tuberculinisation intensive d'après Schlossmann semble élever encore le taux de mortalité.

S'il n'est pas une faute de recourir dans ces cas à la méthode de Schlossmann, il semble infiniment plus logique et moins dangereux d'essayer, chez le nourrisson, l'*intradermotuberculinisation intensive*. En créant dans le tissu conjonctif de sa peau un foyer artificiel de réactions spécifiques, nous imitons un peu ce qui se passe chez le nourrisson atteint d'un ulcère tuberculeux cutané par exemple, nous lui faisons faire de la réaction spécifique dans un tissu indifférent quoad vitam et nous lui permettons de développer plus vite l'état d'allergie qui lui manque pour s'opposer à une dissémination bacillaire.

Nous avons souvent essayé aussi, sans aucun succès, les injections sous-cutanées à hautes doses dans la méningite tuberculeuse. Les méthodes prudentes ne donnent aucun résultat ; l'évolution de la maladie est trop rapide pour en être influencée.

Nous avons injecté chaque jour ATK 0,0001 — 0,0005 — 0,001 — 0,005 — 0,01 — 0,05 — 0,1, etc... Le malade meurt en général avant que l'on ait atteint des doses élevées.

La méningite tuberculeuse n'est certainement pas influencée par aucun mode de traitement tuberculinique. Il est juste de le reconnaître simplement, de ne pas, comme Brauer (B 160) recommander chaudement ce traitement sur l'appui de deux ou trois observations de méningites traitées par la tuberculine Rosenbach. Tous ses malades sont morts en peu de temps, et les observations qu'il publie ne permettent de déceler aucun symptôme, aucune amélioration, même passagère, aucun autre phénomène que ceux que l'on observe ordinairement au cours de cette maladie.

On est certainement en droit d'essayer la tuberculine dans la méningite tuberculeuse, on peut même se permettre les hautes doses (c'est le seul cas, avec la miliaire) sans arrière-pensée, mais il faut savoir que la tuberculine n'a jamais guéri jusqu'à aujourd'hui une méningite tuberculeuse sûrement diagnostiquée, et ne pas fonder grand espoir sur ce traitement.

En règle générale, *les seules méthodes admissibles de traitement tuberculinique par voie sous-cutanée chez l'enfant, sont celles conduites d'après le principe du « traitement sans réactions manifestes »*.

Le traitement, pour être utile et inoffensif, doit tenir compte de la sensibilité spécifique de chaque patient.

L'intradermoréaction est le guide le plus sûr. Pour ne pas injecter par le « Mantoux contrôle » des doses disproportionnées à celles du traitement, on peut faire avec avantage la première injection sous forme de « Mantoux » avec la dose que l'on suppose, d'après le indications générales, être la plus convenable.

La réaction cutanée renseignera sur la sensibilité du patient ; si elle est très minime, on pourra prendre cette dose comme dose initiale pour continuer le traitement hypodermique. En tous cas, il faut partir d'un « Mantoux guide » très minime (2-3 mm.) car la tuberculine injectée ensuite sous-cutanée est plus offensive pour l'organisme que celle injectée dans le derme.

Si la première intradermoréaction est intense, on attendra 5 à 6 jours, puis l'on en fera une nouvelle à l'aide d'une solution 10 ou 20 fois plus faible, et ainsi jusqu'à ce qu'on ait trouvé la solution qui donne une intradermoréaction suffisamment minime.

De temps à autre, tous les mois, on donnera une dose (celle à laquelle on est arrivé) par voie intradermique. Si l'intradermoréaction est très augmentée, l'on saura que l'on se meut déjà dans une zone dangereuse, on répètera les mêmes doses hypodermiques 5 à 6 fois, puis l'on en donnera de nouveau une intradermique. Si l'intradermoréaction à cette dose a encore augmenté, c'est une indication absolue de retourner en arrière ou de cesser momentanément le traitement.

En cas contraire, on progressera suivant la même méthode.

La méthode hypodermique avec le contrôle de l'intradermoréaction *peut* donc être utilisée, elle n'est cependant pas recommandable chez l'enfant parce que : 1° *elle ne donne pas des résultats aussi nettement favorables que l'intradermotuberculinisation ou la pirquétisation ;* 2° *elle ne donne de résultats favorables* (ou indifférents) *que dans un nombre restreint de cas conférant à l'enfant une sensibilité spécifique minime.* Ce sont justement ces cas qui guérissent très bien spontanément, on ne peut de ce fait en attribuer les améliorations à la tuberculine ; 3° *elle est dangereuse* (ou inutile si l'on adopte systématiquement des dosages homéopathiques) dans les cas conférant une sensibilité un peu forte à la tuberculine.

4° Elle est aveugle ; son contrôle est difficile et délicat. *Elle ne permet pas de discerner à temps la limite de tolérance,* les premiers signes de l'anaphylaxie. En employant cette méthode, presque tous les pédiâtres, malgré parfois une grande prudence, ont dépassé la limite de tolérance et ont obtenu des résultats franchement mauvais chez les enfants très sensibles.

Les observations de Lausanne, les opinions de Combe, confirment notre affirmation ; les seuls cas qui semblent avoir réagi favorablement à la tuberculine, sont les ganglionnaires à sensibilité faible. Dès que, par la méthode hypodermique, on a voulu traiter un enfant réellement sensible, la méthode s'est trouvée en défaut, la

maladie s'est aggravée ; de là l'opinion de Combe : « Les ganglionnaires seuls nous semblent justifiables de ce traitement. »

En ce qui concerne la tuberculose chirurgicale, nous avons été
heureux de voir notre opinion confirmée par le rapport tout récent
(mars 1914) de Bauer (B 77). Cet auteur déclare qu'il n'utilise plus
la tuberculine, pourquoi ? parce qu'il a observé que la tuberculine
ne lui a donné des résultats satisfaisants que dans des cas bénins
ou en voie de guérison, dès qu'il a traité des cas plus sérieux (sensibilité spécifique plus grande) il n'observe que des insuccès. Ceux-ci,
d'après nous, tiennent essentiellement aux imperfections de la
méthode sous-cutanée ou intrafocale. Nos cas de tuberculose que
nous avons avec intention choisis parmi les plus graves de l'hôpital,
*montrent qu'au contraire la tuberculine en injection intradermique,
conduit à des succès patents dans la tuberculose chirurgicale
grave.*

Nous devons faire une remarque au rapport de Bauer, quand il
écrit : « Ces résultats sont peu encourageants si nous les comparons
avec ceux que nous avons obtenus par d'autres procédés de traitement » (immobilisation, ponctions, traitement général). *Il est
bien évident que la tuberculinothérapie n'autorise pas à renoncer
aux autres facteurs thérapeutiques,* puisqu'au contraire, elle s'appuie sur eux.

Tous les facteurs (médicamenteux ou physiothérapiques) qui
mettent l'organisme dans un meilleur état de résistance contri-
buent à la possibilité du succès de la tuberculine, qui a surtout pour
but de stimuler les défenses spécifiques générales du patient ; nos
injections représentent autant de « petites secousses », plus l'organisme sera en état d'y répondre, plus le succès sera probable.

Nous ne nous attardons pas autrement à propos des méthodes
sous-cutanées. La preuve est faite et bien faite qu'elles ont trop
d'inconvénients pour être adoptées chez l'enfant dont la sensibilité
spécifique varie dans de si grandes limites. La méthode de Sahli,
d'une prudence extrême, n'est pas d'une façon générale, applicable
chez l'enfant. *Elle n'y donne pas de résultats satisfaisants.*

Nous ne conseillons également pas le traitement par les *injections
intrafocales.* Théoriquement, il n'est pas justifié d'injecter de la
tuberculine dans un foyer où se trouve déjà concentrée celle-là
même qui s'y produit (autotuberculine) et que nous admettons être
de même nature, où notre dose minime ne peut que s'ajouter à
une quantité déjà présente, infiniment plus importante, et à laquelle
les tissus malades, nécrotiques (fongosités), ne sont pas capables
d'opposer une réaction de défense spécifique suffisante.

Il est plus logique d'injecter notre tuberculine dans des tissus
sains, qui réagiront plus normalement en transformant celle-ci en

substances secondaires qui, résorbées, iront exercer leur action utile au foyer malade.

En fait, le traitement des tuberculoses chirurgicales par les injections intrafocales n'a pas répondu à l'espoir qu'il avait fait naître et est abandonné de plus en plus, avec raison d'après nous.

II. — La pratique de l'intradermotuber- culinisation

INDICATIONS

Toutes les formes de la tuberculose infantile sont justifiables de ce traitement ; parce que, quelle que soit la sensibilité spécifique du malade, nous pouvons lui proportionner EXACTEMENT *l'intensité de notre thérapie.*

Nous pouvons, dans toutes les formes, instituer ce traitement sans arrière-pensée, parce que nous sommes certains de ne faire courir *aucun danger au malade.*

Nous avons le droit d'en attendre de bons résultats dans les formes ganglionnaires, séreuses, osseuses, cutanées et pulmonaires.

Il ne semble pas par contre que les formes méningées et miliaires en soient influencées.

Le traitement est particulièrement indiqué dans les tuberculoses de nourrisson, parce qu'il répond parfaitement aux conditions théoriques de la tuberculose des premiers mois, parce que les observations cliniques en montrent la valeur.

Les *formes fébriles* ne comportent aucune contre-indication pour le traitement, auquel elles réagissent particulièrement favorablement.

En un mot, *chez l'enfant,* il n'y a *aucune contre-indication* au traitement par l'intradermotuberculinisation, *à condition que l'on ne perde jamais de vue que la dose de tuberculine n'a en elle-même aucune signification, que seule importe la réaction spécifique de l'organisme à cette dose.*

Que l'on ne craigne pas de descendre à des doses homéopathiques au cas de nécessité ; une dose infinitésimale à laquelle l'organisme réagit encore par une intradermoréaction positive est une dose *certainement active.*

PRÉLIMINAIRES DU TRAITEMENT

Dans tous les cas où il n'y a pas urgence à commencer de suite le traitement (tuberculoses du nourrisson, méningite (?) miliaire (?)...)

il est absolument *nécessaire de débuter par une période d'observation et de préparation au traitement d'au moins un à deux mois.*

L'observation est indispensable : 1) pour fixer exactement le diagnostic ; 2) pour connaître le type de température du patient, afin de voir si sous l'influence du repos et traitement non spécifique, elle ne se régularise ou ne devient pas spontanément afébrile.

3) Pour se rendre compte si l'on se trouve en face d'une forme évolutive ou d'une forme ayant tendance à la guérison.

4) Pour étudier la courbe du poids sous l'influence des conditions hygiénico-diététiques (repos, air, etc...).

Si l'enfant continue à diminuer de poids, c'est en général le signe d'une tuberculose active (ce sont ces cas qui permettent le mieux de juger de la valeur de la tuberculine).

5) En un mot : de se rendre compte exactement non seulement de la forme de tuberculose, mais encore de sa tendance évolutive sous l'influence d'un traitement non spécifique.

Cette période d'observation, très importante en elle-même aussi bien pour traiter ensuite le malade que pour juger des résultats ultérieurs, doit être en même temps utilisée pour la préparation au traitement, *indispensable*, dans tous les cas où le temps, les circonstances le permettent.

LA PRÉPARATION DU MALADE
AU TRAITEMENT SPÉCIFIQUE

La tuberculinothérapie ne dispense en aucun cas des autres facteurs thérapeutiques. Elle s'appuie sur eux et les complète.

Elle demande à l'organisme un effort de réaction auquel il répondra d'autant mieux que son état général est meilleur. Pour cela il importe de le préparer rationnellement à l'effort que l'on va en exiger.

Le premier facteur qui entre en jeu est le repos ; on l'exigera, tout en restant éclectique. Pour un cas sérieux, cela sera le *repos au lit,* pour un cas léger cela sera le *repos relatif,* avec quelques heures de lever, ou de chaise longue.

Pour nos *patients afébriles,* nous les laissons *au lit* jusqu'à *trois heures* de l'*après-midi* (sur galeries, et au soleil si possible). De 3 à 5 heures nous leur laissons prendre un peu de mouvement sous surveillance, promenade ou jeux dans le jardin. De 5 à 6 repos en chambre. A 6 heures souper (les enfants mangent avec plus d'appétit lorsqu'ils ne sont pas au lit). De suite après coucher. Le repos absolu ou relatif doit être pris le plus possible au *grand air.* Le second facteur important est l'AÉROTHÉRAPIE.

Lorsqu'il n'y a pas de soleil, les enfants doivent être dans leur lit chaudement vêtu, d'après la température. En hiver sweater et bonnets de laine. On roule leurs lits sur les galeries, où ils prennent leur repas, restent toute la journée en plein air, quel que soit le temps.

Le temps froid, même pluvieux, n'est pas une contre-indication. Seul le brouillard est une contre-indication à l'aérothérapie, nous en avons vu quelquefois les dangers (bronchopneumonies). Les enfants de l'hôpital de Bâle sont restés en plein air, souvent par des températures de 6 à 8 degrés en dessous de zéro, sans soleil. Ils s'en sont très bien trouvés. Nous entendons par là les enfants à partir de 12 mois ; au-dessous il importe d'être plus prudent, de ne faire que quelques heures d'aérothérapie prudente quand le temps est propice. Dans la clientèle privée l'aérothérapie est toujours possible ne serait-ce qu'en approchant le lit d'une fenêtre ouverte.

L'HÉLIOTHÉRAPIE *est un facteur capital dans* le traitement moderne de la tuberculose infantile, AUSSI BIEN MÉDICALE que *chirurgicale.*

On peut PARTOUT la pratiquer avec succès. Sans doute la montagne, où l'insolation est intensive, est idéale pour ce traitement, *mais si l'on sait utiliser méthodiquement le moindre rayon de soleil, l'on peut obtenir* PARTOUT *des résultats* BRILLANTS. L'expérience de l'hôpital de Bâle le prouve. Presque tous les cas en bénéficient, même les cas fébriles (nous ne parlons que des enfants), à condition : 1) que l'on commence par quelques jours d'aération simple ; 2) que l'on continue ensuite par l'héliothérapie progressive en insolant d'abord les pieds, jambes, cuisses, etc... pour arriver à l'insolation générale et prolongée. Presque partout à la *campagne,* si l'on se donne la peine d'expliquer la chose aux gens et de leur en démontrer la facilité, l'on trouve moyen d'en tirer grand profit. Nombre de médecins de campagne ont su l'appliquer avec succès. Nous avons eu l'occasion de le voir dans la clientèle du docteur Wintzenried (Satigny Genève) que nous avons souvent remplacé. Ce médecin arrive, dans une clientèle de campagne, à faire pratiquer à domicile une aérothérapie et une héliothérapie consciencieuses.

Ne jamais y renoncer « parce que les conditions ne sont pas assez favorables ». Il vaut toujours *mieux faire peu que rien,* et l'on sera souvent surpris combien ce peu rend service au malade. Même si l'on ne peut obtenir que quelques heures (ou moins) d'héliothérapie par jour, devant une fenêtre ouverte, c'est un devoir d'insister pour qu'on profite de ce peu, c'est un devoir de contrôler activement si l'on pratique la chose convenablement et régulièrement.

Un autre facteur adjuvant à ne pas négliger, mais qui ne peut se pratiquer que dans les hôpitaux ou cliniques, c'est la *radiothérapie*. La prudence est nécessaire ; profiter lorsqu'on ne peut pas faire de l'héliothérapie (mauvais temps) de recourir à quelques séances de radiothérapie. Chez l'enfant : 1) elles ne doivent pas être trop fréquentes. Au plus une par semaine ou par quinze jours. Il n'y a pas de contre-indication à exposer aux rayons X une place déjà insolée ou vice-versa. (Rollier n'en a jamais constaté de conséquences, sur un nombre considérable de cas) ; 2) il ne faut pas dépasser par séance la dose d'un 1/4 Sabouraud.

En place de la radiothérapie, on peut aussi s'adresser à l'exposition aux *rayons ultra-violets*, dont les résultats sont souvent excellents. N'importe quelle lampe spéciale (à Lausanne Lampe Helg) peut être utilisée.

On profitera aussi de la période préparatoire pour régler le *régime alimentaire de son patient*. Et là, tout spécialement chez l'enfant, aucun zèle intempestif ; aucune suralimentation irrationnelle. Il est de toute importance de ne *pas troubler la fonction gastro-intestinale*.

Une nourriture normale et saine suffit. Pas de repas augmentés en nombre, pas d'extra entre les repas : la limite à ne pas dépasser est de 3 repas principaux (déjeuner, midi, 6 heures) et 2 collations (10 et 4 heures, lait et pain ou autre farineux).

L'enfant a besoin pour se bien porter *non pas de recevoir une quantité supplémentaire de nourriture, mais de bien utiliser celle que l'on lui donne. Aucune suralimentation.* Si l'on veut augmenter un peu la nourriture, surveiller alors de très près les selles et s'arrêter au moindre signe d'intolérance.

Nous ne négligeons pas non plus la médicamentation dans notre période préparatoire. Voici les traitements médicamenteux qui nous semblent donner les meilleurs résultats :

1) Huile de Foie de Morue, Emulsion Scott ou Sirop à l'iodure de fer (1).

---

(1) Une bonne préparation est la suivante :

Rp.

Saponine.	0,05
Alcool à 95°	5,0
Eau seconde de chaux.	10,0
Glycérine pure.	5,0
Glycérophosphate de chaux.	1,0
Glycérophosphate de fer.	1,0
Huile de foie de morue	80,0

Vanille dissoute pour aromat. alcool.
3 fois par jour une cuillère à café.

Dissoudre saponine dans mélange eau de chaux et alcool, en faire émulsion avec glycérine et ajouter goutte à goutte l'huile de morue glycérophosphatée.

Dr JEANNERET. — La Tuberculose de l'Enfant.   9

2) Tous les extraits ou poudres de malt simples. L'extractum malti purum siccum pulv. Liebe est une préparation particulièrement recommandable, de même que la Maltine pailletée Wander.

Les malts en poudre avec adjonction de médicaments : iodure de fer, phosphate de chaux, de glycérophosphates de chaux, sont de très bonnes préparations aussi. Nous employons ceux de Wander à Berne, mais il existe d'excellentes préparations de marques françaises et allemandes. L'on a intérêt, ne serait-ce que par patriotisme, à adopter la marque fabriquée dans son pays, à condition qu'elle soit de valeur.

La préparation que nous estimons la meilleure chez l'enfant est l' « Extrait de malt cristallisé Wander » au carbonate de gaïacol qui, prise avec plaisir par tous les enfants, réunit les avantages d'une médicamentation active à ceux d'un agent nutritif de valeur.

Nous n'avons JAMAIS observé de troubles digestifs avec cette préparation.

La *Solution Pautauberge* est aussi une arme de première valeur en médecine enfantile, elle joint les avantages de la médication créosotée et recalcifiante. Malheureusement elle est souvent acceptée avec répugnance par les enfants. Elle ne donne *pas de troubles digestifs*, non plus. Son prix très raisonnable la rend abordable même dans la clientèle peu aisée. Ce n'est pas le cas d'un grand nombre d'autres spécialités.

On peut la faire préparer sous la formule suivante :

Rp.

Ol citri	1,0
Creosot fagi.	2,5
Spirit Vini 95°	100,0
Glycérine	100,0

Misce et adde

Calc. chlorhydrophosphoric.	12,0
Tinct. cinnamoni	4,0
Syr. simpl	250,0
Aq. font	530,0

P : 1/2 à 1 cuillerée à café aux 3 repas principaux.

L'*arsenic* par voie buccale n'est pas à recommander chez l'enfant, sous n'importe quelle forme. L'examen minutieux permet toujours de déceler après un certain temps des troubles gastriques qui lui sont imputables ; très vite l'on constate que la langue de l'enfant tend à « se charger ». Nous ne croyons pas inoffensif de l'injecter sous forme de cacodylate, chez l'enfant très jeune. A partir de 5-6 ans, on peut le faire sans inconvénient.

Le fer n'est indiqué que dans un nombre restreint de cas.

Comme médication externe nons pouvons encore recommander les frictions matin et soir avec le liniment suivant :

Rp.

Creosot fagi pur.	5,0
Méthyl salicylic	2,0
Ol pini pumil .	3,0
Ol eucalypti.	4,0
Ol salviœ.	5,0
Butyr nucistae	2,0
Ol camphorati	40,0
Spirit juniperi	60,0
Ol ricini	50,0
M. F. liniment. D. S us. externe.	

Cette formule combinée pour l'enfant, d'après une recette de feu le professeur Bouget, est excellente.

L'effet tonique de bains de bourgeons de sapin est aussi réellement favorable. On les prépare en faisant bouillir 20 minutes 500 grammes de bourgeons de sapin frais dans 2 litres d'eau, que l'on verse dans la baignoire. Là où l'on ne peut se procurer le bourgeon de sapin frais, on peut le remplacer par une préparation très bien comprise, le « Novopin », très pratique puisqu'il s'agit d'une capsule de poudre suffisante pour un bain.

Nous trouvons équitable de recommander (impartialement) les produits qui, dans la pratique d'hôpital, nous ont semblé représenter des agents utiles dans le traitement de la tuberculose de l'enfant.

En ce qui concerne les *tuberculoses chirurgicales,* toutes les règles générales de leur traitement moderne seront respectées ; la tuberculine n'y peut être qu'une « ASSOCIÉE » n'autorisant à aucune relâche dans le traitement spécial, dans l'immobilisation stricte.

Nous ne pouvons pas terminer ce chapitre sans signaler encore les expériences très favorables faites par Galliot par la méthode de recalcification de Perrier, dans la clientèle polyclinique d'enfants tuberculeux indigents. Il prescrit :

Rp.

Carbonate de chaux.	0,20-0,30
Phosphate de chaux.	0,20
Chlorure de calcium.	0,10 à 0,20
Magnésie calcinée.	0,5 à 0,10
Arrhénal	0,10 à 0,03
M. Pour un cachet. D. S. Donner 1 à 3 cachets par jour.	

Cette médicamentation convient aux enfants âgés, *la solution*

Potauberge et l'huile de foie de morue phosphatée que nous indiquons nous semblent cependant encore plus favorables.

Nous croyons avoir indiqué tous les agents principaux auxquels on peut recourir en toute confiance, dans la période préparatoire au traitement tuberculinique aussi bien qu'au cours de ce traitement.

Il en est sans doute *encore bien d'autres* que chaque médecin peut prescrire d'après son expérience personnelle. La *Tuberculine* ne comporte d'incompatibilité pour aucun autre médicament.

La seule règle absolue à respecter, c'est le *respect de la fonction digestive de l'enfant*. Elle a une importance capitale, nous avons vu plusieurs cas de dyspepsies créés artificiellement par la suralimentation qui ont sérieusement compromis un résultat jusqu'alors excellent. A l'hôpital où le régime des enfants tuberculeux est simple, sans adjonctions particulières, nous n'observons jamais de dyspepsies secondaires chez nos petits tuberculeux. Elles sont par contre fréquentes dans la clientèle privée où les parents ont encore l'idée fausse de la suralimentation ou de la médicamentation intensive. Donc, *chez l'enfant ne donner que des médicaments dont on soit sûr par expérience qu'ils ne risquent pas de compromettre la fonction gastro-intestinale.* Nous croyons rendre service en en signalant quelques-uns d'éprouvés.

LA TUBERCULINE

Nous arrivons à la fin de la période d'observation et de préparation de notre patient. La première question qui se pose maintenant est celle-ci : à *quelle tuberculine s'adresser*? Question embarrassante en un temps où les tuberculines perfectionnées foisonnent, tantôt ayant acquis des propriétés merveilleuses de relations intimes avec un trichophyton, ou d'un passage chez l'escargot.

Les prospectus abondent, il semble que les fabricants soient arrivés à une domestication remarquable de ce pauvre bacille de Koch, pour lui faire produire à volonté des substances à noms flamboyants.

Si l'on songe combien peu nous savons encore sur la composition même de la tuberculine et sur ses caractères, ses composants chimiques, l'on ne se laisse pas prendre aux affirmations trop risquées. Nous pouvons lire par exemple dans la lettre que nous adresse un fabricant très sérieux en général : « Toutes les réactions ophtalmiques ou dermiques provoquées par la tuberculine sont dues à la présence d'une *toxine vasodilatatrice*... J'ai cherché à

*restreindre dans ma tuberculine la production de cette toxine et
j'y suis* parvenu par un *artifice de culture...* De telles affirmations
nous laissent sceptique sur la valeur scientifique du chimiste
fabricant et ne nous engagent guère à utiliser son produit.

*Toutes les tuberculines semblent agir par leur teneur en une
substance chimiquement inconnue, dénommée protéine tuberculeuse.
Cette teneur peut varier d'une tuberculine à une autre, mais le*
PRINCIPE ACTIF RESTE LE MÊME. On PEUT donc UTILISER TOUTES les
tuberculines mises sur le marché, *parce qu'elles semblent toutes
contenir le même principe actif,* ce que nous pouvons facilement
déterminer pour chacune d'elles par quelques injections intradermiques chez le cobaye tuberculisé.

*Mais méfions-nous des tuberculines trop perfectionnées dont le
prix a subi un perfectionnement proportionnel, adressons-nous aux
tuberculines qui ont fait* leurs PREUVES, *qui sont assez généralement utilisées* par les médecins pour que nous puissions comparer
nos résultats aux leurs, ce qui n'est pas sans valeur.

Il faut adopter une TUBERCULINE et s'y TENIR, *c'est le seul moyen
d'arriver à la connaître* et à *la bien manier.* Sans doute il est juste,
à côté d'une tuberculine adoptée qui servira de base d'observations
et de thérapie, d'en essayer d'autres, dans quelques cas, pour les
juger et comparer. Si l'on arrive à se convaincre de la supériorité
d'une autre, on pourra alors l'adopter. Cette expérimentation
est particulièrement recommandable dans les hôpitaux où l'on suit
les malades de près, plutôt que dans la clientèle privée.

Nous croyons qu'en médecine infantile il n'y a pas à hésiter, il
faut choisir *l'ancienne tuberculine* de Koch (ATK). C'est une préparation éprouvée et constante en principe actif, c'est elle que
l'immense majorité des pédiâtres utilisent avec succès.

*Aucune preuve n'a été apportée jusqu'à maintenant qu'une autre
tuberculine donne des résultats supérieurs ou essentiellement différents ; au contraire les expériences faites actuellement sur une
immense* échelle dans les sanatoria et polycliniques allemandes *en
démontrent la valeur.* Adressons-nous donc de préférence à un
produit ÉPROUVÉ, *auquel nous pouvons donner notre entière confiance ;* ne nous laissons pas leurrer par les promesses fallacieuses
de fabricants de spécialités.

Les nouvelles tuberculines de Koch : 1) tuberculine résiduelle
(Endotoxine) TR ; 2) émulsion bacillaire (exoendotoxine) BE sont
sans doute des produits sérieux, reposant sur des considérations
théoriques intéressantes.

*Elles n'ont cependant pas donné de résultats différents de
ceux de l'ATK.* Nous n'avons aucun motif précis pour les lui pré-
férer.

En Suisse le chimiste Béraneck prépare une tuberculine spéciale TB^k, très recommandée par Sahli.

L'expérience de Lausanne a démontré que cette tuberculine ne possède pas de propriétés fondamentales spéciales. Elle est livrée en série de solutions diluées et numérotées, pratiques sans doute, mais pouvant tout aussi bien en médecine infantile conduire à des erreurs de technique de l'ATK. *Lorsque Sahli* (page 53) *parle de « dose minima, en tous cas inoffensive » représentée par la solution numérotée la plus faible, nous devons chez l'enfant nous élever vivement contre cette idée.* IL N'Y A PAS DE DOSE MINIMA INOFFENSIVE FIXE, *c'est une profonde erreur de vouloir la fixer par un chiffre.* Preuve en est *que Béraneck s'est vu forcé de descendre de plus en plus, de créer à* CHAQUE MOMENT *des solutions plus faibles, données* CHACUNE A LEUR TOUR COMME LA DOSE MINIMA INOFFENSIVE. *Il n'y a qu'une dose minima inoffensive c'est celle que le médecin détermine* LUI-MÊME POUR CHAQUE PATIENT, *en ayant soin encore que cette dose soit non seulement inoffensive, mais encore active.*

Jamais, nous entendons en médecine infantile, *nous n'admettrons que le chimiste nous indique* (sous forme d'une solution numérotée) *la dose minima inoffensive ; c'est au médecin à la déterminer,* car il dispose par l'intradermoréaction, d'un moyen facile de le faire.

Ceci dit, nous reconnaissons impartialement que le médecin peut tout aussi bien déterminer cette dose avec la TB^k que l'ATK. Le fabricant doit spécifier qu'il fournit simplement une échelle de solutions différentes dans un rapport constant, parmi lesquelles le médecin choisira celle qu'il jugera appropriée, *aucune d'elles, même la plus faible, ne pouvant* EN ELLE-MÊME *être considérée comme inoffensive.* Nous avons par exemple dans le cas (Obs. 135) injecté des doses infiniment plus faibles que la plus faible de Béraneck avec réactions manifestes très fortes (0,0001 A 4056).

Nous reconnaissons, sans peine d'ailleurs, que la TB^k est une tuberculine très bien préparée, suffisamment active, ayant sur l'ATK *l'avantage de contenir un minimum de substances étrangères* (glycérine) *et pas d'antiseptique.* Elle serait donc très appropriée pour l'intradermotuberculinisation, à la condition que le professeur Béraneck fournisse *une série de solutions de concentration supérieure à H.* Chez les malades *très* sensibles on peut parfaitement conduire le traitement avec les concentrations existantes, en obtenant des Mantoux très nets. Nous en avons déjà obtenu avec 1/10 A 1024, rarement il est vrai. Pour les malades moins sensibles, la concentration (H) n'est pas une solution supérieure assez élevée. Il me semble que le professeur Béraneck en préparant quelques solutions supérieures (une étiquette différente, rouge, indiquerait que ces solutions sont dangereuses pour un autre usage que l'intradermotuberculinisation), serait bien avisé.

Nous avons montré que l'intradermotuberculinisation se base sur une réaction locale, *il est compréhensible que nous avons avantage à exclure toute substance étrangère capable d'influencer cette réaction locale. Cependant la faible teneur en acide phénique de l'ATK ne nous a pas semblé avoir une influence défavorable. Au contraire* le fait de faire toutes les dilutions avec des solutions phéniquées à 0,5 0/0 a *dans la pratique* le grand avantage de conserver les solutions stériles.

Cette faible dose d'antiseptique, théoriquement à éviter, n'a pas l'importance que l'on pourrait supposer dans la pratique. Jamais en *pratiquant des intradermoréactions avec des solutions phéniquées pures de 0,5 0/0 à 1 0/0 nous n'avons obtenu une seule réaction cutanée (500* injections expérimentales). Le seul argument, non sans valeur, est que nous ignorons si notre antiseptique n'a pas peut-être une légère action empêchante sur les réactions spécifiques produites du niveau de notre foyer artificiel, si elle n'influence pas peut-être dans une certaine mesure les transformations locales en produits secondaires de la tuberculine injectée.

Cet argument est tout théorique, pratiquement nous n'avons jamais vu de différence appréciable que nous ayons injecté intradermiquement la tuberculine TB^k ou ATK à doses équivalentes.

Nous aurions cependant avantage à adopter une tuberculine exempte de substances étrangères (TB^k) si cet AVANTAGE THÉORIQUE *n'était contrebalancé par de nombreux* DÉSAVANTAGES *pratiques.* Voici donc ce que nous avons observé de désavantageux à la tuberculine Béraneck :

1) Les solutions sont difficiles à manier, parce que sans antiseptique (avantage ou désavantage). Elles représentent un véritable *milieu de culture,* qui s'ensemence avec la plus grande facilité si l'on ne la manie pas absolument aseptiquement. Pour cela il suffit d'une petite inattention, du flacon ouvert un instant parfois, du bouchon touché à sa face interne avec un doigt non aseptique, etc., pour transformer en peu de temps sa tuberculine en un bouillon de culture de staphylocoques (ce sont ceux que nous avons toujours trouvés), dangereux.

Il est vrai que le *danger se révèle* de suite par le trouble de la solution. La TB^k est donc un produit délicat, difficile à mettre entre toutes les mains. 2) Elle est en outre livrée en solutions toutes préparées, dont la *conservation* est *limitée à 3 mois,* qui doivent *être conservées au frais* et à *l'obscurité.* Ce sont là une série de petits inconvénients, négligeables dans un hôpital, pouvant conduire par contre à des désagréments dans la pratique privée ; cela d'autant plus que la TB^k est EXTRÊMEMENT CHÈRE.

Son prix (demandé par écrit le 10 avril 1914. Pharm. Engelmann, Bâle) est actuellement pour le public de *5 francs* par solution. Le *prix de l'échelle complète des solutions* de la plus faible *A 4056* à la plus forte *(actuellement H)* revient donc à $20 \times 5 francs = 100 francs$. Si nous considérons comparativement *qu'avec un flacon de 1 cm³. de ATK*, CONSERVABLE INDÉFINIMENT, *nous pouvons conduire tout le traitement en faisant nous-même sans aucune difficulté technique* (nous le démontrerons) *toutes les solutions désirables et que ce flacon* COÛTE pour le public 2 FRANCS, *nous pouvons affirmer que cette énorme différence de prix n'est pas à négliger et que le médecin doit en tenir compte, d'autant plus que les résultats obtenus par l'ATK sont tout aussi favorables que ceux de la TB^k, que cette dernière ne possède aucune qualité spécifique différente.*

Nous estimons donc que l'ancienne *tuberculine de Koch (ATK) est celle à choisir dans la règle. C'est une préparation éprouvée, constante, active, extrêmement bien préparée, d'une conservation parfaite et d'un prix très minime.* On la fabrique aussi bien en France (Institut Pasteur) qu'en Allemagne.

A côté d'elle, dans les cas particuliers où les conditions œcuméniques du patient le permettent, nous nous adresserons sans hésiter à la tuberculine Béraneck, en nous rendant bien compte que le traitement sera un peu plus difficile à conduire avec elle. Elle répond en tout cas aux desiderata théoriques, sans avoir cependant de prévalence sur l'ATK.

Nous donnerons donc la technique détaillée de l'intradermotuberculinisation conduite avec l'ATK et la TB^k. Nous répétons encore que *toute autre tuberculine peut être utilisée de même;* il est facile d'après les règles générales que nous avons fixées de déterminer une technique, de conduire rationnellement le traitement avec chacune d'elles.

LE DÉBUT DU TRAITEMENT (LA SERINGUE)

Notre malade est prêt. Nous avons décidé quelle tuberculine nous voulons utiliser. Nous pouvons commencer le traitement. Quelle *seringue* utiliserons-nous pour les injections ?

Sans doute n'importe quelle seringue genre Pravaz peut être utilisée, cependant *moins la graduation de la seringue sera fine, plus le nombre des solutions sera grand.* L'aiguille doit être courte (1 cm. 1/2) et très fine. Nous avons établi un *modèle de seringue très simple, très pratique, d'une graduation exacte,* qui permet de faire les injections nécessaires avec précision, en disposant d'une gamme immense de dosages, à l'aide DE 5 SOLUTIONS DIFFÉRENTES SEULEMENT. Ces 5 solutions d'ATK se préparent extemporanément en quelques minutes avec la seringue même, d'une façon parfaitement exacte. Elles se *conservent 1 mois* au moins.

Nous n'injectons jamais plus de 0,1 de liquide intradermique. Par une série d'expériences, nous avons vu que l'on pouvait injecter sans inconvénient jusqu'à 0,5 d'un liquide indifférent ou de tuberculine, mais que déjà à partir de 0,2 la distension du derme commence à être désagréable. Elle devient nettement douloureuse à partir de 0,5 (douleur de quelques minutes au maximum).

Nous nous sommes donc limité à *ne jamais injecter plus de 0,1 de liquide intradermique,* la concentration seule de tuberculine y variant. D'autre part, comme en aucun cas, nous ne pouvons admettre que l'on dépasse la limite de 0,1 ATK pure, nous n'avions pas besoin de disposer pour le traitement d'une seringue contenant plus de 0,1 cm³.

Nous avons donc fait construire la petite seringue du modèle ci-joint, simple et pratique à la fois ; sa contenance totale de

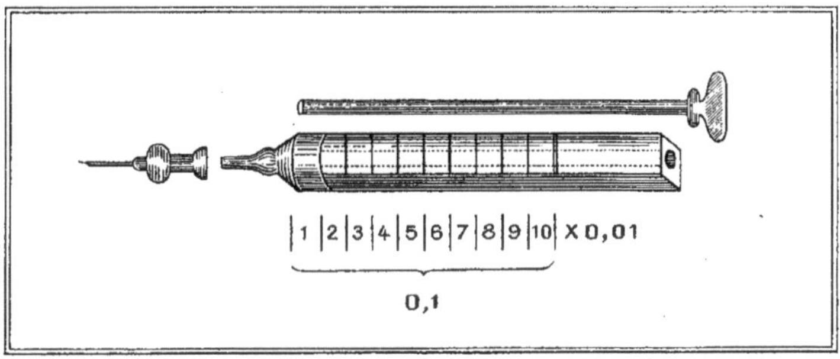

Fig. 13. — Seringue pour l'intradermotuberculinisation.

0,1 cm³. Elle est divisée en 10 parties égales ; chacune de 0,01 cm³. Une subdivision plus fine n'est pas nécessaire. Notre premier modèle divisé en 20 parties, nous a montré l'avantage d'avoir des divisions pas trop nombreuses et suffisamment distantes.

A l'aide de cette seringue, si nous utilisons la tuberculine ATK, nous pouvons avec 5 solutions préparer toutes les doses, en diluant directement dans la seringue avec une solution d'eau phéniquée à 0,5 0/0.

Ainsi pour la *solution A TK 1/1000.*

La seringue entière de 0,1 cm³, contient . . . . 0,0001 ATK
Si nous aspirons : 1 division de notre seringue et
  9 divisions d'eau phéniquée nous avons 0,00001
Si nous aspirons : 2 divisions solution ATK et 8 divisions eau phéniquée. 0,00002

Nous voyons ainsi que sans difficulté nous pourrons injecter à l'aide d'une solution à :

1 pour 100000	0,0000001	à 0,000001
1 pour 10000	0,000001	à 0,00001
1 pour 1000	0,0001	à 0,00001
1 pour 100	0,001	à 0,0001
1 pour 10	0,01	à 0,001
ATK pure	0,1	à 0,01

Pratiquement la solution-mère ATK et les 5 solutions ci-dessus désignées suffisent amplement à tous les besoins. On peut, dans les cas très sensibles, utiliser une 6ᵉ solution à 1 pour 1000000, c'est rare que l'on ait besoin pour l'intradermotuberculinisation.

Nous voyons donc combien cette seringue facilite le traitement. On peut l'obtenir de la maison Haussmann de Saint-Gall au prix de : « 16 frs » ou la faire construire par un fabricant quelconque.

LE TRAITEMENT PAR L'ANCIENNE TUBERCULINE DE KOCH
LA PRÉPARATION DES SOLUTIONS

On obtiendra du pharmacien :
1) 1 cm³ d'ATK (2 fr.) ;
2) 50 cm³ eau phéniquée à 0,5 pour 0/0 (0,75) ;
3) 5 flacons vides de 10 gr. en verre (1 fr.) brun, avec bouchons à l'émeri.

C'est tout.

A) Nous mettons bouillir une demi-heure nos 5 flacons vides pour les stériliser.

B) A l'aide de notre petite seringue nous puisons *1 seringue pleine de tuberculine pure* (0,1), que nous versons dans *le flacon I*, puis nous y ajoutons *9 seringues eau phéniquée* (0 cm³,9). Nous avons *1 cm³ de solution à 1/10*. Nous pouvons en faire une quantité plus grande si nous désirons, en répétant la manipulation.

C) Nous prenons ensuite une seringue de la solution obtenue au 1/10 et répétons la même opération que ci-dessus pour avoir 1 cm³ de solution à *1 pour 100*.

Et ainsi de suite, nous pouvons obtenir toute notre série de solutions, sans limite de dilution.

Il n'y a aucun avantage de préparer une quantité grande de solution. L'ATK pure se conserve indéfiniment, par contre ses solutions ne doivent pas être employées plus de 1 mois à 6 semaines.

A l'aide de 1 cm³ de ATK, nous pouvons pratiquer le traitement tout entier chez de très nombreux patients, avec un prix de revient total (pour la tuberculine) de 2 *fr*. Alors que nous aurions dû, pour le même traitement, acquérir pour une centaine de francs de tuberculine Béraneck (avec tous les risques de solutions à remplacer!!).

Nous croyons donc, qu'au moins pour la clientèle moyenne et indigente, il y a grand avantage à préparer soi-même ses solutions de ATK. En 10 minutes nous préparons nous-mêmes à l'hôpital de Bâle nos solutions fraîches, suffisantes pour traiter 1 mois à 6 semaines une vingtaine d'enfants.

A ce propos, il me semble nécessaire de réfuter un argument de Sahli : « que la désignation des doses de la teneur des solutions employées d'après la quantité absolue de tuberculine (solution mère) exprimée en centigrammes, milligrammes... etc. ; n'a aucune valeur en pratique, qu'il fait naître trop facilement l'idée qu'une dose donnée de tuberculine peut s'apprécier de la même manière qu'une dose donnée de morphine » (S., p. 53).

Il est évident, *et cela résulte de la nature même de la tuberculine, que tout dosage de celle-ci* et par contre toute indication de la concentration relative de ses solutions ne *peut être que* CONVENTIONNELLE, et cela aussi bien que le dosage soit exprimé *en chiffres* ou en *lettres*. Nous n'avons pas besoin de recourir *aux chinoiseries de lettres, auxquelles s'apercevant trop tard qu'on n'a pas prévu suffisamment de marge, on ajoute ensuite des chiffres conventionnels* (après avoir pris A comme solution la plus faible Béraneck s'est vu forcé dans la suite pour dénommer ses solutions plus faibles de créer A 64, A 128... etc...).

Il est *logique et rationnel au contraire de toujours indiquer le dosage exact en teneur d'une* SOLUTION MÈRE CONNUE ET CONSTANTE. Lorsque nous indiquons 0,0001 ATK, *nous savons de suite qu'il s'agit de un dixième de milligramme d'une substance constante* (SOLUTION MÈRE ATK). Lorsque nous parlons de TB^k : A 372, nous avons de la peine à savoir *ce que représente ce dosage par rapport à la solution mère H,* nous devons *consulter une* TABELLE *pour en trouver le rapport de* 65536.

Quant à l'argument que le médecin par l'indication du dosage en centigrammes, milligrammes peut être induit à l'utiliser comme la morphine par exemple, il nous semble faux. *Un médecin qui ne sait pas que la tuberculine n'est pas un médicament ordinaire, mais une substance antitoxique dont l'emploi repose tout entier sur la sensibilité du patient, ce médecin* NE PEUT *et* NE DOIT *pas utiliser la tuberculine.*

Lui FOURNIR *un guide-âne, sous forme de solutions avec* LETTRES INDICATIVES, *en lui indiquant une solution* INFÉRIEURE DE DÉBUT, *c'est le conduire à un insuccès certain, dans la majorité des cas. Si nous employons la TB^k, c'est en ne donnant aucune valeur à ses* désignations alphabétiques, en la considérant comme une autre tuberculine et en ne calculant notre traitement que d'après le rapport de chacune de ses solutions à la solution mère H.

Au contraire, faire croire au médecin, en lui fournissant de petits flacons étiquetés qu'il peut en toute confiance injecter à partir du premier d'après les indications d'un prospectus, c'est ruiner l'avenir de la tuberculinothérapie, c'est conduire à l'insuccès et à l'abandon de cette thérapeutique. *Nous insistons sur ce fait que nous ne faisons ces critiques qu'en ce qui concerne la médecine infantile. La tuberculine Béraneck mise au point pour l'adulte par Sahli, ne l'est pas encore pour l'enfant dont la sensibilité spécifique varie dans de très grandes limites.*

LA PREMIÈRE INJECTION

Nous avons préparé nos solutions au 1/10, 1/100, 1/1.000, 1/10.000, 1/1.000.000 ATK ; notre seringue est prête. Quelle dose allons-nous injecter ? Comment allons-nous l'injecter ?

Le médecin ne trouvera l'indication de la première dose à injecter que dans l'étude de son patient. Aucun prospectus, aucun livre ne saurait le lui indiquer sans méconnaître les principes mêmes de la tuberculinothérapie.

Cette indication doit être déterminée déjà pendant la période d'observation.

Le type clinique de la tuberculose permettra de prévoir déjà la sensibilité à attendre. Pour cela un diagnostic aussi précis que possible est à fixer.

Si l'on s'attend à une sensibilité très forte, l'on fera la première intradermoréaction, en injectant intradermiquement 0,00001 ATK, soit 0,1 de solution à 1/10.000. Si la réaction à cette dose dépasse 10-15 mm. de diamètre, l'on commencera le traitement avec une dose plus faible, soit par exemple 0,1 de solution à 1/100.000. On mesurera et appréciera chaque réaction, en s'attachant à ne jamais obtenir une réaction cutanée forte, si possible une réaction de 5-8 mm., ne dépassant pas 15 mm. en tous cas.

Si par la période d'observation l'on prévoit une sensibilité faible,

on fera le premier « Mantoux » par l'injection intradermique
de 0,0001 ; si la réaction à cette dose n'est pas trop forte, on la
prendra comme dose de début.

En tous cas, même si l'on s'est trompé dans l'appréciation de sa
première dose, on en aura de suite la preuve directe et l'on pourra
réformer son erreur. *L'injection d'une dose trop forte intradermique
ne confère en aucun cas les dangers de l'injection de cette même
dose sous-cutanée.*

Sur plusieurs milliers d'intradermoréactions diagnostiqués pratiquées avec la dose de 0,0001 nous ne connaissons que 3 cas qui
nous semblent en avoir subi préjudice.

L'injection elle-même *est simple* ; on *plisse,* ou *l'on tend* la peau
à l'endroit choisi, puis on enfonce l'aiguille presque parallèlement
à la surface, de quelques millimètres, en tenant le côté biseauté de
l'aiguille vers l'extérieur. L'aiguille enfoncée, on pousse lentement
le liquide qui forme dans le derme une petite boule d'œdème, de
couleur blanchâtre.

Cette petite boule est l'indice certain de la réussite de l'injection;
si elle manque, c'est que le liquide a été injecté directement dans
le tissu sous-cutané, ou qu'il a reflué derrière le piston.

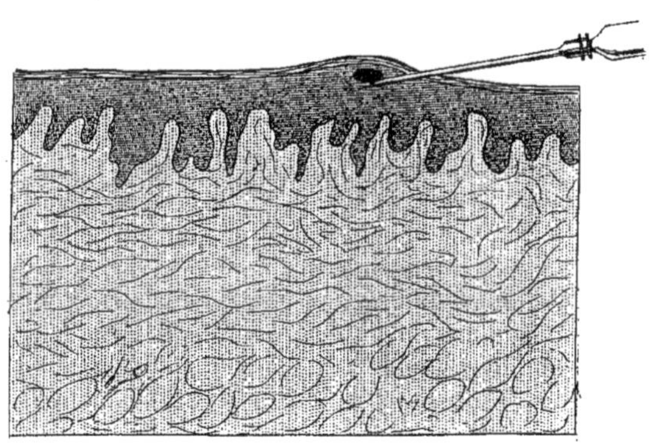

Fig. 14. — Schéma démontrant la technique de l'intradermoréaction.

La réaction positive apparaît au bout de quelques heures, puis
s'accroît pour atteindre son acmé après 48 heures. Il se produit
une maculo-papule, de forme régulièrement circulaire si l'injection
a été correctement faite. Cette papule est en général rouge vif,
ou rose, parfois œdématiée, à surface légèrement granitée. L'apparition d'une vésicule est l'indice d'une dose beaucoup trop forte ;
le halo rosé d'érythène qui apparaît parfois autour de la vésico-

papule n'a pas de signification et se produit chez les peaux très fines ainsi que chez les exsudatifs. La réaction régresse ensuite lentement dès le 2ᵉ jour. Si elle n'a pas été produite trop intense, elle n'est plus perceptible au bout de 4 à 6 jours.

Nous ne considérons comme positives que les réactions suffisamment nettes pour être dessinées et mesurées en millimètres. Nous ne tenons pas compte des réactions frustes, réduites à une simple petite tache érythémateuse. Au bout de 48 heures, nous mesurons le diamètre de la maculo-papule. Si les contours (c'est rare) sont un peu flous, il suffit de tendre un peu la peau pour les voir apparaître plus nets. Nous reportons notre mesure sur la feuille de malade pour établir une courbe.

La technique est en somme très simple, c'est la même qu'une injection traçante de cocaïne.

Dans les hôpitaux d'enfants de Lausanne et de Bâle, l'intradermoréaction est pratiquée chez *tous les enfants* (diagnostic) sans aucune difficulté.

La douleur est minime, la majorité des enfants n'y réagissent même pas ; où s'ils ont présenté quelque défense de crainte la première fois, ne font plus de difficultés pour les injections suivantes.

Les régions les plus favorables pour l'injection (voir notre étude expérimentale spéciale (I 465) sont les faces externes du bras et de l'avant-bras, puis les faces externes de la cuisse et de la jambe. On a avantage à alterner, un bras, puis une jambe, puis un avant-bras... etc... La réaction locale n'est nullement désagréable, les enfants ne s'en plaignent pas.

Il ne reste aucune trace visible de ce traitement. Chez nos enfants en traitement depuis plus de 8 mois, à Bâle, on ne voit que les deux derniers Mantoux.

Il convient de faire ses injections suivant une topographie exacte, pour ne pas en répéter deux exactement à la même place, au moins dans une période rapprochée.

Faut-il désinfecter la peau avant de pratiquer notre injection ? Non. Un lavage extérieur de la peau n'a guère qu'une valeur théorique, les micrococques se trouvant aussi bien dans les glandes sébacées et sudoripares et leurs conduits excréteurs qu'à la surface. Ils ne sont pas atteints par notre lavage externe avec une solution faible de sublimé. Sur l'expérience de milliers d'intradermoréactions, nous pouvons dire qu'il y a *pas besoin de pratiquer de désinfection locale à l'endroit de l'injection*. Nous n'avons jamais observé d'infection, les parties où l'on injectera seront tenues simplement très propres, l'on en exigera chaque jour le lavage au savon. L'orifice de la piqûre ne sera pas non plus recouvert de sparadrap, mais laissé tel quel.

Nous ne stérilisons pas chaque fois la seringue ; une fois bouillie nous la conservons dans une solution phéniquée à 2 0/0 avec laquelle nous la lavons soigneusement après chaque injection. *Nous flambons l'aiguille de platine avant chaque injection,* ou ce qui à l'hôpital est encore plus simple, nous avons pour chaque enfant une aiguille ordinaire en nickel conservée dans l'alcool ou la solution phéniquée.

Dans la pratique privée, il n'est pas nécessaire, le plus souvent, d'établir une courbe de l'intradermoréaction, de la mesurer. On arrive bien vite d'un coup d'œil à apprécier celle-ci, à se rendre compte si elle est plus forte ou moins prononcée que la fois précédente... une note dans un calepin suffit à conserver le renseignement utile.

La mesure en millimètres est pratique, à condition que l'on se garde de toute exagération, que l'on s'attache plus à l'indication générale, qu'à l'étude des plus petites variations millimétriques.

LA CONDUITE DU TRAITEMENT

Nous conduisons le traitement d'après la façon dont se comporte la réaction cutanée locale. Nous ne devons pas nous laisser entraîner par des idées théoriques à injecter trop souvent, à augmenter nos doses, à vouloir obtenir à tout prix l'extinction des réactions cutanées (soit de la sensibilité spécifique du patient). *Nous n'avons* PAS *pour but d'accoutumer le plus vite possible l'organisme au poison tuberculine* (mithridatisme), *nous avons au contraire le plan de stimuler les réactions spécifiques du patient par de petites injections inoffensives et espacées de ce poison.*

Si nous arrivons trop vite à la perte de sensibilité spécifique (extinction du Mantoux) que nous savons en fait ne pas être l'indice certain de guérison, nous sommes simplement arrivé à ce que la tuberculine est devenue pour le patient une substance indifférente, le principal but de notre traitement n'existe plus.

Au contraire notre mode de traitement tend à déterminer une dose initiale non dangereuse qui provoque dans l'organisme une réaction de défense. Tant que l'organisme répond à cette dose par la même réaction, nous n'avons aucune INDICATION *à injecter une dose plus forte, mais au contraire simplement à répéter la même dose aussi longtemps que l'organisme ne s'y est pas accoutumé. Dès que l'organisme semble s'accoutumer à notre dose initiale (nous le voyons par la diminution d'intensité de l'intradermoréaction) nous sommes en droit de passer à une dose un peu plus élevée, que nous répétons de même jusqu'à ce qu'elle ait creé à son tour de l'accoutumance, nous passons alors à la dose supérieure..... et ainsi de suite.*

Si l'organisme fait facilement de l'accoutumance, c'est là un « indice favorable », mais cela ne doit pas être notre BUT. *Si le « Mantoux » s'éteint, c'est* un bon signe en soi-même, mais ce n'est qu'un PHÉNOMÈNE SECONDAIRE, ce n'est pas là le *but* de notre thérapie. Preuve en est qu'il ne reste jamais négatif dans la suite, que ce phénomène est artificiel, que dès que nous aurons cessé notre traitement quelque temps... le Mantoux redeviendra positif.

La *sensibilisation tuberculeuse* est définitive même dans les guérisons les plus solides.

Nous conduisons donc le traitement ainsi :

1) Détermination de la première dose et injection intradermique de celle-ci.

2) 48 heures après mesure du Mantoux. S'il est minime 5 à 8 mm. Nous adoptons cette dose pour la thérapie.

3) 3 à 4 jours plus tard injection de cette même dose.

4) 48 heures après mesure du Mantoux.

5 *a*) S'il est le *même :* injection de la même dose.

5 *b*) S'il a *diminué nettement,* injection de la dose *suivante.*

Et ainsi de suite...

Nos observations ne sont pas toujours exactement conformes à cette technique, parce que ce sont elles qui nous ont permis de la fixer après quelques tâtonnements inévitables C'est la technique donnée ici qui est employée actuellement chez tous les enfants tuberculeux de l'hôpital de Bâle.

Pour fixer les idées voici un exemple :

Enfant avec tuberculose pulmonaire I sommet gauche

Température subfébrile. Malgré deux mois de traitement non spécifique, le poids reste le même. La lésion semble progressive.

D'après nos indications générales nous pouvons prévoir :

1) Une forte sensibilité spécifique.

1) Le danger de l'anaphylaxie.

Nous pratiquons donc le premier Mantoux avec une dose faible, par exemple 0,000001 (0,1 de solut. 1/100000). Si la maculopapule mesure moins de 8 mm. tout en étant nettement positive, nous partons de cette dose pour le traitement en la répétant 4 jours plus tard. Si la réaction reste la même, nous répétons cette dose tous les 3 ou 4 jours jusqu'à ce que le « Mantoux » soit devenu nettement moindre, alors seulement nous pourrons passer à la dose suivante qui sera 0,000002.

Si au contraire, la 2e intradermoréaction est nettement plus prononcée, nous devons, ou choisir une dose encore plus faible, ou espacer un peu plus nos injections. Nous commençons toujours par *espacer les injections*, afin de laisser le temps à l'organisme de réagir, car il y a des différences individuelles très nettes, certains sujets réagissent beaucoup plus lentement, on voit la maculopapule persister plus longtemps chez eux (cela se présente surtout chez ceux en mauvais état général).

Nous laissons dans ces cas 5 à 10 jours entre les injections, en répétant la même dose jusqu'à ce que l'organisme s'y habitue. Si nous voyons au contraire de l'anaphylaxie persister à se produire, nous cessons entièrement le traitement pendant 15 jours à 1 mois ; puis nous le recommençons ensuite avec une dose initiale beaucoup plus faible.

En somme le principe même du traitement est enfantin : *Si l'intradermoréaction diminue nous pouvons augmenter les doses, si elle augmente nous devons les diminuer ou espacer les injections. Chaque injection nous donne l'indication précise pour la suivante.*

Nous voyons donc la grande différence de notre traitement avec les autres modes actuels, nous n'augmentons notre dose que lorsque l'organisme n'y répond plus suffisamment, lorsqu'il s'est accoutumé à une dose donnée.

Si la réaction de l'organisme à une dose donnée reste la même, nous n'augmentons pas, nous continuons à injecter à espaces réguliers la *même dose*.

Dans certains cas le traitement peut et doit être conduit par l'injection répétée d'une même dose, sans aucune progression. Le traitement dans ces conditions est tout aussi efficace, répondant au même desideratum, la provocation d'une secousse réactionnelle suffisamment forte pour être utile, suffisamment faible pour être inoffensive en tous cas. La guérison clinique s'y produit sans que la sensibilité spécifique ait diminué.

Donc, conduire le traitement sans se laisser entraîner à augmenter les doses sans indications, se laisser guider par la réaction locale.

Ce guide est *très sûr* et *met à l'abri de tout accident*. M. le professeur Wieland a spécialement signalé la sécurité avec laquelle cette méthode de traitement permettait de se diriger, en « voyant » ce que l'on fait et non plus en tâtonnant comme par les méthodes d'injections hypodermiques.

Quant à la *fréquence des injections, elle doit être déterminée également pour chaque patient d'après sa façon de réagir.*

Dans les cas qui supportent bien la tuberculine, nous injectons tous les 3 ou 4 jours, surtout le premier mois où notre sujet, bien préparé, peut donner son maximum de réaction. Il *arrive presque toujours un moment même dans les cas favorables* où l'organisme se fatigue et réagit moins bien. Nous arrivons alors à la limite dangereuse où commence l'anaphylaxie. Le Mantoux nous révèle de suite ce point critique par son augmentation, nous n'avons alors qu'à espacer les injections (tous les 5-6-8-10-12 jours selon nécessité) en répétant la même dose jusqu'à ce que cette phase critique soit terminée. Le plus souvent, on peut ensuite monter de nouveau et arriver dans bien des cas à l'extinction rapide du Mantoux (que l'on ne provoque pas intentionnellement).

Pour la progression dosimétrique, nous montons toujours dans les rapports suivants :

I. — *Solution ATK 1 pour 100.000*

En cas de nécessité on peut préparer une solution encore plus faible 1 pour 1.000.000 (rarement nécessaire).

1 division de la seringue	= 0,0000001	6 divisions de la seringue	= 0,0000006
2 —	= 0,0000002	7 —	= 0,0000007
3 —	= 0,0000003	8 —	= 0,0000008
4 —	= 0,0000004	9 —	= 0,0000009
5 —	= 0,0000005	10 —	= 0,000001

II. — *Solution ATK 1 pour 10.000*

1 division de la seringue	= 0,000001	6 divisions de la seringue	= 0,000006
2 —	= 0,000002	7 —	= 0,000007
3 —	= 0,000003	8 —	= 0,000008
4 —	= 0,000004	9 —	= 0,000009
5 —	= 0,000005	10 —	= 0,00001

III. — *Solution ATK 1 pour 1.000*

1 division de la seringue	= 0,00001	6 divisions de la seringue	= 0,00006
2 —	= 0,00002	7 —	= 0,00007
3 —	= 0,00003	8 —	= 0,00008
4 —	= 0,00004	9 —	= 0,00009
5 —	= 0.00005	10 —	= 0,0001

IV. — *Solution ATK 1 pour 100*

1 division de la seringue = 0,0001		6 divisions de la seringue = 0,0006
2 — = 0,0002		7 — = 0,0007
3 — = 0,0003		8 — = 0,0008
4 — = 0,0004		9 — = 0,0009
5 — = 0,0005		10 — = 0,001

V. — *Solution ATK 1 pour 10*

1 division de la seringue = 0,001		6 divisions de la seringue = 0,006
2 — = 0,002		7 — = 0,007
3 — = 0,003		8 — = 0,008
4 — = 0,004		9 — = 0,009
5 — = 0,005		10 — = 0,01

VI. — *ATK pure*

1 division de la seringue = 0,01		6 divisions de la seringue = 0,06
2 — = 0,02		7 — = 0,07
3 — = 0,03		8 — = 0,08
4 — = 0,04		9 — = 0,09
5 — = 0,05		10 — = 0,1

Nous n'avons pas intérêt à dépasser la dose limite de 0,1. Nous partageons entièrement à ce propos l'opinion de Röhmer, que les doses supérieures, même supportées, semblent avoir une influence défavorable sur l'état général, en opposition aux doses faibles dont l'effet est favorable. Chez l'enfant au moins la dose de 0,1 doit être la limite supérieure.

Nous voyons donc qu'à l'aide de 5 solutions simples à préparer, avec la simplification de n'avoir jamais à effectuer de dosage minutieux, mais simplement de prendre dans sa seringue de 1 à 9 divisions et à compléter avec la solution phéniquée la seringue pleine, le médecin dispose d'une échelle étendue et absolument suffisante. C'est dans celle-ci qu'il choisira éclectivement la dose initiale applicable à un patient déterminé.

Si nous avons fixé la dose de 0,1 à ne pas dépasser, nous n'entendons pas là qu'il soit du tout nécessaire de l'atteindre, puisque nous ne progressons dans le dosage qu'en cas seulement où l'organisme ne réagisse plus suffisamment à une dose inférieure, et que souvent tout le traitement se mouvra dans les doses minimes, *sans en être pour cela moins actif*.

La *durée du traitement* sera fixée d'après l'état clinique du malade. Lorsque le malade, d'après l'examen clinique, est guéri, nous continuons pendant quelques mois prophylactiquement à injecter la dose finale à laquelle on est arrivé de 1 à 2 fois par mois. C'est ainsi que nous pratiquons dans le cas F. R. où la fillette suit très régulièrement l'école et vient à l'hôpital pour l'injection deux fois par mois sans que cela ne la gêne aucunement. Dans les cas très défavorables au contraire, lorsque malgré une diminution naturelle des doses, l'on voit se développer de l'anaphylaxie à des doses infinitésimales (nous en avons vu à 0,0000000001 !) il faut savoir renoncer simplement à cette thérapie.

L'anaphylaxie intense est *toujours* un signe que la tuberculine est nuisible à l'organisme et coïncide toujours avec une aggravation réelle.

Les modes de contrôle accessoires du traitement auront l'avantage dans un hôpital à être aussi nombreux et précis que possible. Les plus précieux sont :

    1) Courbe de température des 2 heures.
    2)   «   «   «   matin-soir.
    3) Courbe du poids.
    4) Courbe de l'hémoglobine.
    5) Courbe des leucocytes.
    6) Courbe des éosinophiles (comptés [1]24-[2]48-[3]72 heures après l'injection).
    7) Détermination des anticorps.

Dans la pratique ordinaire, il est parfaitement suffisant de faire prendre : 1) la température matin et soir ; 2) le poids une fois par mois.

Le traitement est donc idéal, il ne nécessite aucune manipulation spéciale, chaque injection donne elle-même le renseignement indispensable ; chaque médecin en possède la technique qui est la même que celle d'une injection traçante de cocaïne.

L'INTRADERMOTUBERCULINISATION
PRATIQUÉE AVEC LA TUBERCULINE BÉRANECK

La marche générale du traitement est la même. Dans les cas extrêmement sensibles à l'ATK, nous nous sommes adressés avec succès à la TB[k] qui offre des dilutions infinitésimales dosées avec précision et permettant par leur nombre de parcourir une gamme de dosages très fins.

En effet l'échelle des dilutions de cette tuberculine est basée sur le rapport de 1 à 2, c'est-à-dire que chaque solution est seulement deux fois plus forte que la précédente. La concentration des solutions augmente donc d'après la puissance 2 au lieu de la puissance 10.

Nos dilutions ATK en puissance 10 se sont révélées pour l'intradermoréaction parfaitement suffisantes, ce n'est que dans quelques cas particuliers que la concentration puissance 2 est utile. *Dans la pratique ordinaire, elle conduit par l'augmentation considérable du nombre des solutions à une complication et un renchérissement très grand du traitement.*

La tuberculine TB^k est donc mise dans le commerce sous la forme de solutions dont chacune d'elles est deux fois plus forte que la précédente.

Voici la dénomination de ces solutions (en partant de la plus faible).

A	16.384	A	8
A	8.192	A	4
A	4.056	A	2
A	2.048	A	
A	1.024	B	
A	512	C	
A	256	D	
A	128	E	
A	64	F	
A	32	G	
A	16	H	

H : (concentration arbitraire de la TB^k mère correspondant à une dilution de 1/3,125 donc 62,5 fois plus faible que la TB^k mère.

Cette dernière solution H n'est pas suffisamment concentrée pour être la limite supérieure des doses utilisables pour l'intradermoréaction. Elle limite le traitement, aux cas possédant une sensibilité spécifique forte, tant que nous n'aurons pas à disposition des concentrations supérieures.

La dose initiale du traitement sera 1/10 de la solution à laquelle le patient répondra par une intradermoréaction positive mensurable. Dans la plupart des cas ce n'est qu'avec les solutions F. G. et H que l'on obtiendra cette réaction positive. Même si cette réaction ne s'obtient qu'avec H, on peut déjà faire un traitement utile à l'aide de cette solution (dont nous disposons des doses 0,01 — 0,02 — 0,03 — 0,04 — 0,05 — 0,06 — 0,07 — 0,08 — 0,09 — 0,1 en prenant de 1 à 10 divisions de notre seringue). Nous nous trouvons malheureusement arrêtés à la limite 0,1 H.

Pendant la période d'observation on peut faire d'abord une intradermoréaction avec 1/10 A 1024. Si nous obtenons un Mantoux net (rare) cela sera notre dose initiale, sans cela nous faisons un second Mantoux avec 1/10 A. Si nous obtenons un Mantoux dépassant 8 mm., cette dose est trop forte ; nous en prendrons comme dose initiale une dose comprise entre A 1024 et A. En cas contraire nous prendrons cette dose A comme dose initiale.

Si la dose de 1/10 A ne donne pas d'intradermoréaction positive, nous faisons encore une intradermoréaction avec 1/10 H. Si le Mantoux dépasse 8 mm. nous choisissons notre dose initiale entre A et H. Si nous n'avons pas de réaction nette avec H, nous ne pouvons pas pratiquer notre traitement avec la TB^k jusqu'à ce que nous disposions de concentrations supérieures.

Sans cela, le traitement se conduit comme avec l'ATK en procédant toujours d'une division de seringue à deux, etc... de chaque solution en ne montant jamais que sur les indications précises de l'intradermoréaction.

L'avantage est que la concentration d'une solution à l'autre est moins rapide.

Tous les renseignements spéciaux sur la composition de la TB^k sont donnés dans le livre de Sahli auquel nous renvoyons.

LE TRAITEMENT PROPHYLACTIQUE

Jusqu'à ce que la preuve de la valeur prophylactique de l'intradermotuberculinisation n'ait été faite, nous ne croyons pas que l'on soit en droit de pratiquer ce traitement chez un enfant réagissant positivement à la tuberculine, sans autre symptôme pathologique. Cela conduirait à traiter un grand nombre d'enfants en fait parfaitement sains (quoique tuberculisés), cela aurait le danger de créer un grand nombre de « malades artificiels ».

Il en est par contre tout autrement chez ces enfants réagissant positivement à la tuberculine et présentant des troubles positifs, anémie, amaigrissement, sueurs nocturnes, fièvre, vertiges... etc... sans que l'on puisse trouver une explication, une lésion.

Dans ces cas nous pratiquons sans hésiter l'intradermotuberculinisation et nous avons eu des résultats immédiats brillants (voir cas (147) par exemple), la disparition rapide de tous les symptômes morbides, la transformation inattendue d'un enfant chétif (scrofuleux...) en un enfant sain et fort.

Il ne semble pas nécessaire de faire un traitement aussi intense dans ces cas bénins.

On détermine la dose qui donne une intradermoréaction de 8-10mm. On l'injecte une fois par semaine jusqu'à ce que l'intradermoréaction ait diminué d'environ de moitié. Puis on passe à la dose suivante, etc...

Dès que la guérison semble obtenue, on espace les doses tous les 18 jours, puis tous les mois... tous les 2 mois, en se guidant pour la durée du traitement sur l'état du patient et sur ses conditions matérielles.

Ce traitement si simple et si inoffensif donne des résultats immédiats excellents.

Est-il réellement prophylactique ? L'expérience seule du temps le dira. Les résultats acquis permettent de l'espérer.

III. — La « Pirquetisation »

Cette méthode repose sur les mêmes principes généraux que l'intradermotuberculinisation, transformation locale de la tuberculine dans la peau du malade. Recommandée d'abord par Wolff-Eisner, elle a donné à *Klotz* (K 486) des résultats excellents dans la Tuberculose de l'Enfant.

Non seulement il a vu sous son influence les formes ganglionnaires et osseuses se guérir d'une façon remarquablement rapide, mais encore les formes pulmonaires y réagir favorablement. *Ponndorf,* directeur de l'institut vaccinogène de Weimar, en a recherché le mécanisme intime.

Sa théorie se base sur ses recherches concernant l'immunité conférée par la *vaccination. La peau et les muqueuses de l'individu,* dit-il, *représentent les principaux facteurs de protection,* non seulement contre les agents mécaniques, contre les agents thermiques, mais encore *contre les infections.* Elles représentent un tissu, qui en cas d'infection, *retient dans ses cellules épithéliales* les poisons spécifiques de l'agent infectieux, les *conserve* et d'après leur sorte, les *transforme* plus ou moins rapidement.

Lorsque chez le même individu, se reproduit la même infection, ces toxines modifiées par les cellules forment avec les endotoxines du bacille de nouvelles combinaisons, déterminant des réactions de la peau et des muqueuses, une formation d'anticorps qui protègent l'individu contre une réinfection ou *déterminent une évolution plus bénigne de l'affection primaire.*

Ponndorf a déterminé ces 3 points importants d'une façon expérimentale :

1) Le processus de vaccination *est renforcé chez un* sujet auquel on *a injecté au moment ou avant* la vaccination des *cellules épithéliales finement pulvérisées d'un animal vacciné auparavant avec succès.*

Ce fait est appréciable par l'évolution plus rapide de la vaccine et l'intensité de la pustule de vaccine. Chez les veaux, qui normalement possèdent une incubation de deux jours pour la première vaccination, cette période d'incubation manque, la pustule vaccinale apparaît de suite.

2) On peut, en déposant sur une scarification de la peau les endotoxines d'une lymphe avirulente, déterminer chez un individu immunisé une réaction cutanée spécifique qui permet non seulement de déterminer le degré de l'immunité, mais encore le temps qui s'est écoulé depuis la vaccination. Pratique-t-on cette réaction cutanée des endotoxines peu après la vaccination primaire, on n'obtient alors aucune réaction cutanée appréciable. La pratique-t-on à une période plus éloignée, on obtient alors d'abord une rougeur, puis une papule et même une papule ou une vésicule. En outre dans les fortes réactions on observe une infiltration (Area), analogue à celle qui se produit dans la papule vaccinale en voie de guérison.

3) La répétition de ces vaccinations cutanées à l'aide d'endotoxines a pour effet l'élimination plus rapide des toxines spécifiques retenues dans la peau, c'est-à-dire que la vaccine-immunité s'éteint plus rapidement et que l'animal redevient plus rapidement sensible à une nouvelle revaccination virulente (1).

L'auteur a répété ces diverses expériences chez *l'animal tuberculeux* (cobaye) et a constaté les mêmes phénomènes.

Nous savons, en effet, que l'on peut parfaitement vacciner l'animal à l'aide de bacilles vivants et arriver même à lui conférer une immunité complète vis-à-vis de la tuberculine. On n'a jamais jusqu'à maintenant pu immuniser le cobaye à l'aide de la tuberculine. Ponndorf a donc pu répéter exactement les mêmes expériences avec le bacille de Koch qu'avec la vaccine.

Chez l'homme tuberculeux, la première phase expérimentale, c'est-à-dire la vaccination, est représentée par la lésion tuberculeuse primaire que nous savons être immunisante ; tous les travaux modernes arrivent à cette conclusion que la première infection tuberculeuse confère une autovaccination relative. *Le poison spécifique de l'infection primaire est retenu et transformé dans les cellules épithéliales surtout, auxquelles il confère une sensibilité spécifique. Si nous mettons ces cellules sensibilisées en contact avec la Tuberculine pure, nous obtenons les réactions cutanées, union de la tuberculine transformée et de la tuberculine exogène, formation de produits secondaires.*

Le processus curatif ne serait donc pas le même que celui d'un sérum ou d'un vaccin, mais un phénomène particulier, une vaccination non par des bacilles atténués, mais par la substance toxique spécifique des bacilles.

---

(1) Ce fait démontre pourquoi *insensibilité* acquise artificiellement par mithridatisation à la tuberculine peut, théoriquement, *exposer le malade guéri à une réinfection.*

Ponndorf conclut : comme dans la tuberculose les cellules de l'organisme sont imprégnées de tuberculine (autotuberculine modifiée) nous n'avons qu'à mettre en contact ces cellules « imprégnées spécifiquement » avec la toxine non modifiée (Tuberculine thérapeutique) du bacille tuberculeux pour provoquer la formation d'anticorps qui sont rapidement résorbés et passent dans la circulation humorale. (La réaction cutanée spécifique est la preuve de l'imprégnation des cellules épithéliales.) L'affinité entre la tuberculine cellulaire et la tuberculine non transformée est telle qu'il semble se produire de suite une combinaison de ces deux et qu'il ne pénètre pas de tuberculine non modifiée dans le courant humoral.

Comme pour la vaccine, dans la tuberculose, le passage de toxine non modifiée dans le courant humoral a un effet aggravant sur l'évolution de la maladie. Si par les injections *sous-cutanées* de tuberculine, on obtient dans quelques cas de bons résultats, c'est que le tissu sous-cutané jouit de la même propriété que la peau à un degré moindre et qu'il est capable de transformer de très petites quantités de tuberculine injectée avant qu'elle soit résorbée.

Ces études très importantes montrent d'une façon éclatante *pourquoi en tuberculinothérapie,* le traitement par des doses très minimes (Escherich, Sahli), est seul admissible. Les faits observés, soit les aggravations certaines sous l'influence de doses plus élevées, confirment d'une façon éclatante les expériences de Ponndorf.

Partant donc de ces constatations, Ponndorf a traité environ 150 tuberculeux par la *vaccination tuberculinique* (pirquétisation). Nous faisons remarquer ici qu'il ne s'agit pas d'une vaccination au sens propre du mot, puisque nous ne vaccinons pas avec les bacilles atténués, mais avec la substance toxique spécifique de ces bacilles. Le processus biologique est cependant bien un processus de vaccination, plutôt que de stimulation toxinienne.

Les résultats curatifs obtenus par Ponndorf dans toutes les formes de la tuberculose, y compris la tuberculose pulmonaire, démontrent la valeur de cette méthode.

L'intradermotuberculinisation répond aux mêmes desiderata, tout en nous permettant de doser exactement la tuberculine introduite dans la peau, de la proportionner à la capacité de transformation de la peau.

De ce fait nous l'estimons préférable et nous conseillons de la choisir chaque fois que cela sera possible.

Cependant la « pirquétisation » peut dans un très grand nombre de cas rendre d'immenses services, à cause surtout de sa simplicité absolue.

Une lancette ordinaire, 1 flacon de ATK conservable indéfiniment (2 francs) voilà de quoi conduire pendant longtemps et chez de nombreux patients un traitement tuberculinique de valeur.

L'inocuité est absolue ; on peut traiter, sans contre-indications, tous les cas, avec la certitude de n'avoir jamais d'accidents. L'effet curatif est certain, bien que ni aussi rapide, ni aussi intense que par l'introdermotuberculinisation.

De nombreux patients (ou parents) qui refuseraient *des injections*, ne verront aucune objection à une *vaccination indolore*.

Voici la technique à employer chez l'enfant, en observant bien entendu tous les principes généraux précédemment mentionnés (nourriture, médicaments, repos, air, soleil...).

1) On pratique une réaction ordinaire de von Pirquet ; c'est à dire, on fait à l'avant-bras ou au bras (face externe) une excoriation longitudinale de 3 à 5 cm. de long, qui ne doit pas saigner (exactement comme pour la vaccine) ; on y dépose une goutte de tuberculine que l'on étend et y laisse sécher à l'air.

2) Si la réaction est *très forte*, on continue le traitement avec *une* raie vaccinale, en la répétant tous les 8 à 10 jours (Ponndorf a obtenu de très bons résultats en ne répétant les vaccinations que tous les 15 jours à trois semaines).

3) Si la réaction est faible, on la répète en augmentant le nombre des raies vaccinales 2-3-4, etc... jusqu'à 20 ou 25 très rapprochées les unes des autres. On se dirige également d'après l'intensité de la réaction pour déterminer l'espace entre les injections et le nombre des raies. On passe d'une région cutanée à une autre (cuisse, jambe, dos, etc...).

La réaction peut être plus prononcée que celle de l'intradermoréaction, parce qu'elle est plus superficielle, qu'elle a une étendue plus grande (donc un plus grand champ épithélial de transformation de la tuberculine) en un mot que quelle que soit l'intensité de la réaction il ne semble pas qu'il passe jamais dans le courant humoral de la tuberculine non transformée ; preuve en est que le « Pirquet » ne produit jamais de réactions de foyer.

Un très *bon guide* est d'attendre qu'une réaction ait disparu ou du moins qu'elle ne présente plus de traces d'inflammation (rougeur, chaleur) avant de pratiquer la suivante.

Donc ne pas craindre une réaction locale bien nette, même intense.

Chez un nourrisson, avec hypersensibilité extrême à la tuberculine, nous avons vu ce traitement admirablement supporté, et apparemment utile, puisque la généralisation de méningite que nous attendions depuis des mois (cas grave de tuberculose pulmonaire progressive) ne s'est pas encore produite.

Le médecin de campagne peut donc s'adresser en toute confiance à ce mode de traitement qui n'exige de lui aucune instrumentation, aucune connaissance spéciales, aucun contrôle et qui ne comporte *aucun danger* pour *le malade*, qui est en même temps un traitement actif et rationnel basé sur les faits expérimentaux aussi bien que sur nos connaissances modernes de la Tuberculose.

Tout médecin peut le pratiquer parce qu'il est facile au domicile du patient, le plus indigent même, de pratiquer une fois tous les 8 ou 15 jours, tous les mois même quand on ne peut voir son malade plus souvent, une « vaccination » qui ne demande qu'une lancette propre.

De même dans les cas bénins d'adénopathie trachéobronchique où l'on n'est pas contraint à une thérapie intensive, on peut s'adresser avec avantage à la « pirquétisation », à cause de sa simplicité.

Peut-on et doit-on la pratiquer prophylactiquement ? Chaque médecin sera juge de l'opportunité d'un tel traitement. Tout nous porte à croire que celui-ci est réellement prophylactique, aussi bien les faits observés que la théorie...

En toute éventualité, il est indispensable de bien expliquer aux parents qu'un enfant « tuberculisé » n'est pas un malade, ni un tuberculeux, que presque tous les enfants sont des « tuberculisés ».

Personnellement nous ne nous croirions pas en droit de conseiller ce traitement chez un enfant ne présentant *aucun* symptôme morbide. En fait, ces enfants s'immunisent d'eux-mêmes, l'important chez eux est bien plus une vie hygiénique qu'un traitement spécifique.

L'intradermotuberculinisation reste la méthode de choix, partout où les conditions du malade (et du médecin) le permettront. On s'adressera sans hésiter à elle dans les cas graves.

CONCLUSION

L'*intradermotuberculinisation et la vaccination tuberculinique* (pirquétisation) représentent chez l'enfant le traitement idéal de la tuberculose dans toutes ses formes, parce qu'à la fois *inoffensif et actif*. Elles se basent sur nos connaissances modernes de la tuberculose, qui nous conduisent de plus en plus à entrevoir la possibilité *d'une vaccination réelle contre cette maladie*. (Calmette, Bernard, Wolff-Eisner, Ponndorf, etc...).

Sans doute, elles ne sont qu'une *étape* dans cette évolution vers la *vaccination vraie*, mais elles sont pour le moment les procédés de traitement tuberculinique les plus scientifiques, et, les faits le démontrent, les plus actifs.

La Tuberculose est la question sociale la plus importante de nos jours. C'est pendant la période de l'enfance où se produit la contamination primaire, que la thérapie aussi bien que la prophylaxie ont une valeur capitale.

L'intradermotuberculinisation représente une de nos meilleures armes contre la tuberculose infantile et permet d'espérer une protection contre les réacerbations, réinfections ou récidives.

Son application, non dans quelques cas choisis, mais dans tous les cas de tuberculose infantile de l'hôpital des enfants de Bâle en démontre la valeur.

Sa grande simplicité, son innocuité parfaite, permettent de la conseiller sans arrière-pensée au médecin praticien.

Il est en droit d'appliquer des méthodes que les observations d'hôpital lui démontrent simples, pratiques et sans dangers.

Il n'a plus le droit de renoncer à la tuberculine parce que c'est une « arme aveugle », il dispose maintenant d'un moyen de l'appliquer sans peine, avec les garanties d'un contrôle sûr, sans manipulations spéciales de laboratoire. C'est donc *au praticien* qu'appartient le *dernier mot*.

L'épreuve du temps jugera.

INDEX ALPHABÉTIQUE DES AUTEURS

*(A part quelques exceptions, nous ne donnons ici que les auteurs s'étant occupé
de Tuberculose infantile)*

A

1. ABRAMOVSKI. — Stillen u Tuberkulose. Tuberkulosis, 1910.
2. ADAM. — Med. Klinik, n° 6.
3. ACZ-NAGY. — Der Nachweis von Tuberkelbazillen im strömenden Blut.
   Gyogyasyat, 1910.
4. AEKARDT. — Diagnostic précoce de la tuberculose. Congrès de la Tuberculose, 1905, p. 37.
5. ALAPY. — End Resultate der Conservativ Behandlung tuberkulosen
   Coxitiden und gonitiden. Arvosi Hetilap, 1910.
6. ALAMARTINO M. H. — Erythème noueux d'origine tuberculeuse. (Gaz. des
   Hôp., 85, p. 1027, 1033, 1912).
7. ALBRECHT. — Frankfurt. Zeitschr. f. Pathologie. B. I.
8.   — UND ARNSTEIN. — Histol. Untersuch, über die Haüfigkeit d.
   Tub. d. tracheobronch. lymphdrüs : bei kindern. (Verhandl. d.
   deutsch. pathol. Gesellsch. 15. S. 124-129, 1912).
9. ALBRECHT. — Wien. klin. Wochenschr., 1909, n° 10.
10. ALLAIN J. — Persistent chronic bronchitis in Children. Traduction
   Apl. 1910. S. 532.
11. ALOMAR UND TURRO. — Zur Kultur des tuberkebazillus, Berl. klin.
   Wochensch. 49. S. 1658, 1659, 1912.
12. ALOMAR UND TURRO. — Sur un procédé de culture du bacille tuberculeux. Journ. de phys. et de path. gén. 40. S. 766, 1912.
13. ALTMANN UND HERSCHEIMER. — Über eine Reaktion tuberkulöses Prozesse
   nach Salvarsan injektion. Deutsch med. Wochensch., 1911.
14. ALVAREZ. — Correa M. Neuere Meinungen über die Therapie der. tub.
   Coxitis. Niederl. Monatschr. f. Geburkh. und Kinderheilh, n° 1,
   p. 369-375, 1912.
15. AMENONIYA R. — Uber die Regeneration des Darmepithels und der
   Liberkühnschen Krypten an tuberkulösen Darmgeschwüren. (Wr-
   chows Arch. Bd 201).
16. AMREIN O. — Zur Behandlung d. Lungentbc mit Eisentuberkulin.
   Brauers Beits, 23, p. 249, 264, 1912.
17. ANDIOU P. — Traitement d. tub. chirurg. Ann. med. et chir. inf., 1910,
   p. 801.

18. Anwoav. — Tuberkulosis, 1908. Bd 7.

19.   — Worsk. Mag. f. Lazev., 1894, nᵒ 10, nᵒ 12.

20.   — Worsk. Mag. f. Lazev., 1898, nᵒ 4.

21. Appert. — Cutiréaction. Thèse Paris, 1908.

22. Apteckmann. — L'intradermoréaction. Th. Paris, 1908.

23. Archangelsky W. G. — Zur Frage über die Möglichkeit einer Heilung d. Meningit. tub. Jahrb. f. Kinderhlk., 1911. S. 155.

24. Arloing et Dumarest. — Contrib. à étud. trait. bacillose. Rev. Tub. Paris, juin 1909.

25. Arloing et Dumarest. — Ind. et mod. emploi. Tuberculines. Rev. Tub. Paris, octobre 1909.

26. Arloing. — Le cours de la Tuberculose. Paris, 1892, p. 286.

27.   — La Tuberculine. Congrès de la Tub. 1891.

28. Arluck J. — Zur Frage über die Tuberkulose jüdischer Kinder. Brauers Beitr 22. S. 341, 349, 1912.

29. Armand-Delille. — L'héliothérapie des tub. chirurg. Bull. soc. pédiatrie. Paris, 12, III, 1912, p. 145.

30. Armand-Delille. — Déviation du complément à la tuberculose. Soc. de biol., 1ᵉʳ mai 1909, p. 706.

31. Armand-Delille. — Granulations chromophiles du bac. tub. Bull. soc. étud. scient. sur tub. 2ᵉ année, 97, 101, 1912.

32. Arnj. — Über das Ergebnis der Behandlung mit Tuberkulin Rosenbach. Clinical rev. oktober 1911 (japanisch).

33. Arnstein et Albrecht. — Verhandl. d. deutsch. pathol. Gesellsch. 15. S. 124-129, 1912.

34. Aronade. — Säuglings tuberculose. Beitr. zur. Klinik d. tub. 1909. Bd 13.

35. Arthur L. — Vaccine tuberculosis. N. J. State. Journ. of. med., 1910.

36. Arteiter W. C. A. — Untersuchung über die Mannigfaltigkeit primärer Darmtuberkulose. Nederl. Figdschr. Geneesk. S. 428, 1942.

37. Ascher L. — Hyg. und Bakt d. Naturforschers. Münster 1912.

38.   — Zur statistik d. Kindertuberkulose, même Journal.

39. Askanazy. — Die Gefäss veränderungen bei der akuten tuberkulösen Meningitis. Deutsches Arch. f. klin. med. Bd 99.

40. Audeoud. — Ophtalmoréaction chez les enfants. Rev. med. Suisse rom., 1907, p. 720.

41. Austrian Chs. — The Production of passive hypersensitiveness tuberculin. Journ. of. Experim. Med. 15, p. 149-162, 1912.

42. Attenhofer. — La Tuberculine Béraneck dans les tuberculoses chirurgicales. Thèse Lausanne, 1910.

43. Aviragnet et Tixier. — Les formes curables de la tuberculose de l'Enfant. Arch. méd. des Enf., 1911. S. 321-409.

44. Aviragnet. — La tub. infantile. Thèse Paris, 1909.

45. Axenfeld. — Über die Bedentung d. Tub. Klin. Monatsbl. f. Augenheilk., 1911.

B

46. Babarin. — Traitement des adénopathies tuberculeuses, Th. de Montpellier.

47. Bacmeisser. — Entstehung und Verhütung des Lungenspitzen tuberkulose. Deutsche med Wochenschrift, 1911.

48. Badaloni G. — Come la scuola contribiusca alla diffusione della Tuberculosi internat. Arch. f. Schulhyg. 8. S. 309-336, 1912.

49. Badescu. — Intradermo-réaction chez bovidés. Arch. vétér., avril 1909. S. 85.

50. H. Bækcker et M. Laub. — Uber Opsonine und ihre Bedetuung für die Tuberkulinbehandlung. Wien. klin. Wochenschrift, n° 44, XXI, jahrg. 1908.

51. Baer O. — Erfahrungen mit C. Spenglers I-R. Berl. klin. Wochenschrift. 49. S. 209, 1912.

52. Baer et H. Kraus. — Unsere weitere Erfahrungen überd, Behandlg. d. Lungentuberkulose mit künstlichem Pneumothorax. Allg. Wien. med. Zeitg. 57. S. 123, 141, 151, 1912.

53. Baginski. — Sur la propagation de la tuberculose chez les enfants. La Revue Internationale de la Tuberculose, XVIII, n° 1.

54. Baguistry. — Kema und Kyderkrankheit. Intern. kongr. f. Talassotherapie, 1911.

55. Bahrdt Fl. — Sänglings. Tuberkulose Verein f. innere. Med. of Kinderheilkunde. Berlin, 26 juin 1911.

56. Bail C. — Weitere Versuche betreffend die Ubertragung des Tuberkulinempfindlichkeit. Zeitschrift f. Immunitatsforschung 12. S. 451, 1912, id. S. 428.

57. Bail. — Wiener klin. Wochenschrift, 1904, n° 30.

58. Baisch B. — Die Behandlung chirurg. Tuberkulose, bes. der tuberkulösen Symptome mit Röntgenstrahlen. Vers. dentscher Natur. forscher und Aergte. 1911.

59. — Röntgenbehandlung tuberkuloser Lymphome. Strahlentherapie. I, S. 286-295, 1912.

60. Baler. A. V. — Tuberkulindiagnostik Sijdschs. v. Genusk: 4 II. S. 772-785, 1912.

61. Balsamoff. — La radiothérapie contre la péritonite tuberculeuse. Ann. d. méd. et chir. inf., 16. S. 368, 1912.

62. Baudelier. — Diagnostic de la tuberculose. Würzburg, 1908.

63. Bandelier et Roepke. — Lehrbuch der spezifischen Dagnostic und Therapie der Tuberculose. 5 u. 6. Auflage, 1511. Würzburg bei Rabitzch.

64. — Die Klinik der Tuberkulose. Handb. der gesamten Tuberkulose f. Aerzte und Studierende 2te verbess-Auflage Würzburg, 1912 L. Kabitzsch (641S) M. 13, 50 brosch., M. 15. geb.

65. Barbe Oberlin E. — Contribution à l'étude clinique des adénopathies, trachéobronchiques tuberculeuses au début chez l'enfant Diss. Paris, 1912.

66. — Contribution à l'étude des adénopathies trachéobronchiques tuberculeuses au début chez l'enfant, Paris, Jouve et Cie 1911.

67. BARBIER. — Intradermo-réaction. Soc. étud. tuberc., 9 mars 1911. — La tuberculose des nourrissons. Ann. d. méd. et d. chir. inf. 1er sept. 1909.

68. BARBIER et GOUGLET. — Des épisodes méningés tuberculeux curables. Arch. d. méd. des enf., 15. S. 241-266. 1912.

69. BARDENHEUER. — Die Sonnenbehandlung der peripheren Tuberculose bes. der Gelenke. Strahlentherapie. 1. S. 211-273, 1912.

70. BARETY. — Th. de Paris, 1874.

71. BARJON F. — Traitement radiothérapique des adénites suppurées, des ulcérations et des fistulisations d'origine ganglionnaire. Ann. de méd. et chir. inf. 1910.

72. BARRIÈRE. — Tuberculine chez les bovidés. Congrès de la tub., 1891, p. 691.

73. BARTEL J. W. NUSMANN et LEINESNER. — Zur Frage der Entwicklung von Organen auf d. Tuberkelbazillus. Zentralblat.fur Bakteriologie. Bg. 56.

74. — Wien. klin. Wochenschrift, 1904, no 15, no 70, no 34, 1906, n° 42, 1907, no 28. Problème der Tuberkulosefrage, Wien, 1904.

75. BATIGUE. — Cutiréaction. Th. de Paris, 1908.

76. BARTHEL UND STENSTRÖM. — Untersuchungen über die Wiederstandskraft. der Tuberkelbazillen gegen Erhitzung in Molken. Zeitzchr. f. Fleisch. Milchhygiene, 22. S. 137-179 1912.

77. BAUMGARTEN V. — Uber die Histogenese d. tuberkulosen Prozesses, Berlin, 1875. Verlag Hirschwald. Uber latente Tuberkulose. Samg klin. Vortrage von Volkmann.

78. BAUER A. et RŒMHILD. — Skrofulöse Erwachsene. Brauers Beitrage, 24. S. 67-68, 1912.

79. BAUER E. — Tuberculinothérapie et prophylaxie antituberculeuse. *Revue médicale de la Suisse romande*, 20 nov. 1911.

80. BAUER F. — Cutanreaktion komplement. Zeitschrift f. Immunitätsforschung, 13. S. 486-489, 1912.

81. BAUER J. et ENGEL. — Klinische experimentelle Studien z. Pathologie et Thérapie des Tuberkulose im Kindesalter. Beitr. z. klinik d. Tuberkulose, 1909. Bd. 12.

82. — Munch. med. Wochenschrift, 1908, no 44.

83. BAUER J. et MURSCHHAUSEN. Zur Chemotherapie der Tuberkulose zu dem gleichnamigen Artikel von G. Rapsenbert in no12 *der Wochenschrift berl. klin.*, 49. S. 1888-1889, 1912.

84. BAUER. — Lausanne. IIe assemblée de la société romande pour l'étude scientifique de la tuberculose. *Revue suisse*, 1914, no 14.

85. BAUER. — Die Tuberculose im Kindesalter Ubersichtstericht (1907-1909) Internat. Zentralblatt f. d. ges. Tuberculoseforschung, 1910. S. 227.

86. BEAUVIEUX. J. Tuberculine et tuberculose oculaire. *Arch. d'ophtalmologie*, 32, S. 549-569, 1912.

87. BÉCHERT. Oculoréaction. Th. de Lausanne, 1908.

88. Beck. — Die Behandlung d. kindlichen Tuberkulose mit dem Rosen
bach'schen Tuberkulin. Sonder abdruk aus Bet. VI eft 5-6. Berlin,
1913. Zeitschrift für Kinderheilkunde.

89.   — Vortrg. a. d. 19. Versamlg. d. Vereinigung südwestdeutscher
Kinderarzte. Frankfurth a/M. 19. XII, 1912.

90. Bauer. — Weitere Erfahrungen mit Rosenbach'schen Tuberkulin
bei. d. kindl. Tuberkulose. Z. f. Khlk Februar 1914.
C, Kron. tuberculose (Meningitis). Vers. der Vereinigung. süd-
west deustcher kinderarzte zu Frankfurth a. M. 11 Dez. 1911.

91. Beck E. — Ueber die konservative Behandlung kalter Abszesse. Wiener
klin. Wochenschrift, 1911.

92. Behrend Ch. — Uber den Wert der Pirquetschen Kutanreaktion bei
Kindern. Inaug. Diss. Berlin, 1910.

93. Beitzke. — Untersuchungen uber die Infektionswege des Tuberkulose Verh. d. deutschen path. Gesellschaft, 15. S. 100-101, 1912.

94. Behring. V. — Beitrage z. experiment Therapie, t. 8.

95. Beitzke. — Virchov's Archiv, Bd. 184.

96. Benjamin et Witzinger. — Zeitschrift f. Kinde rheilkunde Bd. 2. S. 3.

97. Béraneck Edw. Une nouvelle tuberculine. *Revue de la Suisse Romande*,
20 oct. 1905

98.   — La tuberculine Béraneck et son mode d'action. *Revue méd. de la
suisse romande*, 29 juin 1907.

99.   — Réponse à M. le D\u207f Landmann. Brauers Beitrage zur Klinik d.
Tuberkulose. Bd. x. 4. 1908.

100.   — Réponse à M. le D\u207f Jaquerod ; *Rev. méd. de la Suisse Romande.*
20 janv. et 20 mars 1910 (Voir l'article du D\u207f Jaquerod : Etude sur
l'action thérapeutique de la Tuberculine. *Rev. méd. de la Suisse
Romande*, no 10, 1909).

101.   — Le traitement de la tuberculose par les tuberculines et plus spécialement par la Tuberculine Béraneck. Congrès international de la
Tuberculose, Washington 1908 (H. i, Part. II, sect. iv, p. 725).

102.   — Tuberculinothérapie et tuberculine Béraneck. *Presse méd.
d'Egypte* 1\u1d49\u02b3 juin 1909.

103.   — Béraneck's Tuberculine and its Method of application Edin-
bourg. *Med. Journal*, december 1909.

104.   — The stéoretical and practical basis of Tuberculin intreatment,
the control and eradication of Tuberculosis William Green's Sons.
Med. Publishers, Edinbourgh, 1911.

105.   — Duplique à M. le D\u02b3 Jaquerod. Revue méd. de la Suisse
romande, 1910. S. 271-273.

105 *bis.* Indications pour l'emploi de la TB\u1d4f. Feuille prospectus.

106. Berberick R. — Die akute Tuberkulin iner pfung nach v. Pirquet.
Brauers. Beits. 23. S. 299-315, 1912.

106 *bis.* Beranech. — Lettre privée du 15 déc. 1909.

106 *ter.* Béraneck. — Lettre privée du 30 nov. 1912.

107. Berend. — Berl. klin. Wochenschrift, 1900, no 44.

108. Bergel S. — Bezehungen der Lymphotyten zur Fettspaltung und
Bakteriolyse. Münchner und Wochenschrift, 1910.

109. BERGEMANN H. — Unsere Erfahrungen mit dem Tuberkulin Rosenbachs (Therapie der Gegenwart).

110. Mittelstands Tuberkulosefürsorge. Tuberculosis, II. S. 19, 1912.

111. BERLIN. — Klinische Erfahrungen mit der Lungensanguraske bei 52 Rällen v. Lungentuberkulose. Brauers Beits. 23. S. 317-453, 1912.

112. BERLINER M. — Weitere Ergebnisse uber intra-muskuläre Menthol-Eukalyptolinjektionen bei Bronchitis, Lungengangrän und Tuberkulose. Berliner klin. Wochenschrift, 1910.

113. BERNARD L. — Le traitement de la Tuberculose rénale. Néphrectomie précoce ou tuberculine ? La presse méd., 1911. S. 569.

114. BERNARD L., DEBRÉ et R. PORAK. — Sur le mécanisme et la prévention des accidents de la sérothérapie antituberculeuse.

115. BERNARD. — Tuberculose humaine. Sem. méd., 18 avril 1914.

116. BERNARD LÉON, DEBRÉ et BARON. — La présence du bacille de Koch dans le sang circulant des tuberculeux. *Annales de Médecine*, février 1914.

117. BERNARD LÉON. — L'adénopathie trachéo-bronchique tuberculeuse de l'adulte. *Paris Médical*, 11 avril 1914. — V. aussi les communications de Rist et Ameuille et de Léon Bernard, à la Société médicale des Hôpitaux, 3 avril 1914.

118. BERNHEIM J. et Henri PARMENTIER. — La préservation de la tuberculose par les écoles en plein air. Premier congrès des médecins scolaires de langue française. Paris, 21 juin 1912, Ann. de Méd. et Chir. inf. 16. S. 607-608, 1912.

119. BERNHEIM Robert. — Uber die Behandlung des lupus vulgaris nach Iterscheimer Altmann. (Salvarsan-Tuberkulinmethode). Arch. f. Dermat. v. Syph. 113. S. 401-418, 1912.

120. BERNHEIM-KARRER. — Vermeidung tuberkulöser, Infektion : Korrespondenzblatt f. schweiz. Arzte. 42. S. 1242-1243, 1912.

121. BERNHEIM-KARRER. — Ein Fall von Sänglingstuberkulose. Korrespondenzbl. f. Schweiz. Arzte 42. S. 1240-1242, 1912.

122. BESANÇON. — Réaction à la Tuberculine. Soc. méd. hôp. Paris, 1907, p. 720.

123. BESANÇON J. — Les Tuberculoses latentes. Journal du Praticien, n° 34.

124. BEZANÇON et DE SERBONNES. — Superinfection tuberculeuse expérimentale du cobaye. *Annales de Médecine*, 1914, n° 2.

125. BEZANÇON F. — La tuberculose ganglionnaire latente chez l'adulte. *Progrès Médical*, 27 avril 1912, p. 209.

126. BESBOKOWA. — Skrofulose und Tuberkulose unter den Bauernkindern. Russky Wratsch, 1911.

127. BETKE R. — Uber das Auftreten von Tuberkelbazillen in der Lymphe des ductus thoracicus. Frankfurther Zeitschrift f. Pathologie. Bd. 5.

128. BESSAN G. — Experimentell-klinische Tuberkulinstudien. (Vortr. i. d. deutsch. Gesellschaft f. Kinderheilkunde. Naturforscher Versamlung. München, 1912.

129. BEURMANN. — Intradermoréaction en dermologie. Ann. d. dermatol. mars 1909.

130. Bezançon F. et H. de Serbonnes. — Réinfection à dose massive des cobayes tuberculeux par voie sous-cutanée et par voie intratrachéale. Bull. d. l. soc. d'études scient. s. l. tubercul. 2. S. 51-63, 1912.

131. Bianchi G. — Antributo allo studio anatomo-patologica delle splenomegalia tubercolare. (Beitrag y. pathologisch-anatomischen Studiem der tuberkulosen (Milzvergrosserung). Il Morgagni, Archivio 62, S. 1, 1912.

132. Bielefeld. — Schutz der Kinder gegen Tuberkulose, 1910. S. 407.

133. Bing. — Uber die Diagnose der Bronchialdrüsenanchwellung. Ugeskrift for Lœger, 1910.

134. Binswanger. — Arch. f. K. h. K. Bd. 2 v. 3.

135. Birsch–Hirschfeld. — Zur Kentnis der Tuberkulose der Orbita und des Sehnerven usw. Zeitschrift f. Augencheilkunde, 1910.

136. Blaisdell J. H. — Papulo-necrotie tuberculides (follidis). Boston. med. v. surg. journ. 166 S. 168-169, 1912.

137. Bochalli. — Beitrag zur Pneumothorax behandlung schwerer Lungentuberkulose. Brauers Beitrg. 24. S. 1-18, 1912.

138. Bolle C. — Zur Frage der Tuberkulinpriefung der Kindermilchkühe. Berliner klin. Wochenschrift, 1910.

139. Bongioannini et V. Bum. — Les altérations fonctionnelles et anatomiques du foie des enfants, dans la tuberculose chirurgicale. Arch. de Méd. des enfants, 1910, S. 321.

140. Bonis V. et G. Renga. — Sulla diagnosi della tuberculosi col metodo di Marmorek. Ref. med. 25. S. 731-735, 1912.

141. Bontemps H. — Uber Auflosungsversuche von Tuberkelbazillen in Neurin und verschiedenen anderen Alkalien und Säuren. Zeitschrift f. Immunnitälts forschung. 15. S. 436-446, 1912.

142. Boquillon P. — Le zona symptomatique d'une tuberculose pulmonaire latente. Diss. Lille, 1912.

143. Bork, Staus, Ludwig. — Hirnblutungen bei Meningitis tuberculosa. Diss. Berlin, 1912. (24 S.) (Emil Ebering).

144. Borrino, Angiola. — Sul focalaco primitivo polmonare tubercolosi infantile di Antonio Ghen. Rivista di clinica ped. 10. S. 549-552, 1912.

145. Bosellini. — Un cas de tuberculides lichénoides à type de lichen de Wilson, Ann. de dermat. V. Série T. III. S. 65-70, 1912.

146. Bouchard. — Intradermo–réaction chez les animaux. Acad. sc. de Paris, 19 sept. 1908.

147. Bouchard J.-G. — Contribution à l'étude de l'endocardite tuberculeuse. Diss. Alger, 1912.

148. Boulangier et Remy. — I. L'action de la Tuberculine sur les Polynucléaires chez les Tuberculeux âgés. II. L'action de la Tuberculine sur la Leucocyte absolue chez les Tuberculeux âgés. Compte rendu de la soc. de Biologie, t. LXVI, 1909.

149. Bourdelles L., B. et M. Piéry. — La pratique du pneumothorax artificiel en phtisiothérapie (méthode de Forlanini). Avec préface de C. Forlalnni. Encyclop. scientifique des aides-mémoire. Paris, Masson, 1912. (194 S.), frs. 2.50.

150. Boymann F. — Uber den Einbruch miliarer Tuberkel in die Lymph-gefässe. Virchoros Archiv. 1911. S. 304.

151. Bowlby. — British med. journ. 2, VI, 1908.

152. Böck. — Arch. f. Dermat. et Syphil. Bd. 42.

153. Böhme W. — Vernköser Lupus d. Hande. Ver. f. inn. hed. v. k. h. k. Berlin, I, 1910.

154. Bönninger. — Apparat J. Erzengung des Künstlichen Pneumo-thorax. (Vortr. i. d. Berliner med. Ges. am 27, III, 1912). Aus-führliche Mitteilung im Protokolld. Ges.)

155. Bradshaw J. — Tuberculous peritonitis in children. With a report of a cure following two operations in a dry non-exudative form of the disease. Arch. of. Péd.. 1911. S. 284.

156. Braillon. — La fièvre tuberculeuse préméningitique. La clinique inf., 1910. S. 351.

157. Brandenstein H. v. — Basedow-symptome bei Lungentuberkulose. Berl. klin. Wochenschrift, 49. S. 1840-1845.

158. Brandes M. — Uber das Endresultat operierter kniegelenktuberku-losen im kindesalter. Deutsche Zeitschrift f. Chir. 117. S. 490-528, 1912.

159. Brandweiner A. — Hat das Angiokeratoma (Mitelli) Beziehungen z. Tuberkulose? Wiener med. Wochenschrift, 62, I, 1263, 1912.

160. Brauer Dr Ludolph. — Beitrage z. klinischen Tuberkulose und spe-zifischen Tuberkuloseforschung. Verlag v. k. Kabitsch. Würzbourg.

161. Brault M.-J. — Phagédénisme tuberculeux de la vulve. Gaz. des hôp., 85. S. 333-334, 1912.

162. *British Royal Commission* ou Tuberculosis (Human and Bovine (Final Report, 1911. S. 17.

163. Broadbent W. — The tuberculous child. Journ. of the R. Samary Inst., 1911.

164. Broca A. — Ostéo-arthrites tuberculeuses précédées de typho-bacil-lose, tuberculose osseuse à foyers multiples. Rev. de la tubercu-lose, 1911.

165. Brooks, W. Tyrrell and Alexander G. Gibson. — A case of retro-gressive tuberculous meningitis. Lancet 183. S. 815-817, 1912.

166. Brun V. et Bougioannini. — Les altérations fonctionnelles et anato-miques du foie des enfants, dans la tuberculose chirurgicale. *Arch. de méd. des enfants*, S. 421.

167. Brunau de Laboire. — Traitement radiothérapie des adénopathies tuberculeuses. *Clinique inf.*, 10. S. 299-301, 1912.

168. Brunon. — Sur les rapports de la tuberculose bovine avec la tuber-culose infantile. *Clin. inf.*, 10. S. 678-685, 1912.

169. Brunon R. — Appendicite chronique ou tuberculose. *Ann. de méd. et chir. inf.*, 16. S. 368, 1912.

170. Bruns, Henry Dickson. — Phlyctenular-ophtalmia and its etiology. *Journ. of the americ. med. Assoc.*, 59. S. 1002-1007, 1913.

171. Brüll L. — Uber Dauererfolge bei Larynx-tuberculose. *Brauers Bei-trage*, 23. S. 157-199, 1912.

172. Bunch J.-L. — On necrotic tuberculides (Uber nekrotisierende tuber-
     kulide). *Brit. Journ. of. Dermat.*, 24. S. 357-362, 1912.
173. Bungart I. — Uber Versuche mit Tuberculin in der Behandlung der
     chirurg. tuberkulose. *Deutsche Zeitschrift f. Chir.*, 3 S. 4.
174. Burkhardt. — *Münch. med. Wochenschrift.*, 1903, no 29.
175. Burnet E., E. Metschnikoff et L. Torassevitich. — Recherches sur
     l'épidémologie de la tuberculose dans les steppes de Kalmouts.
     Ann. de l'Inst. Pasteur, 1911. S. 785.
176. Büchting. — Die Bekampfung der Tuberkulose auf dem platten
     Laude Tuberculis, 1911.
177. Burnet. — La tuberculose de l'enfant à l'adulte. *Bull. de l'Inst. Pas-
     teur*, IX, 30 mai et 15 juin 1911.

C

178. Caffarena Dario. — Le sero diagnosti tubercolari esequito col metodo
     biologico della tissazione del complemento nel corso dell'anno
     scolastico 1910-1911. *Ann. dello istid. Maragliano*, 6, p. 230-244, 1912.
179. Cahour Pierre. — La tuberculine Beraneck dans le Phtysis du 2e et
     3e degré. Thèse, chez Jouve et Cie, éditeurs, 15, rue Paris (VIe),
     1912.
180.   — Tuberculine Beraneck dans phtisies. Dissertation, Paris, 1912.
181. Van Calcar R. P. — Tuberculose und Imunität, Leiden, 1910. Bei L.
     C. Van Dœsburgh.
182. Beiträge zur Kenntnis des Wesens der Tuberculinreaction. *Berl. Klin.
     Wochenschrift*, 49. S. 2262-2264, 1912.
183. Caley F. G. and A.-G. L. Reade. — The value of X rays in the diag-
     nosis of the tuberculosis in children. Lancet, 183. S. 1501-1502, 1912.
184. Calmette A. — Enquête sur l'épidémiologie de la tuberculose dans les
     colonies françaises. *Ann. de l'Inst. Pasteur*, 26. S. 497-514, 1912.
185.   — Rôle de la tuberculose bovine dans la contamination de
     l'homme. *Annales de Médecine*, t. I, no 3, 15 mars 1914.
186.   — Les voies de pénétration et de diffusion du bacille tuberculeux
     dans l'organisme. *Ann. méd. et chir. infant.*, 16, p. 346, 1912.
187.   — Importance relative des bacilles tuberculeux d'origine humaine
     ou bovine dans la contamination de l'homme (*Tuberculosis*, II,
     p. 11, 1912).
188.   — Quelques aperçus nouveaux sur la vaccination contre la tuber-
     culose. *Presse méd.*, 21 février 1912.
189.   — La thérapeutique active de la tuberculose. *Tuberculosis*, II.
     S. 463, 1912.
190.   — Infection bacillaire aux âges de la vie. *Presse méd.*, 1911, no 63.
190 bis. Casper L. — Die Auschaltung der Blase bei schwren Formae der
     Blasentuberkulose. *Berl. klin. Wochensch.*, 49. S. 340, 1902.
191. Calmette A. — Ophtalmoréaction (*Acad. des sc.*, 15 juin 1907). *Presse
     méd.*, 15-19 juin, 13-29 juillet 1907. *Presse méd.*, no 15, 1912.

192. Calot. — Société française de Chirurgie. Paris, octobre 1910.

193. Calvé J. — De l'importance des hôpitaux marins dans le traitement des tuberculoses chirurgicales. *Arch. de Méd. des enf.*, 15. S. 561-590, 1912.

194. — De la tuberculose osseuse à foyers multiples chez l'enfant. *Le Progrès méd.*, 40. S. 305-307, 1912. ·

195. Camp (O. de). — (Bronchialdrüsentub). Ergeb. f. Kinderhlk. Bd I., 1908.

196. Cansley C. — Tuberculous tumour of dura mater. Sitzungd, Roy. Soc. of méd., V. 26, I, 1912. *Brit. med. Journ.*, IV. 2667. S. 307, 1912.

197. Carere G. — Ricerche sperimentali sulla tuberculose del fegaso e delle vie beliari. *La riv. med.*, 28. S. 87-115, 1912.

198. Cassel. — Klinische Beitrag zur Peritonitis tub bei Kindern (*Berlin klin. Wochenschr.*, 1911).

199. Chagnaud. — Lupus consécutifs à la rougeole. Thèse, Bordeaux, 1912.

200. Chappuis. — Oculo et dermoréaction. Thèse, Lausanne, 1909.

201. Chaise. — Les tuberculoses latentes. Paris, Thèse, 1904.

203. Charrin. — *Revue de méd.*, 1885, no 15.

204. Chaussé. — La vitalité du bacille tuberculeux. *Ann. méd. et chir. infant.*, 16, p. 704, 1912.

205. Chaussé et Tissot. — Le processus de la caséification. *Compte rendu Acad. des Sc.*, 1912. S. 118.

206. Chatin P. et Gaulier. — Essais de traitement héliothérapique de la tuberculose pulmonaire. *Lyon méd.*, 118. S. 313-320, 1912.

207. Chateaux. — Le traitement de la tuberculose pulmonaire par la tuberculine Beraneck. Thèse, Impr. de l'Est, 5, rue Saint-Dizière, Nancy, France, 1912.

208. Chaussé M.-P. — Nouveau caractère distinctif des bacilles tuberculeux humain et bovin. *Compte rend. des séances de l'Acad. des Sc.*, 154. S. 143-144, 1912.

209. Chevassu. — Réaction de l'antigène pour la détermination de la tuberculose. *Presse méd.*, 20, p. 173, 1912.

210. C. Claeys. — Statistique des enfants traités dans le service du Dr Broca pour tuberculose chirurgicale. *Arch. malad. enf.*, 1910. S. 363.

211. Colombo L. — Uber die Pathogenese der ekzematösen Kerasokunjunktivitis. *Klin. Monatsbl f. Augenheilkunde*, 1911.

212. Comby J. — Radiologische Diagnostik d. Thorax affektionen beim Kinde. *Zblt. f. Khlk.*, März 1914 (R).

213. Combe. — Lettre privée, 22, I, 1914.

214. — *Rev. méd. suisse rom.*, 22 mars 1912, p. 244.

215. Comby J. — Oculoréaction. *Soc. méd. des hôp. de Paris*, 12, 19, 26 juillet et 29 novembre 1907. *Gaz. des hôp.*, 12 avril 1909.

216. — Contagion humaine et tuberculose infantile. *Arch. de méd. des enfants*, 1910.

217. — Tuberculose pulmonaire de l'enfant. *Arch. méd. enf.*, 1898.

218. Cohn L. — Die Bedeutung der v. Pirquetschen Hautreaction im Kindesalter. *Berlin klin. Wochenschr.*, 1910.

219. Cole L.-G. — The radiographic diagnosis of early pulmonary tuberculosis. *Amér. Journ. of the med. Scienc.*, 1910.

220. Constantini G. — Il valore del metodo di much. per la cotorazion del
bacilli tubercolari. *Rev. med.*, 28, S. 1121-1128, 1912.

221. Constantinovítsch. — Tuberculose de la première enfance. Thèse
de Paris, 1899.

222. Cornet. — Die tuberkulose. Wien 1907. Verlag Braumuller.

223. Corner R.-M. — Tuberculosis of the mesenteric glands in Children ;
its nature and treatment. Lancet, 182, p. 426-427, 1912.

224. Coulon (de). — Traitement tuberculose osseuse par tuberculine Béraneck. *Rev. méd.*, S. R. 1907 (p. 455).

225.   — *Rev. suisse méd.*, 14 (1914).

226. Courmont Paul. — Accidents anaphylactiques du sérum dans le rhumatisme tuberculeux (*Ann. méd. et chir.*, 16, p. 685), 1912.

227. Corradi. — *Ann. dello instit. Maragliano*, 6, p. 230-244.

228. Cornillon. — Intradermoréaction. Thèse, Paris, 1909.

229. Cropton W.-M. — On the prevention and treatment of pulmonary
tuberculosis. *Brit. med. Journ.*, no 2662, p. 294, 1912.

230. Cronquist. — Erfahrungen über di Behandlung d. Kindertuberkulose
mit dem Kahschen Alt tuberkulin. Iahrb. f. kinderheilh 75. S. 556
et 580, 1912.

231. Curschmann. — Diagn. und. thérapeut. Erfahr. mit TR. Deutsch. Kongress. fin Medizin, 1912. S. 359.

232. Cuno. — Erfarungen mit TR. Vortrag. Vereinig. Kinderärzte Frankfurt
a M. 15, IV, 1912.

233. Czerny. — Jahrb. f. Klhk. Bd. 61. Die erste Vorlesung in Strassburg.
Monatschr f. Khlk. 1910. Bd 9.

D

234. Daniel Charles. — Valeur de la Tuberculine chez les nourrissons.
Thèse Paris, 1912.

235. Darré et Nobécourt. — Recherches sur la bacillémie tuberculeuse chez
les enfants. Bull. étud. scient. tub., 2, p. 176, 1912.

236. Damann et Seebaum. — Die Schulé im Kampfe gegen die Tuberkulose.
Leipzig, 1912, 1 col. M. 10.

237. Delay. — Tuberculose et tuberculine dans le service de méd. infant.
de Lausanne (1906-1911). Rev. Suisse med., nov, 2 et 3 1913.

238. Denys. — Le bouillon filtré, 1905.

239. Delperier. — Les écoles en plein air. Rev. de la Tub., 1910.

240. Deutsch. — Tuberkulose und Stillen. Arz. Ver. Franckfurt, *Ann. M.*,
febr. 1910.

241. Delmas. — Tub. pulm. congenit. *L'Obstétrique*, 1910. S. 234.

242. Debrez. — *Zeitschr. f. tub.*, Bd. 15.

243. Dietl und Hamburger. — Über tuberkulose Exacerbation. Experimentelle Studie. *Brauers Beitr*, 24. S. 55-65, 1912.

244. DIETRICH. — Kongenitale Tuberkulose. *Berl. klin. Wochensch.*, 49. S. 877.

245. DEYCKÉ Georg. — Lokale Reaktionsercheinungen am Menschen durch Teilsusbtanzen d. Tuberkelbacillen. *Beitr. z. klin. de tub.*, suppl. 4. S. 276-280, 1913.

246. DEHÉ, BERNARD et PORAK. — Mécanisme et précaution des accidents de la sérothéraphie antituberculeuse.

247. D'ESPINE. — Tuberculose et Ecole.

248. — Arch. f. Schulhyg., 87, 309-336, 1912.

248 *bis*. — Lettre privée, 22 janvier 1914.

249. DELEPINE. — Tuberculosis in Childern. *Brit. med. Journ.*, p. 2685. S. 1371.

250. DEVELUT. — Ophtalmoréaction. Thèse Paris, 1908.

251. DE LAPERSONNE. — Ophtalmoréaction. *Presse méd.*, 7 déc. 1907.

252. DIEM C. — The cytodiagnosis of tuberculosis. *Arch. of Ped.*, 1910.

253. DIESL H. — Albumosurie bei Tuberkulose. *Brauers Beitr*, 23, 547-554.

254. DIETSCHY R. — Bahteriologische Untersuchungen bei Tuberkulose. *Med. klin*, 8. S. 1676.

255. DLUSKI K. — Über Anwendung d. Beraneck'schen Tuberkulin. *Brauers Beitrage zur klinik. d. Tub.*, 1910. Bd XVI, heft. 2.

256. DOR L. — Décollement rétinien guéri par la Tuberculine. *La Clin. ophtalmolog.* Paris, avril 1909.

257. — Les Tuberculines TR. BE. TBK. dans les tuberculoses oculaires, Même journal, mai 1909.

258. DOERNER K. — Pathogenese d. Tuberkulose. *Beitrz. klin. d. Tuberkulose*, 1911.

259. DOSSIN. — La tuberculose chez le nourrisson. « Le Scalpel », 64. S. 703, 1912.

260. DOGANOF et MORO. — *Wiener klin. Woch.*, 1907. no 31.

261. D'OLLONTIS. — Radiologische Diagnostik d Thoraxaffektionen Beim Kinde. Zblt. f. Khlkd. Marz 1914.

262. DUFOUR et GATÉ J. — Contribution à la pathogénie des anémies tuberculeuses. *Lyon med.*, 118, p. 687.

263. DUFOUR et E. WEIL. — Anémie hémolysinique tuberculeuse.

264. DUCHINOFF. — Nachweiss von tub bazillen in Blute. *Beitr. z. klin. chir.*, 79. S. 1, 57.

265. DUNLOP James. — Erythème nodos. und tuberkulosis. *Brit. med. Journ.*, no 2690, p. 120.

266. DUPÉRIÉ P. — Gommes tubercul. multipl. chez Nourrisson. *Arch. méd. enf.*, 15. S. 599.

267. DUPRAT. — Adénopathie trachéobrochique. Thèse Genève, 1906.

268. DUVAL. — Intradermoréaction. Thèse Paris, 1910.

269. DUMAREST et ARLOING. — *Rev. tub.*, Paris, 1909.

270. DUFESTEL Ls. — Education physique à l'École. *Ann. méd. et clin. inf.* 16, p. 469.

E

271. Eber A. — Experimentelle Übertragung der Tuberkulose vom Menschen auf das Kind. *Zeitschr. f. Fleisch u. Milchhyg.*

272.   — Dic Umvandlung vom Menschen stammender Tuberkulbazillen des Typus humanus in solche des Typus bovinus. *Münchner med. Wochenschrift*, 1910.

273.   — Untersuchungen über den Tuberkelbazillengehalt der Milch und der Molkereiprodukte in einer Kleinstadt. *Zeitschr. f. Fleisch u. Milchhygiene*, 22. S. 243-249, u. S. 277-281, 1912.

274. Ekert. — Berl. med. Gesellschaft., ref *Berl. klin. Wochenschrift*, 1909, n° 4.

275. Edelmann H. — Contribution à l'étude du diagnostic de l'hypertrophie du thymus et de l'adénopathie trachéobronchitique. Dissertation. Paris, 1912.

276. Ehrhardt. — Primäre Tuberkulose der Mundschleimahut und des Unterkiefers nach Zahnextraction. *Deutsche med. Wochenschrift*, 1911.

277. Eislerfritz. — Die interlobäre pleuritische Schvarteder kindlichen Lunge im Röntgenbild (Zugeich ein Beitrag zur Röntgendiagnose des primären Lungenherdes u. der Drüsen tuberkulose). *Münch. med. Wochenschrift*, 59. S. 1899, 1901, 1912.

278. Eichelberg. — Ein Beitrag zur Klinik der Säuglingstuberkulose. *Monatsschr. f. kinderheilk.*, 10. S. 668, 1912.

279. Eisler. — *Münch. med. Wochenschrift*, 1912, n° 35.

280. Eisler, Mv. u. M. Laub. — Viscositätsbestimmungen bei Tuberkulose. *Wien. Klin. Wochenschr.*, 25. S. 735-740, 1912.

281. Elsasser. — Erfahrungen mit der Tuberkulin Rosenbach. *Deutsche. med. Wochenschrift.*, 1913, n° 25.

282. Ely L.-W. — Observations on pathology ; diagnosis an treatment of joint tuberculosis. N. J. *State Journ. of. med.*, 1910.

283. Emmerich. — *Münch. med. Wochenschr.*, 1908.

284. Engel St. — Die Topographie des Bronchialdrüsenbaumes. (*Vortr. i. d. deutsch. Naturforscherversl.* Münster, 1912.

285.   — Die (spezifische) Diagnose u. Therapie der Kindertuberkulose. *Med. Klinik.*, 1910.

286. Engel u. Bauer. — Klinische u. experimentelle Studien zur Pathologie und Therapie der Tuberkulose im Kindesalter. *Beiträge zur Klin. der Tuberkulose*, 1909. Bd. 13.

287. Epstein A. — Das Ohrringstichen u. seine Gefahren, insbesondere die tuberkulöse Ansteckung der Stickoffnungen. *Zeitschr. für Kinderheilk.*, 4. S. 372-388, 1912.

288. Epstein. — *Prag. med. Woch.*, 1891, n° 1 u. 2.

289. Erlandsen A. — Tabelle für die Bestimmung des Tuberkulineiters nach Ellermann-Erlandsen. *Beitr. z. Klink d. Tuberkulose*, 1911.

290. Escu P. — Experimentelle Untersuchungen über den beschlenigten Nachveiss von Tuberkelbazillen durch den Meerschveinchenversuch. *Mitt. a. d. Irenzges. d. inn. Med. u. Chir.*, 25. S. 638-662, 1912.

291. — Die Anvendung der intracutanen Tuberkulinreaktion ols Hilfs mittel zum beschleunigten Nachveise von Tuberkelbazillen durch den Tierversuch. *Münch. med. Wochenschr.*, 59. S. 2092-2096, 1912.

292. Escherich Th. — Uber die Indikationen u. Erfoge der Tuberkulintherapie im Kindesalter. *Mitteilungen d. Ges. f. inn. Med. u. Kinderheilkunde*, Wien, 1910.

293. — Ueber Tuberkulinbehandlungen im Kindesalter. *Wien. med. Wochenschr.*, 1911.

294. — Jahrbuch für Kinderheilk. Bd. XXXIII.

295. — Jahrbuch für Kinderheilkunde, 1892, S. 368.

296. — Jahrbuch für Kinderheilk. Bd. 33. *Wien. Klin. Wochenschrift*, 1909, n° 7, n° 15, 1910, n° 20.

297. Esmonet Ch. and E. Loeper. — Congrès français de médecine interne. Paris, octobre 1910.

298. Etienne J. — L'action de la Tuberculine sur les Polynucléaires chez les Tuberculeux âgés. II. Action de la Tuberculine sur la leucocytose absolue chez les Tuberculeux âgés. *Comptes rendus de la société de Biologie*, t. 66, 1909.

299. — Etude sur la Tuberculinothérapie notamment chez les Tuberculeux âgés, *Revue médicale de l'Est*, 15 décembre 1910, 1er janv. 1911.

300. — Les phases anaphylactiques de la tuberculine. *Ann. de Méd. et Chir. inf.*, 16. S. 685-686, 1912.

301. Evart William. — On Perez's signe and audible motor crackels. With special reference to the intrathoracic tissue sounds eliciteb by articular movement in their relation to the diagnosis of tuberculosis. *Brit. med. Journ.*, n° 2675, S. 771-773, 1912.

302. Exchaquet Leysin. — L'ophtalmoréaction. Etude pratique et valeur clinique. *Rev. méd. de la Suisse rom.*, 1907, pages 872-878.

F

303. Fainitzki P. — Ein Fall von Tuberkulose des Hant, behandelt mit Tuberkulin. *Westnik Ophtalmolog.*, 1910.

304. Falkenberg–Löwenstein. — Zeitschrift für Tuberkulose. Bd. 67.

305. Feer E. — Die Bedeutung der V. Pirquetschen Reaktion im Kindesalter. VI. Tuberkulosärzteversamlung. Karlsruhe, 1910.

306. — Uber den Wert kutanen und der konjunktivalen Tuberkulinprobe beim Kinde und uber das Wesen der Skrofulose. *Beiträge z. Klinik der Tuberkulose*, 1911.

307. — Lehrbuch der Kinderheilkunde. Seite, 674.

308. Fehr. — Prof. Zürich. *Lettre privée. ef.*, 24, V, 1914.

309. Ferrand. — Note sur un cas de Tuberculose pulmonaire chez un nourrisson de cinq semaines. *La clinique inf.*, 1911, p. 54.

310. Fraudel. — Zeitschrift f. Hygiene und Infektionskrankheiten. Bd. 5 f.

311. Finkelssein. — Verhandlg. d. Gesellschaft f. Kinderheilkunde, 1906.

312. Fiore G. — Un caso der tubercoli cerebrali clinicamento et anatomi-
camente guariti. *Rivist. di cl. pediatrica*, 1911, S. 885.

313. Fischer, Beruh. — Die Bedentung d. Darminfektion für die Lungentuberkulose und ihren Verlauf. Frankf. *Zeitschrift f. Pathol.* Bd. 5.
S. 395.

314. Fischer C. — Eine Farbenreaktion des Hautsekretes über tuberkulösen Lungenschnitten. *Münch. med. Wochenschrift*, 59. S. 1813-
1814, 1912.

315. Fleigge. — *Meutsche mediz. Wochenschrift*, 1897, n⁰ 42, v. 47.

316. Folks, Stomer. — Tuberkulosis and the schools. Internat. *Arch. f.
Schulhygiene*, 8. S. 309-336, 1912.

317. Fortanini Carlo. — Die Behandlung der Lungenschwindsucht mit
dem kunstlichen Pneumothorax. *Ergebn. d. inn. Med. und kinderheilkunde*, 9. S. 621-755, 1912.

318. Forster. — Beitrag z. Frage der Ablösung von Tuberkelbazillen durch
Erhitzung. *Zentralblatt f. Bakteriologie*. Bd. 55.

319. Foulerton A. G. R. — As to the nature of the parasites of leprosy
and tuberculosis. *Bull. med. journ.*, n. 2667. S. 300-302, 1912.

320. Fourmentin. — Oculoréaction. Th. de Paris, 1908.

321. Fowler, *Royale Hamillon*. — Cervical adenitis in children. *Med.
Record*, 82. S. 1168-1169, 1912.

322. Forster C — Uber Tuberkulintherapie beid. chirurgischen Tuberkulose d. Kindesalters. *Brauers Beitr.*, 25. S. 1-26, 1912.

323. Fragale V. — La ricerca del bacillo di Koch nel liquido cerebro-
spinale dei bambini affetti da meningite tubercolare. *Riv. di clinica ped.*, 16. S. 897-899, 1912.

324. Frankmann Arnold. — Zur Pathogenese und Prognose der Sänglingstuberkulose. Diss. Erlangen 1912 (47 S.) Nürnberg, Benedikt
Stilz.

325. Franz. — *Wien. med. Wochenschrift.* 1902, n⁰ 36-38. *Wien. klin.
Wochenschrift.*, 1909, n⁰ 28.

326. Fraser John. — A possible test in the differentiation betwem human
bovine types of the tubercel bacillus. *Brit. med. journ.*, 2708,
S. 1432-1434, 1912.

327.   — The relative prevalence of human and bovine types of tubercel
bacilli in bone and joint, tuberculosis occurring in children
Journ. of. Experim. Med., 16. S. 432-442, 1912.

328. Fraserfohn and L. P. Mc Gowan. — Preliminary note on a method of
vaccinal treatment of surgical tuberculosis. Lancet, 183. S. 508-
509, 1912.

329. Frankel B. — Tuberkulosemortalität in Preussen im Jahre, 1910.
Tuberkulosis, 1911.

330.   — Tuberkulose und Lebensalter. *Zeitschrift f. Tuberkulose*, 1911.

331. Frankel M.— Die Röntgenstrahlen im kampf gegen die Tuberkulose.
Berl. Klin. Wochenschrift, 49. S. 459-   . 1912.

332. Freimauer M. — Zur Methodik d. Sputumuntersuchung auf Tuberkelbazillen. *Chark. med. Journ.*, 13 S. 148, 1912.

333. Friedjung R. — Bronchialdrüsentuberkulose und Tumor cerebii (Tuberkel) bei einem 5 Monate Kinde. Demonstr. i. d. pädiatr. Sekt. d. Gesellsch. f. inn. Med. und. Kinderheilk. *Wien. Sitzung* vom., 22. Febr. 1912.

334. — *Arch. f. Kinderheilkunde*, 1902. Bd. 35. *Wien. Klin. Wochenschrift*, 1906, n° 25.

335. — Bemerkungen uber den habitus tuberculosis im frühen Kindesalter. *Wien. Klin. Wochenschrift*, 1910.

336. Friedmann F.-F. — Schutzimpfung der menschlichen Tuberculose Tuberkulose. *Berl. Klin. Wochenschrift.*, 49, S. 2214-2217, 1912.

337. Friedlander D. — The value of Mech's granules and the antitormin method in determing the ethiology of the so-called tuberculides with espical reference to Lupus erythematosus. *Brit. journ. of. Dermat.*, 24, S. 13, 1912.

338. Fritzsche G. — Bickenthals Beiträge zur Kenntnis der Bezeichungen der Zahnkrankheiten des Kindesalters zur Syphilis hereditaria. Rachitis und Tuberkulose. Berlin, 1912. *Berl. Verlags anstalt* (88 S.) Reis. M. 4.

339. Froleich. — Prof. Nancy. Evolutions de tub. chirurgic. chez nourrissons. *Arch. med. Enf.*, mars 1914.

340. — Du Mal de Pons chez le Nourrisson (Congrès franç. de chirurgie, 1897).

341. Fuchs A. — Uber die Behandlung tuberkulösen Kinder mit hohen Tuberkulindosen, *Jahrbuch f. kinderheilkunde*, 1910. S. 519.

342. — Ueber die Behandlung tuberkuloser Kinder.

343. Fukuhara J. — Ist das koch'sche Alstuberkulin zur Antikörpermessung des Tuberkuloseserum nicht anwendbar. Uber thermolabile Peptonambozeptoren. *Zeitschrift f. Immunitatsforschung*, 12. S. 183, 1912.

G

344. Ganghofner. — *Wien. Klin. Wochenschs.*, 1909, n° 4.

345. — Iahrb. f. Khlkd., 1906. Bd. 63.

346. Galliot. — Le trait. de la tub. pulm. de l'Enf. par la méthode de Ferrier. *Arch. méd. Enf.*, tome XVI, 1913, p. 289.

347. Gamastschikoff. — Baumgartens Berichte Bd. 1.

348. Garderé et Weil. — Anémie tuberculeuse hémolynisique.

349. Gaussel M. — Traitement de la tuberculose par le sérum Marmoreck. *Gaz. hôp.*, 85, p. 1985.

350. Gaulier et Chatin. — Trait. héliothérapique de tub. pulm. *Lyon méd.*, 118, p. 313.

351. Gaujoux et Maillet. — Tuberculose polyviscérale chez l'Enfant. *Ann. de Méd. et Chir. inf.*, 1911. S. 291.

H

377. HABERLEIN C. — Die kolle der Kindersecchospize bei du Tuberculose-
bekampfung. *Zeitsch. f. Tuberkul.*, S. 446-459, 1912.

378. HABN B. — Die prognose der offenen Tuberkulose in Kinderalter.
Zeitschr. f. Tuberculose, 1911.

379. HABN H. — Uber die Prognose der Saüglingstuberculose. *Monatsch. f.
Kinderheilkund*, 10. S. 521, 1912.

380. HAMANT. — Du rôle de l'huile camphrée dans le traitement de la
tuberculose pulmonaire, chronique commune. *La tub. dans la pratique*, 1910.

381. HAMBURGER F. — Uber die Entwiklung der Tuberkulinempfindlukheit
beim Kinde. *Zeischr. z. Klinik. d. Tuberkulose*, Bd. 17.

382. — Uber spätformen d. Tuberkulose. *Munch. Med. Wochen.*, 59.
S. 631, 1912.

383. — *Wien. klin. Wochen.*, no 12, 1908.

384. — Die Tuberkulose des Kinderalters. Buch. Leipzig, 1912.

385. — Erganzung zu Brauers Ubersichtsreferat. *Zentralb. f. d. ges.
Tuberkuloseforschung.* S. 307, 1910.

386. — Tuberkuloseerkrankung im Kindesalter. *Brilisch tuberculose
Konferenz* in Edimburgh, juli, 1910.

387. — Uber tuberculose Exazerbation. *Wien. klin. Woch.*, 1910.

388. HALIPRÉ A. — Mort subite chez un enfant (caverne ganglionnaire
ouverte dans la trachée). Influence d'un pneumothorax artificiel
sur l'évolution des lésions pulmonaires. *Ann. de Méd. et chir.
infantile*, 16. S. 241-233, 1913.

389. HAMMER C. — Die Komplementbindungsreaktion bei Tuberkulose.
Munch. med. Woch., 59. S. 1750-1752, 1912.

390. HART C. — Die korperl. Fortbildung der Schulentlassenen Jugend
in Lichte du Tuberkulosebekampfung. Enke, Stuttgart.

391. — Kindheitsinfektion u Schwindsproblem vom Standpunkte der
pathol. anat. Forschung f die Prophylaxc der Tuberc. *Lungenschwindsucht tuberculosis.* 1910. S. 378.

392. HARBIT. — Untersuchungen uber die Haufigkeit, Lokalisation u
Ausbreitungwege der Tuberkulose. Christiania, 1905.

393. HAMBURGER et K. PALLAK. — *Wien. klin. Wochen.*, 1910, no 32.

394. HAMBURGER et SCHEY. — *Wien. klin. Wochen.*, 1910.

395. HAMBURGER et SLUKA. — *Jahrb. f. Kinderbeilkunde*, Bd. 62.

396. HAMBURGER et TOYOFUHU. — *Brauers Beitr. z. Klinik. der Tuberkulose.*

397. HAMBURGER et DIETL R. — Uber tuberk. Exacerbation. Experimentelle
Studie. *Brauers Beitrage*, 24. S. 55-65, 1912.

398. HAMM. — Zur Frage der congenitalen Tbc. *Zentrallbl. f. Gynakolog.*,
1910.

399. HAMBURGER. — The incuvent of tuberculosis in childhood. *Brit. Med.
Journ.*, 1910. S. 76.

400. — BrauersBeitrage zur klinik der Tuberkulose.

401. HAMBURGER. — *Wien. klin. Woch.*, 1908, no 12.

402. HAMBURGER u O. GRIMER. — Experimentelle Untersuchungen uber die Tuberkuloseinfektion. *Brauers Beitrage,* Bd. 17.

403. HAMBURGER u F. TOYOFUKU. — Uber Imunitat tuberkulöser Tiere gegen tuberkulose. Inhalationinfektion *Beitr. z. Klin. d. Tuberk.*, 1911.

404. HRMBURGER u R. MONTI. — Uber Tuberkulinimunitat. *Brauers Beitrage,* Bd. 10.

405. HARTINGS u Thomas WOOR. — Tuberculintherapy in zurgical tuberculosis. *Journ. of the Med. Sciences,* 144. S. 245-270 u 403-426, 1912.

406. HAUPT N. — Untersuchungen uber die therapeutischen Wikungen der Tuberkulin. *Brauers Beitrage,* p. 371-524, 1912.

407. HAWER J. — The tuberculosis Problem as applied to children. *Boston Med. co surg. Journ,,* 1910.

408. — Educationel methods in the antituberculosis campagn in Massachusetts. *Boston. Med. co surg. Journ.*, 1910.

409. HECHT G.-F. — Extrazystolen bei einem 7 jährigen Kinde mit spondylitis tuberculosa (Demonstr. i. d. padiatrischen Sekt. d. Gesellschaft f. innere *Med. u Kinderheilkunde i. Wien.* Sizung v. 27, VI, 1912.

410. HEERNANN G. — Uber Mesbi, ein neues Heilmittel z. Behandl. der Tuberkulose. *Munch. Med. Wochen.,* 59. S. 1849-1850, 1912.

411. HEWEN. — Ein klenin. Beitrag. zur Tuberkulose in der fruhesten Kindheit. Dissertation, *Munchen,* 1912.

412. HEINEMANN. — *Munch. Med. Woch..* 1908, no 11.

413. HEIN P. — Die Konstitutionslehre in der Kinderheilkunde. *Jahresbericht d. Budapest. Arztevereins,* 1910.

414. HEFLEBOWER R. C. — The pronostic value of the mochromoyen u diazoreaktion in pulmonary tuberculosis. A preliminary report. *Amer. Journ. of the Med. Sciences,* 143, p, 221-229, 1912.

415. HELLER, WAGNER. — *Munch. med. Woch.,* 1903, no 47, 48.

416. HELMHOLZ TOGOFUKU. — *Brauers Beits. zur Klinik der Tbc.* Bd. 17.

417. HERTHA C. — Beitrage zur Kenntnis du Ziegentuberculose. Arb. a. d. hyg. Inst. d. Kyl. tierarzte. Hochschule zu Berlin.

418. HERXHEIMER u ALTMANN. — Uber ein Reaktion tuberculoser Prozesse nach Salvarsaninjection. *Dentsch. med. Woch.*, 1911.

419. HERTZ u O THOMSEN. — Eine Untersuchung du scrofulösen kinder mittels der O. Pirquet'schen u Wassermanshen Reaktion. Hospitalstidende, 1910.

420. HERB J. — Ein kleiner Beitrag zur Tuberculose in der frubesten Kindheit. Dissert. *Munch.,* 1912.

421. HESS A. — The subsequent healtle of children, who drank milk containing tuberculbazille. *Journ. of the Ann. med. Assoc.,* 1911. S. 1322.

422. HEUBNER. — Beitrage zur Behandlg der Scrofulose; Nach centralkomission zur Bekampfung der Tbc. 1910.

423. HEYMANS J.-F. — La tuberculose et le lait. *Ann. de Méd. et Chir. inf.,* 16. S. 349-356, 1912.

424. HILLENBERG. — Kindheitsinfektion u Schnindsuchts problem. *Deutsche med. Woch.*, 38, p. 2032, 1912.

425. HIRT. — Müllers Arch., 1897, p. 174.

426. HIRSCHFELD H. — Ein Fall von acuter Leukämie mit zahlreichen Tuberkelbazillen. Zugleich ein Beitrag zur Frage « Trauma und Leukämie ». *Berl. Klin. Wochen.*, 49, p. 2119-2122, 1912.

427. HINZE, V. u M. LORNI. — Zur orthostat. Albuminurie d. Tuberkulösen. *Brauers Beitrage*, 24. S. 255-260, 1912.

428. HOCHSINGER. — *Verhandl. d. ges. f. Kinderheilkunde*, 1907. Protokoll in der *Berlin. Klin. Woch.*, 48, p. 1634-1635, 1912.

429. HEUBNER. — Lehrbuch d. Kinderbeilkunde.

430. — In der Umfrage über den Wert der Tuberkulin bei Brehandlung der Lungentuberculose. *Med. klinik.*, 1910.

431. — *Med. klinik.*, 1910.

432. HILLENBERG. — Tuberculosis 1911. Heft 7. Weitere Beiträge zur Entstehung u Verbreitung der Tuberkulose. *Tuberculosis*, 1911.

433. — Erfahrungen uber die Verwertbarkeit der V Pirquet'schen Hantprobe bei der Bekampfung der Tuberculose in den Schulen. *Deutsche.*

434. HOOBLER B. Raymond. — Effehts of cold air on bloodpressures of children and young adults in various stages of tuberculosis. *Amer Journ. of dis. of children*, 4, p. 307-310, 1912.

435. HOMMAY H. — Les méningites tuberculeuses à réaction leucocytaire et à formes cliniques anormales. Diss. Bordeaux, 1912.

436. HOTZ G. — Die Jodbehandlung der Tuberculose. Mitteil. a. d. Genzgebieten d. inn. *Med. u Chir.*, 25, p. 100-118, 1912.

437. HUSSY A. — Die Sonnen u Freiluftbehandlung der clin. tuberculose im. Hochgebirge. *Korrespondenzbl. f. Schweiz Arzte*, 42. S. 698-713, 1912.

438. HOCHSINGER. — Was ist Scrofulose? *Zeitschr. f. Kinderheilk.*, 4. S. 293-309, 1912.

439. HOCH A. — Ein eigentumlicher Fall von Tuberkulose, Mitteilungen d. ges. f. inn. *Med. u Kinderheilk. Wien*, 1911.

440. HAFMANN A. — Uber die Pinselung des Bauchfells mit. Jod. tinktur bei tuberculoser Peritonitis. *Munch. med. Woch.*, 59, p. 531, 1912.

441. HOHLFELD. — Uber die Bedeutung der Kindertuberkulose fur die Entstehung der Tuberkulose in Kindesalter. *Munch. med. Woch.*, 1910.

442. HOLINGREN J. — Die Ubereinstimung zwischen den Verhalten verdunter Sauren in Loschpapier u der Tuberkulinreaktion in. d. Haut. *Brauers Beitrage*, 25. S. 84, 1912.

443. HUTINEL. — Intradermoréaction. *Trib. med.*, nov. 1908.

444. — Konylile et tuberculose. *Journ. des pratic.*, 3 déc. 1908.

445. — Pronostic des adénopath. tub. du médiastin des Enfants. *Rev. de Tub.*, 1914, n° 1, p. 4.

446. HYMANSEN A. — Tuberculosis in young children. *Arch. of. Per.*, 29, S. 591-595, 1912.

I

448. *Internationale Tuberculose konf.*, in Brüssel, 5 bis, 8 okt. 1910.

449. Igersheimer. — Uber die Beziehungen von Scrofulose, Lymphatismus exudatives Diathese zu den phlyktanuclearen Erkrankungen des Auges *Klin. Monats. f. Augenheilk.*, 593, 1910.

450. *Interim Report* of the British Departemental comitee in Tuberculosis. *Tuberculos.*, II, p. 217-248, 1912.

451. Iselin H. — Die konservative Behandl. der Drüsentuberkulose. *Rev. f. Schweiz Arzte*, 42, p. 729-741, 1912.

452. Behandlung der chirurg. Tuberkulose. Samlung klin. Vorträge, 677. *Chirurgie*, n° 187.

453. Iahn Günther. — Uber tuberkulöse Pericarditis im Kindesalter. Diss. Berlin, 1912.

J

454. Jacob P. — Die Tuberkulose auf dem Lande. *Tuberculosis*, 1911.

455. Jacob und Klopstock. — Die Ubertragung d. Tuberkulose durch Fliegen (*Tuberculosis*, 1910).

456. Jacquerod. — Réplique à M. Béraneck. *Rev. méd. suisse rom.*, 1910, p. 154.

456 bis. Communiqué. *Rev. méd. suisse rom.*, 1910, p. 397.

457. Japha. — Jahrb. f. Khlhd. Bd LIII.

458. Janovsky S. — Die Spondylitis tub und ihre Behandl. Russky Vratsch, 1911, 11, 5.

459. Januchke H. — Allgemeines Tuberkulid. nach Masern. *Gesellsch. f. klhkd. Wien*, 25, I, 1912.

460. Jagic. — *Wien. klin. Wochenschr.*, 1907.

461. Jerusalem M. — Sonnenlicht behandhlung. *Ges. f. inn Med. Kinderhlh. Wien. Beiblatt*, 1911.

462. Jessen und Rabinowitsch. — Vorkommen Tuberkelbac im kreisenden Blut. *Deutsch. med. Wochenschr.*, 1910.

463. — Zur Frage der Löslichkeit von Tuberkellazillen *Zentralblatt. f. Bakteriol*, Bd. 54.

464. — Zur Frage der Veraichtung von Tuberkellazillen durch Flusslaüfe. *Berl. klin. Wochenschr.*, 1910.

465. Jeanneret L. — L'intradermoréaction et ses applications en médecine infantile. *Rev. méd. S. rom.*, n°s 5 et 6, 20 mai-20 juin 1913.

466. Jeannet. — Ref. *Zentralblatt f. Bakteriologie*, 1888.

467. Joachimsthal. — Für sorge der Stadt Paris für Kinder mit knochen Tuberkulose. *Berlin klin. Wochenschr.*, 1911.

468. Jochmann. — Behandl d. Tuberkulose mit Trypsin. *Zeitschr. f. ärzt. Fortbild.*, 1911.

469. Joest. — Versuche zur Frage des Vorkomnens latentes Tuberkelbacillen in Lymphkreiser. *Verhandl. d. deutsch pathol. Gesellsch.*, 15.
S. 124.

470. — Zur Histogenese d. Lymphdrüsentuberkulose. *Deutsch. path.
Cesellsch.*, 15. S. 101.

471. Junius. — Zur Tuberculinbehandlung des Augen. *Ztschr f. Augenkeilk.*,
Berlin Bd XXI. Heft 5.

472. Jüngmann. — Die Bekämpfung der Hauttuberkulose. *Osterr. Sanitäts
wesen*, 24, 561.

K

473. Katz J. — Bemerkungen zur Tuberkulosestatistik. *Berl. Klin.
Wochenschr.*, 49. S. 407.

474. Kapsenberg G. — Zur Chemotherapie der Tuberkulose. *Berl. Klin.
Wochenschr.*, 49. S. 879.

475. Kaspar. — Thèse d'Erlangen, 1908.

476. Kalt. — *Bull. Soc. ophtalm.*, oct. 1907.

477. Kaufmann, Schröder and Kögel. — Rolle der Milz als Schutzorgan
gegen Tuberkulose. *Brauers Beitr*, 23. S. 3-20.

478. Kausch. — Erfahrungen über Tuberculin Rosenbach. *Deutsche med.
Ztschr.*, 1913, n° 6.

479. Keute. — *Deutsch. med. Woch.*, 1907, n° 15.

480. Keim. — Pronostic pour l'allaitement. *Méd. infant.*, 46. S. 60.

481. Kennerknecht V. — Uber Vorkonnen von Tuberkulbacillen im strömen
den Blut bei Kindern. *Brauers Beitr.*, 23. S. 265.

482. Keller H. — Physiotherapie der Tuberkulose im Kindesalter. *Corr. f.
Schweiz. ärzte*, 1910.

483. Keiner. — Röntgendiagnostik. der kindlichen Bronchialdrüsentuberkulose. *Münster*, 1912.

484. Kielleuthner. — Diagnose des Nierentuberkulose. *Folia urolog.*, 7.
S. 191.

485. Kiendl. — Tuberkulinreaktion. Inaug. Diss. München, 1910.

486. Klotz. — Tuberkulin behandlung. *Monatschr. f. Khlkd*, 11. S. 259.

487. Khalatoff et Meroz — *Rev. méd. suisse rom.*, 1911, p. 673.

488. Klemperer P. — Tuberkelbacillen im Blute. *Ther d. Gegenw.*, 10. S. 438.

489. Klopstock und Jacob. — Ubertragung d. Tuberkulose durch Fliegen
(*Tuberculosis*, 1910).

490. Klein. — Intrauterine Tuberkuloseinfektion. Berliner tierarztl.
Wochenschr, 1910.

491. Klodz. — Peritonitis tub. *Klin. Wochenschr.*, 49. S. 73.

492. Klose. — Dissert., Berlin, 1912.

493. Königer. — Klinik und Therapie d. tub. Pleuritis. *Zeitsch. f. Tub.*, 18.
S. 417.

494. Konig. — Uber Pirquet Kutane tub. Behandlung. *Arch. Dermatol.
Wien*, 1905.

495. Kobylinska. — Rheumatismus tuberculosus. Diss., Berlin, 1912.

496. Koboyaski. — *Clinical Rev.*, 15 nov. 1911 (japanisch).

497. Kohler et Plaut. — Erfahrungen mit TR. *Zeitsch. f. klin. Medizin*,
74 Heft, 3 et 4, 1911.

498. Kokubo. — Behandlung mit TR. *Tuberkulin Clinical Revue,* 15 jan.
1912 (japanisch).

499. Koch R. — Epidemiologie der Tuberkulose. *Ztschr. f. Infectionskranhk.*
Bd. 67.

500. Koch H. — Mitteil. d. Gesell. f. einere Med. und Kinderhlk, Wien. 1911.

501. Kögel H. — Pirquetsche Hautreaktion in abgestuften Dosen. *Brauers
Beitr.*, 23. S. 42.

502. Kraus. — Tuberkulosefrage. *Wien med. Wochenschr.*, 62. S. 837, 1912.

503. Krummide. — The relative importance of the bovine and human types
of tub. bacill. *Journ. of med. Research.*, 27. S. 109.

504. Königsfeld. — Uber den Durchtritt von Tuberkelbazillen durch die
unverletzle Haut. *Zentralbl f. Bact.*, Bd. 60.

505. Kramholz. — Beeinflussung der lokalen Tuberkulinreaktion durch.
Fieber. *Münchener med. Wochenschr.*, 1910.

506. Krause R. — Uber differenzierende Reaktionen mit Tuberkelbazillen
verchiedener Herkunft bei tuberculosen Meerschweinschen. *Ver. f.
inn med. u. Kinderheilk. Wien*, 20 janv. 1910.

507. Kurashiga. — Tuberkelbazillen im strömenden Blute. *Ztschr. f. Tub.*,
1911.

508. Küss. — De l'hérédité parasitaire de la tuberculose humaine. Thèse
Paris, 1898.

509. Kurdjumoff D. — Das Endotin (Tuberkulin pur.) bei latenter Tuberkulose im Alter von 10 Jahren an. *Brauers Beitr.*, 22. S. 73.

509 *bis*. Kuthy et Wolff Eisner. — Prognostic der Lungentuberkulose. Ber-
lin-Wien, 1914. Preis, 20 M.

L

510. Labbé. — Tuberculin diagnostic. *Gaz. des hôp.*, juillet 1907, p. 1011.

511. Lafite. — Rhinoréaction. *Soc. de Biol.*, avril 1908, p. 702.

512. Laignel. — *Soc. méd. des hôp. de Paris*, 22 janv. 1909.

513. Lange, Cornelia de. — Beitr. z. Pediatrischen Klinik: acute (alimen-
tar). Intoxikation unter dem Bilde der Miliartuberkulose.

514. Lange F. — Die der Sponylitis. Jahresb. f. Arztl. Forbildung, 1910.

515. Landouzy. — L'asthme, fonction de bacillotuberculose. (L'attaque
d'asthme décharge anaphylactique chez les bacillo-tuberculeux).
Soc. de Méd. et Chir., inf, 16, p. 686-687, 1912.

516. Landouzy. — Le rôle des facteurs sociaux dans l'étiologie de la tuberculose. *Tubercullosis* II, p. 411-458.

517. — Fréquence de la tuberculose du premier âge. *Rev. de méd.*, 1887,
p. 383.

518. Landouzy et Queyrat. — Note sur la tuberculose infantile. *Soc. méd.
des Hôp.*, avril 1886.

519. Lancial. — Périarthrite fongeuse chronique, fistuleuse tibio-tarsienne chez un enfant de 7 ans. Guérison complète. *Rev. de Chir.*, 32, p. 774-777, 1912.

520. Lapage, C. Paget. — The cutaneous reaction to tuberculin in childhood. *Brit. Journ. of Child.*, Dis. 9, p. 493-502 and, 532-539, 1912.

521. — Tuberculose infections and tuberculous disease in infancy and childhood. *Brit. med. Journ.*, n° 2706, S. 1375-1377, 1912.

523. Lapaye, C. Paget. — Fruhdiagnose der Tuberculose b. Kinde. *Zentralb. f. Rhlk.*, marz 1914.

524. Laplanche. G. — Iconographie de l'exploration du poignet tuberculeux chez l'enfant. Diss., Paris, 1912.

525. Laroche G. et H. Gougerot. — Etiologie et pathologie des tuberculides cutanées. Les tuberculides expérimentales. *Gaz. des Hôp.*, 85, p. 141, 1912.

526. Lassueur A. — Le traitement du lupus vulgaire par la tuberculine Béraneck. *Revue pratique des maladies cutanées, syphitiliques et vénériennes*, nov., Paris, 1907.

527. Saragna F. — Tuberculosie tonsilli. *Arch. Scienze Med.*, 1911.

528. Laub u. Baecker. — Uber Opsonin u. ihre Bedeutung fur die Tuberculinbehandlung. *Wien. klin. Woch.*, 44, XXI, 1908.

529. Laub et Eisler. — Viscositatsbestimmungen bei Tuberculose. *Wien. klin. Woch.*, 25, p. 735-740, 1912.

530. Lavigne J. — Contributions à l'étude des ganglions tuberculeux du cou et de leur traitement. Diss., Nancy, 1912.

531. Lefèvre. — Isolement des tuberculeux en Belgique. *Tuberculosis*, p. 420, 1911.

532. Lebenpart. — Uber Tuberkulose der Orbita. *Archiv. f. Augenhlkd*, 1911.

533. Lehmann. — Zur Diagnose der Tuberculose. Vorh. in d. deutschen Ges. f. Khlk. *Naturforscher. Munch.*, 1912.

534. Lemisner, Beutgel u. Neumann. — Zur Frage der Einuvirkung der Organe auf den Tuberkelbazillen. *Zentralb. f. Brakt.*. Bd., 56.

535. Lemaire. — Cutiréaction. *Soc. de Pédiatrie de Paris*, 17 oct. 1907.

536. Leunhof. — Prophylaxe der Tuberkulose. *Zeitsch. f. arztl. Forbildung* G. p. 262-268, 1912.

537. Lereboullet. — Réaction cutanée à la tuberculine. *Prog. méd.*, 1909, p. 87.

538. Leroux. — Ozène et tuberculose. *La Presse méd.*, 20, p. 934, 1912.

539. Leriche et A. Poncet. — La tuberculeuse inflammatoire de la peau. *Lyon méd.*, 118, p. 127, 1912.

540. La tuberculeuse inflammatoire des gaines synoviales, des bourses séreuses. *Gaz. des Hôp.*. 85, p. 485-487, 1912.

541. Leisenberger. — Beitrage zur placentaren u. congenitalen Tuberkulose. *Beitrage z. Geb. u. Gynak*, 1910.

542. *Leitzatze f. die Intern. Tuberkulose. Konferenz in. Rom. Tuberculosis*, 11. N° 2-4, 1912.

543. Léonard Ch. — Compensation by displacement of the thoracic-viscera in pulmonary tuberculosis. *Med. Record .*, 31, p. 1-5, 1912.

544. Leopold u. Rosenstern. — The significance of tuberculides in the diagnostic of tuberculosis infancy. *Journ. of th. amer. med. Assoc.* 1910,

545. Leonrad Chl. — The treatement of tuberculoses cervical adenitis by the Röntgenrays. *Journ. Amer. Med. Assoc.*, 1910.

546. Lew N. O. J. — The treatement of surgical tuberculosis by vaccine. N. J. State. *Journ. of. Med.*, 1910.

547. Lethaus. — Uber Fruhdiagnose der Lungentuberkulose. *Zeitsch. f. Fortb. G.*, p. 14-17, 1912.

548. Lewaschow. — Zur Frage der spezifischen Behande. d. Lungentuberkulose. *Russki Wratsch.*, 11, p. 218, 1912.

549. — Zur Frage der spezifische Therapie der Lungentuberculose. *Munch. Med. Woch.*, 55, p. 1373-1374, 1912.

550. Levy M. — Uber Farbarkeit der Tuberkelbazillen nach Paris *Zentralb. f. Bakteriol.*, n° 55.

551. Lente. — Uber die Bekampfung der Tuberkulose im Kinderalter. *Munch. Med. Woch.*, 57, 1, 1697-1655 u. 1760-1767, 1912.

552. Lichtenbahn. — Die neuere Forschung uber die kornige Form des Tuberkulosecreyers. Ubersichtsref. *Korrespondblt. f. schmiz. Arzte*, 1910, p. 1109.

553. Libin. — Theories tuberculeuses Thèse de Paris, 1910.

554. Lichteinstein H. — Die Behandl. der Tuberculose mittelst nature. menschl. Serums. *Med. klinik.*, 1910.

555. Lichtenstein R. — Erfahrungen mit der Tuberculin Rosenbach bei der Behandl. chirurg. Tuberculosen. *Arch. f. klin. Chir.* Bd, 102 H. 4.

556. Lignières. — *Zentralb. f. Bakteriol.*, marz 1908.

557. Liebermeister. — Uber sekundare Tuberkulose. *Med. Klin.*, 8, p. 1018-1022, 1912.

558. Lebermeister G. — Uber sekundare Tuberkulose. *Vortr. in d. Abtlg. f. inn. Med. Balneol. Hydrotherapie a. d. Naturforscherv.* i Munster, 1912.

559. Lichtenstein M. — Luir die Ballenganystuberkel und. Leber das Resultat einer Auscheidungstuberkulose ? *Brauers Beitr.*, 25, p. 52-57, 1912.

560. Liebermeister. G. — *Med. Woch.*. 8, p. 1018, 022, 1912.

561. Linvenmann. — Uber die Veränderungen der biolog. Eigentschaften der Tuberkelbazillus, ausserhalb u. innerhalb des Organismus. *Berl. klin. Worch.*, 45, S. 1185-1187, 1912.

562. Linden. Grafin, V. — Die Ergebnisse des Finklerschen eilverfahrens bei der Impfungstuberkulose der Meerchveinchens. I. Artikel zur Beitr. zur Chemotherapie der Tuberkulose. *Brauers Beitr.*, 23, p. 201-213, 1912.

563. Linden Grafin. V. — Weitere Erfahrungen mit einer Chemotherapie der Tuberkulose. *Munich. Med. Woch.*, 59, p. 2560-2653, 1912.

564. Loeper E. u. Esmonet. — Franz. Kongress f. interne Med. Paris, okt, 1910.

565. Löffler. — Eine nere Methode zur färberischen Nachweise spärlichen Tuberkelbazillen. *Deutsche Med. Woch.*, 1910.

566. Loos, — Jahrb. f. Kinderheilk. Bd., XXXIX.
567. Loewz. — Fall von kaltem Abszess des rechten Unterkiefers Demonstr. in der Hufelandgesellschaft an. 13. III, 1912.
568. Ludtki H. et Sturm J. — Zur Spezifität der Tuberkulin-reaktion. *Munich Med. Woch.*, 55, p. 1585-1588, 1912.
569. Lutsichimis W. — Die Eiweisreaktion als Mittel zur Frühdiagnose der Lungentuberkulose Teraperoitsch Obosrenje 5. S, 75, 1912.
570. Lund F. B. — Tuberculosis of the Mesenteric glands simne lating Appendicitis. *Boston Med. and Surg. Journ.*, 167, p. 918-924, 1912.
571. Lynach. l. and Grisen van J. — Creosote and Calcium medication in respiratory affections in children and in pulmonary tuberculosis. *Med. Record.*, 31, p. 883-890, 1912.
572. Lorentz F. — Die Schule im Kampfe ¦gegen die Tuberkulose. J. Umller Charlottenburg.
573. Löwenstein. — Tuberkulinerfolge bei 682 offenen Lungentuberkulosen. *Deutsche Med. Woch.*, 1910.
574. Löwenstein u. Rappaport. — *Deutsche Med. Woch.*, 1904. *Zeitschr. f. Tuberkulose et Heielstattenwesen.* 1904.
575. Löwenstein et Pickert. — *Deutsche Med. Woch.*, 1908, n° 52.
576. Loumaigne J. — Contribution à l'étude de la tuberculose parotidienne. Diss. Bordeaux, 1912.
577. Ludloff. K. — Die Diagnose der Hautaffection. Jahreskurse f. arztl. Fortbdg.. 1910.

M

578. Marfan. —Rachitisme et tuberculose. *Presse méd.*, 1910.
579. Maillet et Ganjoux. — Tuberculose polyviscérale chez l'enfant. *Ann. de méd. et chir. inf.*, 1911, p. 291.
580. Mayer. — Organisation d. Tub. bekämpfung. *Tuberkulosetag*, Wien, mai 1911.
581. Mantoux Dora (Mme). —Tuberculose du nourrisson. Thèse Paris, 1912.
582. Machard. — *Rev. suisse méd.*, 14, 1914, p. 551.
583. Machard A. — L'ophtalmoréaction. *Rev. méd. suisse rom.*, 1907, p. 878-881.
584. Mantoux. — *Soc. biol.*, 24 juillet et 13 oct. 1909.
585. — *Presse méd.*, 2-5 janv, 1910, 17 fév. 1912.
586. — *Journ. méd. int.*, 10 sept. 1909.
587. — *Bull. Acad. d. sc.*, 10 août 1908.
588. — *Soc. méd. hóp.*, 29 oct. 1909, p. 459.
589. — *Soc. de biol.*, Paris, 1909.
590. — La voie intradermique en tuberculinothérapie. *Presse méd.*, 20, p. 146, 1912.
592. — Lettre privée, 16, VI, 1912.
593. Mayrhofer. — Th. Münich, 1908.
594. Maignien A. — Tuberculine dans traitement tuberculose pulmonaire. Thèse Paris, 1912.

595. Marseer A. — Experimentelle Tuberkulosestudien. Intravenöse Immunisierungs Versuche am Meerschweinschen. *Ztchr f. Immunitats f.* 14. S. 667.

596. Maingot G. — *Bull. Soc. d'études scient. sur tub.*, 2, A. 139.

597. Machard. — *Rev. méd. suisse romande*, 32, p. 793-820, 1912.

597 bis. — *Rev. méd. suisse romande*, 32, p. 709-711, 1912.

598. Mannaring. — The effects of subdural injections of leucocytes in the developpment and course of experimental tuberculons meningitis. *Journ. of Experim. Med.*, 15, p. 1-13.

599. Masselot. — Formes cliniques de la méningite tuberculeuse. *Gaz. des Hôp.*, 85, p. 971-976.

600. Mainget-Weil, etc. — Etude radiologique de la tuberculose pulmonaire du nourrisson. *Bull. de la Soc. de péd. de Paris*, 1912, p. 442.

601. Matthes M. — Diagnose der Miliartuberkulose. *Med. Klin.*, 8. S. 1769, 1912.

602. Maillet. — Les accidents de l'adénopathie trach. bronch. *Arch. méd. des enf.*, 15, p. 193-205, 1912.

603. Maggiore. — Contributo alla storia dell'unicismo tuberculose nei rapporti colla patologia umana. *Patholog..* 4. S. 317.

604. Maass H. — Zur Behandlung der chirurg. Tub. im Kindesalter. *Zeitschr. f. ärztl Fortbild*, 1911.

605. Mason. — Treatment of Poth disease. *Ped.*, 1910. S. 423.

606. Macé de Lepinay. — *Bull. méd. des hôp.*, 1909, p. 680.

607. Mettetal. — Tuberculine. Thèse de Paris, 1900.

608. Meyer H. — Zur Behandl. d. chirurg Tub. mit TR. *Beitr. z. Klin. chir.*, Bd 85. H. 1.

609. Meyer L. F. — Uber Tuberkulide. *Ver. f. inn Med. u. Kinderhlk.* Berlin, 13 märs 1911.

609. Méry M. — La tuberculose chez les Ecoliers. *Arch. d'Hygiène scolaire*, 8 H., 309.

611. Meneil Charles. — Tuberculosis in enfances, from the standpoint of presentive medicine. *Brit. med. Journ.*, nᵒ 2699, p. 677.

612. Meeker H.-D. — A case of tuberculos peritonitis... *Journ. of Surg.*, 25, p. 247, 1912.

613. Meyer H. — Uber Immunisierungsversuche mit Tuberkelbacillen, Tuberkelbacillenlipoïden und lipoidfreien Tuberkelbacillen. VI. *Mitteilung Zeitschr. f. Immunitäts f.*, 15. S. 245.

614. Mendelson und Gindes. — Zur Frage der Pirquetschen Reaktion im Kindesalter. *Med. Obr.*, 78. S. 445, 1912.

615. Meissen E. — *Brauers Beitr*, 23. S. 215.

616. Métraux E. — L'ophtalmoréaction. *Rev. méd. de chir. Suisse romande*, 1997, p. 626.

617. Méroz et Khalatoff. — *Rev. méd. suisse romande*, 1911, p. 673.

618. Metchnikoff. — Recherches sur l'épidémologie de la tuberculose dans les steppes des Kalmonts.

619. *Ann. Inst. Pasteur*, 1911. S. 785.

620. Miller. — New-York. *Therapeutic Gazette*, 15 décembre 1910.

621. Missbach. — Intradermoréaction. Bucarest, 1909, thèse.

622. Michael. — Jahr. f. Khlk. Bd. 22.

623. Michio Kasahara Kyoto. — Specifität der Kutan Tuberkulinreaktion. *Ztchr. f. Khlk.* Berlin, 1913. Dez.

624. Michalowitz. — Wirbelsäule perkussion bei der Diagnose der Tracheo-Bronchial-Drusentuberkulose bei Kindern. Jahrb. f. Khlk., 1910. S. 29

625. Minauer W. — Uber die kutane Tuberkulinreaktion, insbesondere die Ergebnisse von Impfungen mit abgestuften Tuberkulinkonzentrationen. *Beitr. zur Klinik d. Tuberkulose,* 1911.

626. Mircoli Stefano. — Il virus granulare tubercolare. Pathol. 4. S. 315, 1912.

627. Mizoguchi O. — Beitrag. zur Lokalisation der Tuberkulose im Kindesalter. Diss. München, 1912.

628. Mitchell. — Marmorek's antituberculous Serum. *Brit. med. Journ.,* no 2667. S. 299, 1912.

629. Michaelis R. — Die Infektionsgefahr bei der Tuberkulose. *Deutsche militar ärztl. Ztschr,* 1910. S. 777.

630. Milligan W. — Aural tuberculosis in children. *Brit. med. Journ.,* 1910. S. 1693.

631. Moore B. — Oxygenation and Tuberculosis. *Brit. med. Journ.,* no 2690. S. 108.

632. Morin. — Le trait. héliothérap. des maladies tuberculeuses. *Tuberculosis,* II, p. 321, 1912.

633. Moro. — München med Woch, 1908. no 5. *Wiener klin. Woch.,* 1907, no 31.

634. Moussu. — Intradermoréaction chez les animaux. *Soc. méd. vétérin.,* 1908.

635. Mouriquant et Weil. — *Lyon méd.,* 118, p. 1331.

636. Monti R. — Uber den diagnt. Wert d. intracutanen Reaktionen. *Wien med. Wochenschrift,* 62. S. 147.

637. Monti-Guarnieri. — Un anno di cuti reazione. *Riv. di. clin. ped.,* 10, p. 801.

638. Morland. — Quantitative cutaneous tuberculin test. Lancet, 183, p. 688.

639. M'Neil. — Tuberculous infection in infances. *Edin. med. Journ.,* N. S. 8, p. 324.

640. Moro. — Zur Diätetik der Skrofulose. *Monatschr. f. khlkd.,* II. S. 21.

641. Moltschanoff. — Beobachtungen über Pirquets Tuberkulin reaktion. bei Kindern. Jahr. f. Khlkd. 75. S. 435.

642. Mongons. — Le sérum de Marmoreck.

643. Murschhauser. — Chemotherapie der Tuberkulose. *Wochench. Berl. klin.,* 49. S. 1888.

644. Müller. — Die Diagnose der akuten allgemeinen Miliartuberkulose. Dissert. Königsberg, 1912.

N

645. Naegeli. — Virchows. Archiv., Bd. 160.

646. Nananzon A. — Zwei Falle von solitären Tuberkulose des hinteren

Augenabschnittes im frühen Kindesalter. *Klin. Monatschr. f. Augen-heilkd.*, 1910.

647. Nettet ad Gendron. — Etude microscopique du liquide céphalora-chidien dans la méningite tuberculeuse. *Bull. de la Soc. de Péd.*, 1911, S. 226.

648. Nenhaus. — Bronchialdrusentuberkulose. (Vortr. a. d. 19. Vers. d. Vereing. sudwestdeutscher Kinderarzte Frankfurt A. m. 15. XII. 1912.

649. Neumann. — Tuberkulosebchandlung mit grossen Tuberculindosn. *Berlin klin. Woch.* 1910.

650. Neumann. — Beitrage zur spezifischen Bebandlung der tbc. auf Grund klin. Beobachtungen. *Brauers Beitr.*, XVII.

651. Neumann, Bartel, Lenissner. — Zur Frage der Einwirkung von Orga-nen auf den Tuberkelbazillus. *Zentralb. f. Bakterol.* Bd. 56.

652. Nietner. — Modern combat against tuberculosis amongst children. Lancet, 183, p. 1343-1349, 1912.

653. Nietner. — Die Bekampfung der Tuberkulose unter den Schulkindern. *Int. Arch. f. Schulhyg.*, S. 461-475, 1912.

654. Niepelt U. — Die Tuberkulose der weibl. genitalien und Kinderalter. Diss. Leipzig, 1912.

655. Nieveling. — Uber die Iodtherapie bei Lungentuberculose. *Berl. klin. Woch.*, 45, p. 1573-1574, 1912.

656. Nobel E. — Ein fall von arthritis chronica progressiva Demonstr. i. d. padiatr. Sekt d. Ges. f. inn. Med. u. Kinderhlkv. *Wien. Sitzung*, von 25 jan. 1912.

657. Nobécourt. — *Gaz. des Hôpitaux.*, 12 avril 1909.

658. Nobécourt. — Diagnostic de la tuberculose et de l'enfant par la recherche du bacille de Koch. *Ann. de Méd. et Chir. inf.*, 15, p. 708-719, 723-745, 756-704, 1911, et 16, P. 20-24, 1912.

659.   L'alimentation des enfants tuberculeux. *Journ. de Diét. et de Bacteriol.*, 1911.

660.   et Baré. — Recherche sur la bacillemie tuberculeuse chez les enfants par l'injection du sang au cobaye. *Bull. de la soc. l'étude scient. sur la tubercul.*, 2, p. 176-182, 1912.

661. Nocart. — Congrès de la tuberculose, 1891.

662. Nothmann. — *Berl. klin. Woch.*, n° 9, 190.

662 bis. *Arch. f. Kinderheilkunde*, Bd., 53.

663. Noeggerath. — Das Stillverbot bei Tuberculose u. Tuberculosever-dacht. *Prakt. Org. u. Geb. u. Gynäk.*, 1911.

664. — u. Salle. — Ileadsche Zonen bei beginen Tuberculose im Kindesalter. *Jahrb. f. Kinderbeilkunde* Bd., 75.

665. Novak u. Rangel. — Uber den Tuberkelbazillennachweis in der Plazenta tuberculose Mütter. *Wien. klin. Woch.*, 1910.

666. Nutt J. — Tuberculous joint diseases. *Journ. Ann. Med. Assoc.*, 1911.

667. Nurnberges Vereni. — Zur Bekampfung der Tuberkulose, 5, Bericht.

O

668. Oelsnids. — La recherche de la transsonance thermovertébrale chez les enfants. Sa valeur pour le diagnostic de l'adénopathie trachéo-bronchique. *Bull. de la soc. de péd. de Paris*, 1912, S, 317-323.

669. — Les indications de l'héliothérapie dans le traitement de la péritonite tuberculeuse, à propos de trois cas graves rapidement guéris. *Bull. de la soc. de Péd. de Paris*, 1912, p. 457-471.

670. O' Relly W. — Generalized tuberculosis with unusual features. Sitzung der Royal Acad. of med. in Irland. *Brit. med. Journ.*, no 2667, p. 304, 1912.

671. Oppenhaim. — *Wien. klin. Woch.*, 1907, nᵘ 32.

672. Oppenheimer. — Zur Frage der Tuberkulosennachweises durch beschleunigten Tierversuch. *Munich. Med. Woch.*, 59, p. 2817-2818, 1912.

673. Oppert. — Cutiréaction. Thèse de Paris, 1908.

674. Orszay O. — Uber Lungenspizen Emphysem u. dessen klin. Bedeutung der Lungentuberculose. *Berl. Klin. Woch.*, 49, p. 1572-1573, 1912.

675. — u. I. Spitzstein. — Therapeutische Erfahrungen uber das Kochsche albumosefreie Tuberculin. *Brauers Beitr.*, 23, p. 535-541, 1912.

676. Orth. — Intern. Tuberkulose. Konferenz Wien, 1907.

677. Orth. — Uber Kinder u. Menschentuberkulose. Tuberculosis II, p. 153-215, 1913.

688. — Uber Kinder u. Menschentuberkulose. Situngsber. d. *Preuss. Akad. d. Wissensch.*, 8. II, 12, p. 155-179, 1912.

679. Otis E. — Einrichtungen zur Heilung der Tuberkulose als Mittel im sozialen Kampf gegen diese Krankheit. *Int. Arch. f. Schulhyg.*, p. 309-336, 1912.

680. Othen M. u. H. Staanb. — Einseitige vom Hilus ausgehende Tuberkulose der Lungen. *Brauers Beitr.*, 24, p. 283-310, 1912.

P

681. Pallard. — Le traitement de la tuberculose pulmonaire par la tuberculine de Béraneck, 1907. *Prov. Med.*, 14 déc.

682. Paisseau et Tixier. — Quelques remarques à propos de 1500 cas d'intradermo-réaction à la tuberculine chez les enfants. *Paris. méd.*, p. 206, 1912.

683. Parrisset L. — La tuberculose et le lait. *Ann. de Méd. et Chir. infant.*, 16, p. 348-349, 1912.

684. Pannwitz. — Das deutsche rote Kreuz u. die Tbc. ein Kindesalter. *Tuberculosis*, 1910, p. 188.

685. Panniwtz. — Freiluftschulen. Prospeht.

686. W. Park. — Bovine Tuberculosis. *Arch. of Ped.*, 1910, p. 448.

687. Park H and Charles Krumwieder. — The relative importance of the bovine and human types of tubercule bacille in the different forms of tuberculosis. *Journ. of. Med. Kesearch.*, 27, p. 109-114,   1912.

688. Parker David W. — Tuberculosis mesenteric glands simulating appendicitis. *Boston med. and Sury. Journ.*, 167, p. 915-918, 1912.

689. Parmentier H. et S. Bernheim. — La préservation de la tuberculose par les écoles en plein air. Premier congrès des Médecins scolaires de langue française. Paris, 21 juin 1912, ref. in *Ann. de Méd. et Chir.* 16, p. 607-608,   1912.

690. Paschner. — Erfahungen mit dem Tuberculonucin Veberminsky. *Brauers Beitr.*, 25, p. 137-157, 1912.

691. Paterson Rob. — The importauce of the so-called tubercula r stage. *Tuberculosis*, II, p. 291-296.

692. Péhu M. — Les réactions locales et générales à la tuberculine chez les enfants. *Arch. de méd. des enfants*, 15, p. 481-526, 1912.

693. — Note sur la topographie périvasculaire de la tuberculose intestinale dans le premier âge. *Arch. de Méd. des enfants*, 1911, p. 524.

694. Pehn M. et Weill E. — La péritonite tuberculeuse du nourrisson. *Arch. de la méd. des enfants*, 1909, p. 415.

695. Pellegrun Kinaldo. — Contributo alla casuistica della tuberculosi del cuore. *Il policlin. sez. med.*, 19, p. 42, 1912.

696. Périer L. — Traitement moderne de la péritonite tuberculeuse. *Ann. de Méd. et Clin. inf.*, 16, p. 233-240.   , 1912.

697. Périer A. — Méningite tuberculeuse chez l'enfant. Diss., Paris, 1912.

698. Pelterohn — Neuere Arbeiten über die Sonnenbehanglung der chirurg. Tuberculose ; im besonderen der Knochen = u. Gelenktuberkulose. *Med. Klin.*, 8, p. 719-941, 1912.

699. Petruschki. — *Deutsche Med. Woch.*, 1897, p. 620 u. 639.

700. Petruschki. — Die spezifische Diagnostik u. Therapie der Tuberkulose. *Ergebu. d. im Med. u. Kinderheilkd.*, 9, p. 557-620, 1912.

701. Peterka H. u. W. Spitzmüller. — Zur Heliotherapie der Chirurg. Tuberculose. *Wien. klin. Woch.*, 25, p, 732-757, 1912.

702. Peterka H. — Zur Behandlung der kindl. Kniegelenktuberkulose. *Beitr. J. klin. Chir. Vestribr. f. v. Hacker*, 81, p. 721-727, 1912.

703. Pethers E. — Zur Pathogenität der Tuberkelbazillentypen bei Mäusern. *Zentrbl. f. Bakt, u. s. w. I*, Abd. Orig., 62, p. t 2, 1912.

704. Pfeiffer F. — Die Tuberkulose der Bronhialdrüsen. *Wien. med. Woch.*, 62, p. 965, 1912.

705. Philip R. W. — An adress on tuberculisation and detuberculisation. (Vortrag. a. d. internat. tuberkulosekonf. in Bern)., 1912. *Brit. med. Journ.*, n° 2677, p. 873-877, 1912.

706. Pillipp S. Chancellor (Chicago). — Beitrag. zur Frage der Primäraffektes bei der Tuberculose. *Zeitschr. f. Kindkd.*, Bd, 10, Heft I, 15 jan. 1914. Pel (Pvau). Les premiers signes de la tuberculose des poumons chez les nourrissons. Compte rendu. Congrès inter., Londres, 1913.

707. R. W. Philip Prof. — The tuberculosis Problem as affected by the intern. Congress on tuberculosis held at Paris, oct. 1905. Edinburgh. *Med. Journ.*, déc. 1905.

708. — Surgical Bearnigs of tuberculine. *Eding. Med. J. febr.*, 1905.

709. Philip W. R. Prof. — Progressive Medicine and the Annal meeting of the Bristich Med. Assoc.

710. Philibert et Ribadeau, Dumas. — Association de l'infection à pneumocoques et de l'infection tuberculeuse chez le nourrisson. *Bull. et mém. de la soc. méd. des Hôp. de Paris*, 28, p. 507-513, 1912.

711. Philippi. — Uber Entfieberungen bei Lungentuberkulosen, durch kleinste Dosen Tuberkulin Brauers. Beitz. zur Klin. der Tuberkulose, 1910. Bd. XVI. H. 3.

712. Piéry M. et le Bourdellis. — La pratique du pneumothorax artificiel en physiothérapie (Methode de Forlamini). Avec préface de la Forlamini. *Encyclop. scient. des aides-mémoire.* Paris, Masson, 1910, (194 p.), 2,50.

713. Piek W. — Ein Fall von papulo-nekrotischen Tuberkulid in fast universeller Ausbreitung bei fast gleichzeitiger eines Lichen scrofulosum. *Ges. f. inn. Med. u Khlkd. in Wien.*, 18 mai 1911.

714. Pignen J. — Emicored sinistra, emiplegia (con contrattura) sinistra acessi aploplettiformi *Riv. di clin. ped.*, 10 p. 374-385, 1912.

715. Pincet A. u R. Leriche. — La tuberculose inflammatoire des gaines synoviales, des bourses séreuses, des muscles et des aponévroses. *Gaz. d. Hôp.*, 85, p. 485-489, 1912.

716. Piery M. — Virulence et contagiosité de la sueur des tuberculeux. *Gaz. des Hôp.*, 85, p. 531-535, 1912.

717. Pironneau. — Les adénopathies trachéobronchiques du nourrisson. *Clin. inf.*, 10, p. 654-658, 1912.

718. — La tuberculose des nourrissons. *Clin. inf.*, 10, p. 685-691, 1912.

719. Pirquet V. — Uber tuberkulose der Kindesalter. Med. Sekt. der schlusischen ges. f. varterl. Kultur zu Breslau, 1911.

720. — Die Aufgaben der Gemienden zur Kinderfursorge bei der Tuberkulosebekampfung. Sitzung der deutschen Zentralkomission zur Verch. der tuberkulose. Juin 1911.

721. — Allergie. Bei Springer. Berlin, 1910.

722. — *Berl. med. Ges.*, 8 mai 1907. *Berl. klin. Woch.*, 1907, n° 20 et 22.

723. — *Berlin. klin. Woch.*, 1907, n° 20. *Wien. Med. Woch.*, 1907, n° 23. *Wien. klin. Woch.*, 1907, n° 38. *Med. klin.*, 1907, 39. *Tuberculosis*, 1908. *Dentsche med. Woch.*, 1908, 30.

724. — Handbuch der Technik u Methodik der Immunitatsforschung. Bd. 1.

725. — The cutaneus tuberculintest. *Arch. of. Ped.*, 1910.

726. Pirquet u Schick. — *Wien. klin Woch.*, 1903, n° 36 u 45, 1905, n° 17. Die serumkrankheit, Wien, 1905.

727. Pissavyle. — Fréquence comparée de la tuberculose chez les descendants des non tuberculeux. *La clinique inf.*, 1910, p. 14.

728. Pissot L. et Chaussé. — Le processus de la caséification dans la tuberculose humaine. Compte rendu de l'Acad. de Soc. 1911, p. 108.

729. Plant u Kohler. — Erfahrungen mit Rosenbachschen Tuberculin. *Zeitsch. f. klin. Med.*, Hept. 74, 3 u 4, 1911.

Q

R

751. Ranke R. — Uber das Verhältinis der Tuberculose des Kindes zu der des Erwachsenen und seine Bedenlung für die Phtisiogenese. Jahrès Versamlung d. V. d. Lungenheilianst u Aerzte München. Oktober 1910.

752. Rangel et Novak. — Uber den Tuberkelbazillen Nachweis in der Plazenta tuberkulöser Mutter. *Wiener klin. Wochenschr.*, 1910.

753. Rabinowitsch und Jessen. — Uber das Vorkonnen von Tuberkelbazillen im Blut und die praktische Bedentung dieser Erscheinung. *Dentsche med. Wochcnschr.*, 1910.

754. Rankin G. — Meningitis in children. *Brit. Med. Journ.*, 1910, p. 1045.

755. Radziejeuski A. — Kutane Tuberkulinreaktion. *Zeitschr. f. Khlkd.*, 1911. S. 521.

756. Ranke K. — Diagnose und Therapie der Lungentuberkulose des Kindes. *Münchn. Ges. f. Khlkd.*, 4 märz 1910.

757. — Diagnose und Epidemiologie der Lungentuberkulose des Kindes. *Arch. f. Khlkd.* Bd. 54. S. 279.

758. Rafalouski M. — Zur Frage der Behandlung der Halsdrüsen und Knochentuberkulose mit Röntgenlicht. Diss. Basel, 1910.

759. Raw N. — The treatment of pulmonary tuberculosis with bovine tuberculin. Lancet, 1911, p. 927.

760. — The Varietes of tuberculosis in the treatment. *Tuberculosis*, II, n° 11, p. 459.

761. — Ransonne Arthur. — The dutis of the State in regard to tuberculosis. *Brit. med. Journ.*, n° 2707, p. 1349.

762. Ranke R. E. — *Beitr, z. Klin. d. Tbc.* Bd. 21.

763. Rany. — Action de la Tuberculine sur les polynucléaires. *Comptes rendus Société de Biologie*, tome LXVI, 1909.

764. Rach Egon. — Subakute Miliartuberkulose. Wien, 27, VI, 1912.

765. Rénon. — La méningite tuberculeuse... *Presse méd.*, 20, p. 783.

766. Renga eBonis. — Sulla diagnosis della tuberculosi col metado di Marmorek. *Ref. med.*. 25, p. 231.

767. Rénon L. — La sérothérapie antituberculeuse. *Monde médical*, 3, IV, 1912.

768. Regnard. — Tuberculinoreaction. Thèse Paris, 1909.

769. Reiche. — *Münch. med. Woch.*, 1908, n° 5.

770. Reuschel. — *Münch med. Woch.*, 1908, n° 7 et 8.

771. Reichenbach. — *Zeitschr. f. Infektionskrankh.* Bd. 61.

772. Rengi. — *Münch. med. Woch.*, 1904, n° 34.

773. Reade A. G. — The value of X rays in the diagnosis of tuberculosis in children. Lancet, 183, p. 1501.

774. Rist E. — La localisation initiale de la tuberculose pulmonaire chez l'Enfant. *Clin. infant.*, 10, p. 513, 1912.

775. Ribadeau-Dumas. — Les localisations initiales de la tub. pulm. chez l'enfant. *Clin. inf.*, 10, p. 587, 1912.

776. Ribadeau-Dumas. — Association de l'infection à pneumocoques et de la tuberculose chez le nourrisson. *Bull. soc. méd. des hôp. de Paris*, 28, p. 507.

777. Ribadeau-Dumas-Weil. — Etude radiologique de la tuberculose de nourrisson. *Bull. de la Soc. de ped.*, Paris, p. 442, 1912.

778. Richet. — L'anaphylaxie. *Soc. de biol.*, 15 fév. 1902.

779. Rist, Léon Kindberg et Rolland. — Etudes sur la réinfection tuberculeuse. *Annales de Médecine*, 1914, n° 3 et 4.

780. Rimer P. — Kindheits infektion im Lichte der Immunitätswissens chaft. *Tuberculosis*, 1910.

781. Ribadeau, — Ostéopériostites des os plats du crâne chez les nourrissons tuberculeux. *Arch. méd. des Enf.*, 1910, p. 731.

782. Rivière Cl. — Phtisis in children. *Lancet*, 1910, P. 155.

783. Rich H. — Tuberculosis in children. *Lancet*, 1911, P. 148.

784. Rhein John W. — Tuberculosis Meningitis. *Journ. of the Amer. med. Assoc.*, 59, P. 165.

785. Rollier. — *Rev. Suisse de méd.*, n° 14. (1914), p. 552.

786. — Die Sonnenbestr ahlung d. chirurg. Tuberkulose. *Zeitschr. f. Baln. u. Klin.*, 1911.

787. — *Wien. klin. Wochenschr*, 1912, n° 28.

788. — La cure scolaire de la tuberculose. *Rev. Suisse de méd.*, 1913, n° 6.

789. — La cure solaire de la tuberculose chirurgicale. *Paris méd.*, n° 6, p. 140, 1911.

790. — *Ann. de méd. et chir. inf.*, 16, P. 52, 1912.

791. Rohmer Paul. — Tuberkulintherapie im Säuglingsalter..... *Arch. f. Kinderhlk.* Bd, 55, P. 51.

792. — I Mitteilung. *Arch. f. Kinderhlk*, Bd, 52, 1909.

793. Rosenbach. — Ein neues Tuberkulin. *Deutsch. med. Wochenschr.*, 1910, N° 33 et 34.

794. Roepke et Baudelier. — Lehrbuch der spezifischen Diagnostik und Therapie der Tuberkulose, Auflage, 1911. Würzburg.

795. — Die Klinik der Tuberkulose, Würzburg, 1911.

796. Rosenbach. — The use of Rosenbach Tuberkulin in surgical Tuberculosis. *Lancet*, 9 décembre 1911.

797. Rosenbach. — *Deutsche med. Wochenschr*, 1912, n° 12 et 13.

898. Römer Il — Uber tuberkulöse Reinfektion. *Zentsbl. f. Bakteriol*, Bd, 97.

799. Rothe. — Untersuch über tuberkulöse Infektion im Kindesalter. *Veröffentl. der Rob. Koch. Stiflung*, H, 2.

800. Rosenstern et Léopold. — The significance of tuberculides in the diagnosis of tuberculosis. *Jour. of the amer. med. Assoc.*, 1910.

801. Rozenblat. — Les réactions locales à la Tuberculine. *Arch. med. Enf.*, 1911, p. 425.

802. Römer P. H. — Uber immunität gegen natürliche Infektion mit Tuberkelbacillen. *Brauers Beitr.*, 22, S, 265.

803. Römer P. H. — Kritisches und Antikritisches zur Lehre von der Phtisiogenesc. *Brauers Beitr.*, 22, S, 301,

804. Roemhild. — Scrofulöse Ernachsene. *Brauers Beitr.*, 24. S, 67.

805. Rossiwall E. — Lichen Scrofulsorum bei eimem 8 jahrigen Knabe. (Wien. 21 märz, 1912).

806. Rodon R. — Spina Ventosa des os longs. Dissertation. Bordeaux, 1912.

807. Rhote. — Infection tuberculeuse chez l'enfant. Leipzig. Thieme.

808. Rongeon. — La température chez l'enfant. *Thèse Montpellier*, 1910.

809. Roux. — Intradermoréaction. *Acad. des Sciences*, 10 août 1908.

810. Ruch Karl V. — A pratical method of prophyetactic immunization to its tuberculosis with reference to its application in children. Report from the v. Ruch. research. caboratores for tuberculosis, no 1. Juni, 1912. (U. S. A.)

811. — *Jour. of the Amer. med. Assoc.*, 58, p. 1096.

812. — *Md. Record*, 82, p. 369.

812 *bis*. Rolly. — Diss. inaug., 1913.

S

813. Sahli. — Le traitement de la tuberculose par la Tuberculine. *Trad. française Guder et Pallard*, Genève, 1912.

814. Sata R. — Immunisierung, Uberempfindlichkeit und Antikörperbildung gegen Tuberkulose. *Zeitchr. f. Tub.*, 1911, 51.

815. Salle V. — Headsche Zonen bei beginnender Tuberkulose imkindesalter. *Jahrb. f. Khlkd.*, 1911, S. 71.

816. Sahli. — Uber Tuberkulin behandlung. *Correspondenzbl. f. Schweisesörzte*, 1906, no 12 et 13.

817. Saathoff. — Tuberkulin Therapie..... Münch. m. Woch 1909, no 40.

818. Sato. — Tuberkulin Rosenbach. Kosai Knau. Iji Ihemhyn Kai. Zusshi, 1911, no 4. (japanisch).

819. Sachs. — The diagnostic value of lokal tuberculin reactions. *Journ. of. Amer. med. Assoc.*, 1911. p. 181.

820. Salzmann. — Die Anwendung des Radiums bei tuberkulösen Erkrankungen. *Zeitschr. f. Tub.*, 1910.

821. Samlon I. W. — Entfieberung bei Lungentuberkulose mittels Tuberkulins ins besondere mit kleinsten Dosen. *Berl. klin. Wochenschr*, 49, p. 2258.

822. Savage W. G. — *Brit. Jour. of Tub.*, 6, A, 168.

823. Salge. — *Jahrb. f. khldk*, 1906, no 1.

824. Seiler. — Die Anwendung der Tuberkulin Beraneck in der Praxïs. *Sté. de Médecine de Berne*, 21 mai 1912.

825. Schürmann W. — Die Anwendung d. Intro cutano-reaktion *Correspondenzblatt f. Schweiz-Arzte*, no 28, 1913.

826. Schröder. — Die Wirkung der ATK. *Beitr. zur klinik de Tub.*, Bd, VI, S. 397.

827. Schaps. — Tub. Meningitis im Säuglingsalter. *Zentrbl. f. Khlkd.*, 1911, S, 407.

828. Schütz. — *Wiener klin. Wochenschr.*, 1910.

829. Scheiter et A. Trèves. — Tuberculose verruqueuse et rupiacée de tout un membre, consécutif à une lésion osseuse. *Bull. de la Soc. de Péd.*, 1911, p. 75.

830. Schlossmann. — « Tuberkulöse » in der 2 Auflage des Handlbuchs von Pfanndler, 1910.

831. — Uber die therapeutische Anwendung des Tuberkulins bei der Tub. der Säuglinge und Kinder. *Deutsch. med. Woch.*, 1909, n° 7.

832. Schäfer. — Erfahrungen mit TR. *Zeitschr. f, Tub.*, 18, Heft 2, 1911.

833. Schleisick. — *Südharz. Zeitschr. f. Tub.*, 18, Heft 2, 1911.

834. Schick. — Scheinbares Aufflammern abgelaufener Tuberkulinreaktionen. *Monatschr. f. Kinderheilh.*, 1910, S, 137.

835. Schneer. — Frühdiagnose d. Lungentuberkulose. *Tuberculosis*, 1911, S. 457.

836. Schläfer. — Erfahr. mit TR. *Zeitschr. f. Tub.*, 1911.

837. Scheltema. — Vorläufiger Erfahr. über Tuberkulin Behandlung im Kinderkrankenhause in Gurringen. Sitz d. Ges. f. Kinderheilh. in. Rotterdam, 26 nov. 1910.

838. Schmidt. — Beitr. zur Wrigth-Lehre von den Opsoninen. *Klin. therap. Wochenschr*, 1910.

839. Schöder. — Tuberkulin Behandlung. *Brauers Beitr.*, 23, S, 21.

840. Schürer. — Antikörper bei der Tuberkulose. *Deutsch. Arch. f. Klin. Med.*, 109, S. 112.

841. Schey. — *Johrb. f. Kinderheilk.*, Bd, 71.

842. Schech. — *Jahrb. f. Kinderheilk.*, Bd, 66.

843. Schlossmann. — Handbuch f. Kinderheilk. Bd, II, p. 510.

844. Schmez. — *Frankfurt Zeitschr. für Pathol.*, 1909, Bd 3.

845. Schreiber. — *Deutsche med. Woch.*, 1891, n° 8.

846. Schmitt A. — *Brauers Beitr.*, 23. S. 542.

847. Scheble H. — Zur Pathologie der Kindertuberkulose *(Vortr. in. Gesellsch. f. Khlkd.* Münster 1912).

848. Scheltema G. — Kindertuberkulose. *Niederl. Monatschr.*, S. 66-73 u. 161-172, 1912.

849. Schutt H. — Lungentuberkulose im Rontgenbild. *Brauers Beitr.*, 14, S, 145.

850. Schlidz L. — Chron. Bauchfelltuberkulose des Kinddes, ihre Therapie und die Dauerresultate der operativen Behandlung derselben. Diss., Göttingen 1912.

851. Seybesth. — Behandl. d. Tub. mit TR. *Beitr. z. Klin. Chir.*, Bd 74.

852. — *Beitr. z. Klin. Chir. von P. Bruns*, Bd 74, S. 749.

853. Sem. — *Zeitschr. f, Geburtshelfe*, Bd 66.

854. Semberg. — *Zeitschr. f. Heilkd.*, Bd, 19.

855. Schminke. — Die Eintritpforten der Tuberkulose. Würzburger Abhandlungen, Bd X.

856. Schnüller. — Theoretisches und Praktisches über Immunisierung gegen Tuberkulose. Strassburg 1905, (Schmidt).

857. Seebaum G. — Die Schule im Kampfe gegen die Tuberkulose. Leipzig, 1912. (Preis M 10).

858. Serbource. — Thèse, Paris 1908.

859. Schmey Fedor. — Vom Wesen der Scrofulose. *Tuberculosis*, 11, S, 385-398, 1912.

860. Serbonnes (de) et Bezançon. — Reinfection à dose massive des cobayes par voie sous-cutanée et par voie intra-trachéale. *Bull. de la Soc. d'étud. scientif. de la Tub.*, 2, p. 61-63.

861. Silvan T. — Le tonsille come atrio d'ingresso del bacillo tuberculare. Il Morgagni, 1911, p. 401.

862. Sixth annual Report of the Henry Philipps Institute. Februar, 1910, 1911 et 1912, Philadelphie.

863. Sidler. — Prédisposition à la tub. pulm. droite. *Ann. méd. et chir. inf.*, 16, p. 345.

864. Sluys. — Zur Behandl. d. chirurg. Tuberkulose im Kindesalter. *Zeitschr. f. ärztl Fortbild.*, 1911, S, 526.

865. Sluka. — *Wien. klin. Woch.*, 1912, n° 7.

866. — Die Hilustuberkulose des Kindes. *Wein. klin. Woch.*, 25, S, 259, 1912.

867. Souques. — Réaction de la tuberculine. *Soc. méd. des hôp. de Paris*, juin 1907, p. 696.

868. Sonnenberger. — Tuberkuloscempfänglichkeit im Kindesalter. *Frankfurt am M. Vereinig*, 15, XII, 1912.

869. Spitzmüller. — *Wien. klin. Woch.*, 1912, n° 20.

870. Sobotta. — Tuberkulöse Disposition. *Zeitsch. f. Tub.*, 1911.

871. Spitzmüller. — Heliotherapie d. Chir. Tub. *Wien. klin. Wochenschr.*, 25. S. 752.

672. Stadelmann u. Wolff Eisner. — *Deutsche med. Woch.*, 1908, n° 5.

673. Strauss. — Angeborene Tuberkulose. *Zeitschr. f. Fleischhygiene*, 1910, S. 129.

874. Stoll. — The diagnosis of. tub. of. the bronchial glands. *Amer. Journ. of. the Scienc.*, 1911, p. 83.

875. Strümpke. — Quarzlampe in der Therapie. *Dermatol Zeitschr.*, 1911.

876. Strauss. — Chemotherapie d. äusseren Tuberkulose. *Munich med. Wochenchr.*, 59, S. 27.

877. Stiller B. — Die tuberkulöse Disposition. *Berl. Klin. Wochenschr.*, 49, S. 27.

878. Sturm. — Zur Spezifität d. Tuberkulinreaktion. *Munich med. Wochenschr.*, 59, S. 1985.

879. Straube E. — Behandlung d. Spondylitis tub. in Leysin. *Zeitschr. f. Chir.*, 119, S. 369.

880. Sutcliffy. — Treatment of tuberculous glands in children. *Péd,*, 24, p. 668.

881. Szaboki. — Prognostische Wert d. Kutanreaktion. *Zeitschr. f. Tub.*, Bd, 17.

T

882. Talbot F. — Tuberculosis of the mesenteric glands in infants and young children, its effects on absorption. *Amer. Journ. of dis. of children*, 4, p. 45-56, 1912.

883. Tappenheimer. — Beitrag. zur Kenntnis der tuberculosen Pylorusstenose, *Beitr. z. Klin. Chir.*, 1910.

884. Tashvio. — Bericht über die Behandlung mit Tuberculin « Rosenbach. » *Clinical Revue*, 15 janv. 1912. (japanisch).

885. Teveschi. — L'impiego de la tuberculina nella clinica pediatrica di Padovia. *Rev. di clin. pd.*, 10, p. 144-156, 1912.

886. Tezner E. — Uber die Spezifität der Pirquet'schen Reaktion. *Monatschr. f. Kinderhlkd.*, 1911, p. 131.

887. — Nachtrag zu dieser Arbeit. *Monatschr. f. Kinderhlkd*, 1911, p. 498.

888. Thévenot et Vignard. — La tuberculose rénale chez l'enfant. *Journ. d'urolog.*, 1, p. 323, 1912.

889. Thibierge. — Intradermoréaction dans le lupus, Lille 1909.

890. Thévenot et Vignard. — Trois cas de tuberculose testiculaire chez l'enfant. *Prov. méd.*, 1911.

891. Tietzen u. Weber. — Inhalation u. Futterungsversuche mit Perlsuchtbazillen an Kindern. *Tub. Arch. a. d. R. G. A.*, 1910.

892. Tixier. — Hypotrophie sans rachitisme dans un cas de tuberculose. *La clinique infantile*, 1910, p. 70.

893. — Tuberculose et hypertrophie infantile. *La clinique inf.*, 1911, p. 265.

894. Tixier et Paisseau. — Quelques remarques à propos de 1500 cas d'intradermo-réactions à la tuberculine chez l'enfant. *Paris méd.*, p. 206, 1912.

895. Tixier et Aviragnet. — Formes curables de la tuberculose aiguë chez l'enfant. *Ann. de méd. et chir. inf.*, 1910, p. 725.

896. — Les formes curables de la tuberculose aiguë chez l'enfant. *Arch. de méd. des enfants*, 1911, p. 321-404.

897. Tomson O. et R. Hertz. — Eine Untersuchung der Scrofulösenkinder der Kustenhospitals mittelst der V. Pirquet'schen u. Wassermans'chen Reaktion Hospitalstivende, 1910.

898. Toravsewich E. Metchnikoff et Burnet. — Recherches sur l'épidermologie de la tuberculose dans les steppes des Kalmouts. *Ann. de l'Inst. Pasteur*, 1911, p. 785.

899. Toyofukn u. F. Hamburger. — Uber Immunität tuberculoser Tiere gegen tuberculöse Inhalations-infektion. *Betr. z. Klin. d. Tbc.*, 1911.

900. Trèves et S. Schreiber. — Spina ventosa tuberculeux du tibia. *Bull. de la soc. de Péd.*, 1911, p. 449.

901. Trèves u. S. Schreiber. — Tuberculose vereuquese et rupiacée de tout un membre inférieur consécutive à une lésion osseuse du premier métatarsien. *Bull. de la soc. de Péd.*, 1911, no 75.

902. Tribes J. — Contribution à l'étude du traitement des tuberculoses externes par les injections modificatrices. Les injections d'huile goménolée. Diss. Paris 1912.

903. — Le goménol dans le traitement des tuberculoses externes. *Thèse de Paris 1911*, réf. in *Ann. de méd. et Chir. inf.*, 16, p. 222, 1912.

904. — La déclaration obligatoire dans la tuberculose est-elle possible chez l'enfant ? *Clinique inf.*, 10, p. 515-517, 1912.

905. Troisier. — *Soc. méd. des Hôp. et Chir.*, janv. 1905.

906. Trousseau. — *Journ. de méd. et Chir.*, Paris 1908.

907. Triboulet et Ribadeau-dumas. — Ostéopérostites nodulaires symétriques des os plats du crâne chez les nourrissons tuberculeux. *Arch. de méd. des enfants*, 1910, p. 731.

908. Tubby A. H. — Indications for surgical interference in the treatment of tuberculous joint disease in children with remarks s to the after-results, *Lancet*, 182, p. 4, 1912.

909. Turro R. u. Tlomar. — Zur Kultur des Tuberkelbazillus. *Berl. Kin. Woch* , 45, p. 1658-1659, 1912.

910. — Sur un procédé de culture du bacille tuberculeux. *Journ. de Phys. et de Path. générale*, 40, p. 766, 1912.

911. Tyrell W. Brooks u. A. G. Gibson. — A case of retrogressive tuberculous meningitis. *Lancet*, 183, p. 815-817, 1912.

911 *bis*. Torday. — Ref. Ihb. f. Kllkd. 1913.

U

912. Uffelmann, — *Deutsches Arch. f. klin. med.*, Bd. X, n° 29.

913. Ubrici H. — Die Verminderung der Möglichkeit der tuberkulösen Infektion durch die Heilstätken. *Berl. klin. Woch.*, 49, p. 2319-2318,

914. Unterberger. — Die Bedeutung der lymphatischen Konstitution für den Verlauf der Krankheiten. *Petersb. Med. Woch.*, 37, p. 224-228, 1912.

W

915. Wachenheim. — The diagnostic value of the cutaneous Tuberculin. test. of. v Pirquet. *Amer. Journ. of dis. of children*, 4, p. 27-32, 1912,

916. Waldenstöm. — Die Tuberculose der collum femoris im Kindesalter. Stockholm (Norstieads Söhne), 1910.

917. Waldlchmit M. — Zur Tuberculose der Nerven. *Berlin Klin. Woch.*, 45, p. 1832-1836, 1912.

918. Walfort W. — The effect of unzustable neek clothing on heaeth. *Brit. méd. Jour.*, n° 2677, p. 886-887, 1912.

919. Wale Cecit. — Experience of the dioradin-treatement. *Brit. med. Journ.*, n° 2690, p. 109-112, 1912.

920. Wahlen J, — La tuberculose congénitale. *Rev. d'hyg. et de méd. inf.*, 1910, n° 352.

921. Wallerstein. — Uber den diagnostischen Wert d. v. Pirquet'schen Reaktion u. die Behandlung durch Tuberkulin-kutanimpfungen. *Berl. Klin. Woch.*, 1911.

922. Walter Freymuth. — Erfahrungen über Tuberkuloseinfektion, Schwindsuchtsentstehung mit besonderer Berücksichtigung der Römerschen Anschauungen. *Brauers Beil.*, 23, p. 525, 1912.

923. Waknshima. — Uber das Verhalten der Tuberkulose im Sauglingsorganismus. *Arbut d. pathol. Institut. zu Tubingen*, Bd, VII.

924. Warren L. F. — Tuberculosis of the elbow. *Nost. Med. and surg. Journ,*. 1909.

925. Winter Max. — Vorschlage zur Bekampfung der tbc. *Wien. klin. Woch.*, 25 p. 1793-1795, 1912.

926. Wolfe. — Die Fursorge für Schwindsucht bedrohte Kinder. *Zeitschr. f. Tub.*, 19, p. 190, 1912.

927. Wolff-Eisner. — *Berl. med. Ges.*, 15 mai 1907.

928. Weil Ch. — Die Tuberkuloseinfektion in d. I. u. II. Kindheit nach dem Ergebnis der Kutaner Tuberkulinprobe. (541 Folle).

929. Wilms. — Die Tuberkulintherapie bei chirurg. Tuberkulose. *Deutsch. med. Woch.*, 1911, p. 1635.

930. Wieland. — Die Tuberkulose beim Kinde. (*Benno Schwabe, Basel* 1913) 1 fr. 20.

930 *bis.* — Mars 1914. *Lettre privée.*

931. Wegelin. — *Korrespondenzbl. f. Schweiz. Arzte*, 1910. Bd, 29.

932. Weichselbaum u. Bartel. — *Wien. klin. Woch*, n° 10, 1905.

933. Weigert. — *Berlin. klin. Woch.*, n° 38, 1907.

934. — *Verhandl. d. Ges. f. khlkd.*, Bd, I, 1883.

935. Welemuiski. — *Berl. klin. Woch.*, 31, u. 32, 1905.

936. Wolff. — *Munich. med. Woch.*, 1892, no 39 u. 40, 1904 no 34.

937. Wolff-Eisner. — *Berl. klin. Woch.*, 22, 1907. *Beitr. z. Klin. d. Tbc.*, Bd, 9. Frühdiagnose u. Tuberkuloseimmunität. Wurzburg, 1909. *Zentralbl. f. Bakt.*, Bd, 37, H. 3, 4 u. 5.

938. Weber A. — Welche Gefahr droht dem Menschen durch den Genuss von Milch. u. Milchprodukten von tuberculöser Kühe? *Tub. Arb. a. d. A. G. A.*, 1910.

939. Weber u. Zietzt. — Inhalation u. Juttenurgsversuche mit Perlsuchtbazillen an Kindern. *Tub. Arb. a. d. R. G. H.*, 1910.

940. Weiel E. et Nourignand. — Deux cas de méningite suraiguë à polynuclose rachidienne. *Lyon méd.*, 118, p. 1391-1336, 1912.

941. Weill E, et Gardère et Dufourt. — Anémie hémolysinique tuberculeuse.

942. Weil, Maingot et Ribadeau-Dumas. — Étude radiologique de la tuberculose pulmonaire du nourrisson. *Bull. de la soc. de Péd. de Paris*, p. 442-456, 1912.

943. Weill et Gardère. — Tuberculose et dilatation bronchique. *Lyon méd.*, 118, p. 1221-1226, 1912.

944. Wiell et Péhu. — La péritonite tuberculeuse du nourrisson. *Arch. de la méd. des enfants*, 1909, p. 415.

945. Werthing H. — Das Marmorecksche antituberculosserum u. seine Anwendung. *Diss. Berl.*, 1910.

946. Werth Zul. — Kartenzym bei tuberkulosen Affektionen. *Munich méd. Woch.*, 1910.

947. Welemuiski F. — Uber die Bildung von Eiweiss u. Muzin von Tuberkelbazillen. *Berl. Klin. Woch.*, 49, p. 1322, 1912.

948. Wersy. — Uber Prognosenstellung bei der Lungentuberkulose. *Med. klin.*, 8, p. 2095-2098, 1912.

949. Wein E. — Bestimmung u. Behandlung tuberkulöser Infektion mit antitoxischer Mittel. *Wien. klin. Woch.*, 25, p. 108-116, 1912.

950. Weinmann R. — Untersuchung über das Verschwinden der cutanen

Tuberculinreaktion während den Massern. Diss. Heidelberg, 1912, (J. Horniug).

951. WEISSMANN R. — Erfahrungen mit den Inhalation's mittel Fulivan bei Asthmu und Tuberkulose. *Berl. klin. Woch.*, 49, p. 744, 1912.

952. WEIDEMANN G. — Der diagnostische Wert der v. Pirquet'schen Reaktion bei chirurg. Tuberculose. *Russy Wratsch*, 1910.

953. WILKE A. — Zur Pathogenese der tuberculosen Meningitis. *Habilitations-schrift* Kiel, 1910.

954. WILKINSON C. — Tuberculosis among the poor. *Brit. med. Journ.*, 2685, p. 1364-1365, 1912.

955. WINMENAUER — Uber Tuberkulinunpfungen nach. v. Pirquet bei Schulkindern... *Zeitsch. f. Schulgesundheitspflege*, 25, p. 245, 1912.

956. WINOLOUROF u. ARLUCK. — Zur Frage über die Ansteckungs-Tuberculose Judischer Kinder bei Beschneidung. *Brauers Beitr.*, 22, p. 341-345, 1912.

957. WITTICH BERMANN. — Versuch einer poliklin. Tuberkinbehandlung der kindl. Skrofulose u. Tuberkulose. *Univ. Kinderklin. Berlin. Jahrb. f. Kinderheilk.*, 75, p. 166-193, 1912. Inaugural diss. Berlin, 1111.

958. WOLFF. — Die hämatogene Verbreitung und die Disposition bei Tuberkulose. *Brauers Beitr.*, 25, p. 33-52, 1912.

959. — Uber den Einfluss des Klimas auf den Verlauf der Lungentuberkulose. *Wien. therap. Woch.*, 1911.

960. WOLFF-EISNER. — Tuberkulose im Handbuch der Serotherapie. Munchen 1909. (Lehmann).

961. WOLFER L. — Ungleiche Pupillenweihe als Fruhsymptome der Lungentuberkulose. *Wien. med. Woch.*, 1911.

962. WRIGHT B. — The treatement of tuberculosis by died muscular injections of mercury. *New-York, med. Journ.*, 1911.

V

963. VALLÉE H. — Les voies de pénétration du bacille Koch dans l'organisme chez les différentes espèces. *Ann. de méd. et Chir. inf.*, 16, p. 702-703, 1912.

964. — Genèse des lésions pulmonaires. *Ann. de l'Institut Pasteur sect.*, 1905.

965. VAUGIRAND (DE). — Un cas de tubercule du cervelet ; craniéctomie décompressive ; granulée méningée. *Arch. de méd. des enfants*, 15, p. 610-613 , 1912.

966. VAN DURME. — *Presse méd.*, 1908, p. 172.

967. VELEBIL A. — Beitrag. zur Erkenntnis der Kleinhirngeschwülste im Kinderalter. *Wien. klin. Rundsch.*, 26, p. 81, 100, 116, 1912.

968. VEILLON A. ET REPACI. — Les infections secondaires dans la tuberculose ulcéreuse du poumon. *Ann. de l'Inst. Pasteur*, 26, p. 300-312, 1912.

969. Veras S. — Réflexions sur trois cas de rhumatisme tuberculeux. *Bull. de la soc. de Péd.*, p. 321, 1911.

970. Vernet. — Un cas de méningite tuberculeuse traité par la tuberculine Beraneck, guérison. *Rev. Méd. de la Suisse rom.*, 1907, p. 562-572.

971. Vineky u. Schütz. — Zur Klarung der Atiologie der polinuclearen Augenerkrankungen auf Grund von 102 neueren Beobachtungen. *Wien. klin. Woch.*, 1010.

972. Vieten G. — Die Anvendung der Tuberkulin durch den prakt. Arzt. *Zeitschr. f. arzte Fortbl.*, 9, 1912.

973. Vignard. — Synovectomie et évidement partiel dans une tumeur blanche du genou. Les résultats de l'héliothérapie. *Rev. d. chir.*, 32, p. 676-677, 1912.

974. Vignard et Thévenot. — Trois cas de tuberculose testiculaire chez l'enfant. *La Prov. Méd.*, 1911.

975. — La tuberculose rénale chez l'enfant. *Journ. d'urolog.*, 1, p. 323, 1912.

976. Vivaldi. — La cutireazione alla tubercolina umana e bovina. *La tuberculosis*, 1910.

977. Vogt H. — Uber künstlichen Pneumothorax bei Kindern. *Vortr. a. d. l. Kongr. d. Assoc. Int. de Péd. de Paris*, 7-10, X, 1912.

978. Vogt. — Zur Diagnose der Lungentuberkulose im Kinderalter. *Munich med. Woch.*, 59, p. 1957-1958, 1912.

979. Voisin R. — Comparaison entre les températures axilaire et rectale dans la méningite tuberculeuse de l'enfant. *Rev. de la Tub.*, 1910.

980. Vollhard F. — Uber den künstlichen Pneumothorax bei Lungentuberkulosen u. Kronchiektasien. *Munich med. Woch.*, 59, p. 1745-1750 , 1912.

981. Von Heinr. — Zur Pathologie der Peritonitis tuberculosa. *Brauers Beitr.*, 23, p. 455-469.

982. Vown M. — De la survie des enfants d'accouchées atteintes de tuberculose pulmonaire. *Bull. de la soc. de Paris et des Réunions abstr. de Lyon de Montpellier et de Lille*, 1911, 14, 61.

983. Vulliet. — *Rev. med. scien.*, 1914, 4.

Y

984. Yamada, Kurashige Feje u. Mageyama. — Uber das Vorkommen der Tuberkelbazillus im sopmenden Blute der Tuberkulösen. III. Mitteil.

985. — Ausscheidung der Tuberkelbazillus in der Milch tuberkulöser Fraüen. *Zeitschr. f. Tuberkl.*, 18, p. 433-445, 1912.

986. Yamashita. — Uber die Bebandlung mit Tuberkulin « Rosenbach ». *Clin. Rev.*, oct. 1911. (japanisch).

987. — Uber den Einfluss der Tuberkulin « Rosenbach » auf die Tuberkelbazillen. *Clin. Rev.*, 15 janv. 1912. (japanisch).

Z

988. Zabel B. — Bronchialdrusendiagnostik. *Munich Med. Woch.*, 59, p. 2664-2669, 1912.

989. Zadro. — *Wien. klin. Woch.*. 14, 1212.

990. Zappert J. — Brusternährung u. tuberculöse Meningitis. *Wien. Med. Woch.*, 1912.

991. Zarfl Max. — Zur Kenntnis der primaren Lungenherder. *Zeitschr. f. Kinderhlkd. Orig.*, 5, p. 303-311, 1912.

992. — Tuberkulöser Primaraffekt der Lunge bei einem 24 Tage alten Sängling. *Demonstr. in d. padr. Sekt. d. Ges. f. inn. Med. u. Khlkd. in Wien. Sitzung vom*, 13, VI, 1912.

993. — Congenitale Tuberkulose bei einem 6 Wochen alten Kinde. *Demonstr. in d. pädiatr. Sekt, d. Ges. f. inn. Med. u. Khlkd. i Wien. Sitzung von*, 27, VI, 1912.

994. Ziegler. — *Munich Med. Woch.*, 14, 1912.

995. Zieler. — Experimentelle u. klinische Untersuchungen zur Frage der toxischen Tuberkulose der Haut. *Arch. f. Derm. u. Syph.*, 1910.

996. Zilf Julian. — Die phtisiogenetische Bedeutung der Zahnwurgel Cysten. *Brauers Beitr.*, 22, p. 97-99, 1912.

997. Zeich. — Uber Versuche mit Mesbé. *Munich Med. Woch.*, 59, p. 2732-2733, 1912.

998. Zuckerkandl. — Die Diagnostik der Nierentuberkulose u. ihre Bedeutung für die Frühoperation. *Zeitschr. f. arztl. Fortb.*, 9, p. 424-428. 1912.

999. Zweig. — Beitrag. zur Serodiagnostik der Tuberkulose. *Berl. Klin, Woch.*, 49, p. 1845-1847, 1912.

1000. Zybell. — Die Entwicklung der Rachitesfrage. Magdeburg, 1910.

1001. — Compte rendu du Congrès de la Tuberculose de Rome.

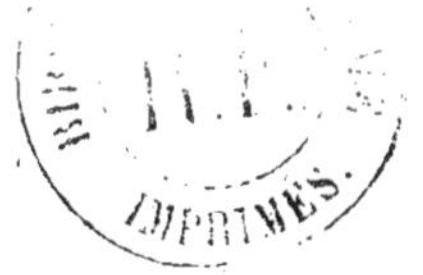

TABLE DES FIGURES

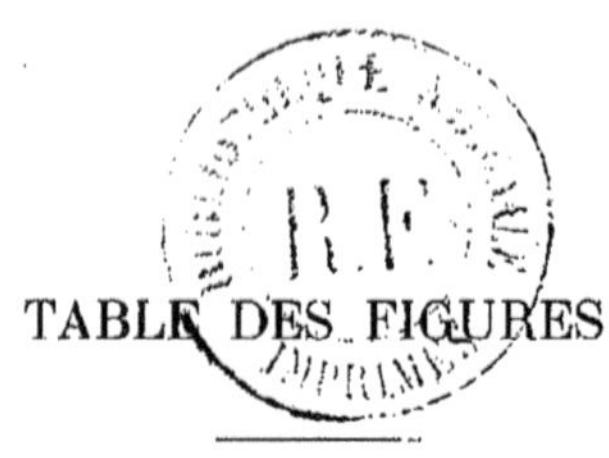

TABLE DES MATIÈRES

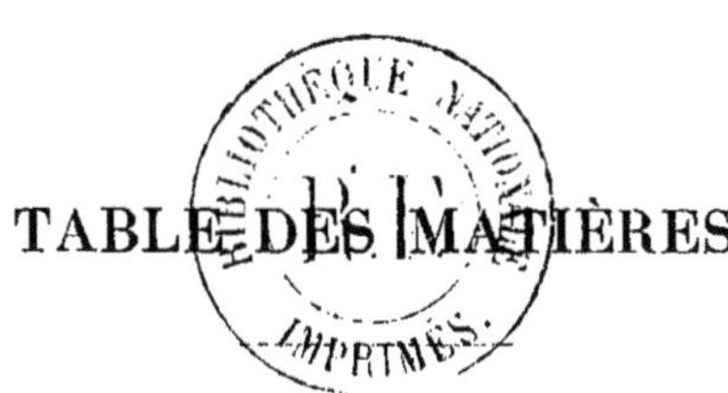

PREMIÈRE PARTIE. — GÉNÉRALITÉS

DEUXIÈME PARTIE. — PRATIQUE

www.ingramcontent.com/pod-product-compliance
Ingram Content Group UK Ltd.
Pitfield, Milton Keynes, MK11 3LW, UK
UKHW021903070726
13613UKWH00001B/292